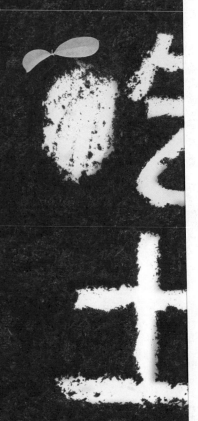

EAT DIRT

Why Leaky Gut
May Be the Root Cause of
Your Health Problems
and 5 Surprising Steps to
Cure It

Dr. Josh Axe

［美］乔希·阿克斯 著

王凌波 魏宁 译

北京联合出版公司
Beijing United Publishing Co.,Ltd.
旧音

各方赞誉

我们对真正威胁人类健康之事的理解正在发生变革，而《吃土》完美地展现出了这一变化。阿克斯医生主要关注重建健康的肠道菌群，这些富有同情心的指导与最前沿的医学研究相符。读这本书，就打开了你一生的健康之门。

——戴维·珀尔玛特（David Perlmutter），医学博士，

《纽约时报》第一名畅销书《谷物大脑》（*Grain Brain*）作者

"吃土"是一种解决所有疾病根源的有效方法，这已经得到了证实。养生的第一步就是愈合自己的肠道。利用"微生物接触"原理，阿克斯医生为我们提供了简单易行的五步养生法，能够修复受损肠道，解决从自身免疫疾病到慢性炎症在内的一系列健康问题。如果你想要学习一些前沿的概念，找回健康，这本书正适合你。

——马克·海曼（Mark Hyman），医学博士，

畅销书《血糖解方》（*The Blood Sugar Solution*）作者

如果您正在与慢性疾病做斗争，如消化问题、自身免疫疾病或肾上腺和甲状腺问题等，这本书将会改变您的生活。阿克斯医生提出了一个简单的方案，从疾病起始根源——肠道——来解决问题。他

提出的含有草药的天然处方、有益于肠道的饮食、接触有益微生物来重建微生物种群的方法，都是处于科学前沿的技术，能够帮助你实现健康的突破。

——萨拉·戈特弗里德（Sara Gottfried），医学博士，
畅销书《激素重置饮食》（The Hormone Reset Dirt）与
《激素疗法》（The Hormone Cure）作者

科学研究正在提醒我们注意人体内外的生态学以及我们与自然世界解不开的联系。在《吃土》这本书中，阿克斯医生解开了我们对微生物宣战背后的谜团，解释了我们为什么生病以及如何生病，高度评价了从肠道开始养生保健的古老智慧。

——凯莉·布罗根（Kelly Brogan），医学博士，
美国工业卫生委员会成员，
畅销书《抑郁药不要》（A Mind of Your Own）作者

多年的过度清洁消毒导致我们容易遭受现代世界最危险的感染。在这本实用指南中，阿克斯博士帮助我们找出了肠漏症和自身免疫疾病流行与过度清洁之间的联系。阿克斯博士将先进科学与自然免疫的古老实践结合成为一个方案，能够减少炎症和慢性疼痛，帮助减肥，提升体力和生命力。你将会爱上这种有趣而又有点违反常理的策略，达到最佳健康状态：弄脏自己！

——JJ·维京（JJ Virgin），
畅销书《糖影响饮食》（The Sugar Impact Diet）作者

声　明

　　本书中含有与保健相关的建议和信息，但这些建议并不能代替医嘱，只能作为医生定期诊查的补充。建议开始采用任何医疗方案和治疗方法前咨询医生。我们已竭尽所能确保本书在出版时信息的准确性。出版社和作者不承担实施本书建议带来的任何医学后果。

谨以此书献给"阿克斯联盟"，

感谢一直支持我的勇士们帮助我分享

"药食同源"的理念。

这个时代的我们，为什么要吃土

我们生活的这个时代，是人类医学水平最高的时代，也是卫生水平最好的时代。

然而，新的问题，却在这个时代凸显。

最好的时代，最坏的时代

我们生活的时代，是人类寿命最长的时代。2015 年，全球人口平均预期寿命已经达到了 71.4 岁——而在 100 年前，这个数字不到 50 岁。现代医学的发展，特别是抗生素的发现，帮助人类攻克了许许多多原本可能致命的细菌感染。而卫生条件的改善，也有效阻止了传染病的传播——这一切，无疑为人们的健康提供了保障。

然而，现代医学发展到了今天，却面临着一个前所未有的挑战。最近的 30 年里，在工业化国家，过敏性疾病的发病率增加了 200%~300%。以往，你可能很少听到有谁家的孩子会过敏。而现在，牛奶过敏、小麦过敏的孩子随处都是。

各种自身免疫疾病，比如炎症性肠病、乳糜泻、类风湿性关节炎、桥本氏甲状腺炎等的发病率也以惊人的速度上升。自身免疫疾病——身体的免疫系统——在"自残"，这看起来是不可思议的事情，却在越来越多的人身上发生。

在这个时代，很少再有人因痢疾而丧命。然而，越来越多的人却被慢性腹泻、慢性便秘、无法缓解的腹痛、不明原因的腹胀所困扰。他们往往求医无果——就连医生们也不知道这些人出了什么问题，只能将他们归入"功能性消化不良"或"肠易激综合征"的疾病分类。在这个时代，很少有人再吃不饱饭了。而那些吃饱饭的人却又越来越多地露出了"啤酒肚"——肥胖，而肥胖所带来的高血压、高血糖、高血脂，已然成了人类健康的头号杀手。在这个时代，人们的物质条件是历史上最为富足的。然而，抑郁、焦虑却成了城市人的常见病……

而这一切，都发生在最近的几十年。

过敏、自身免疫疾病、肠易激综合征、肥胖、抑郁……这些看似关联不大的疾病，都在这几十年里猛然增加。这只是巧合吗？很可能并不是。

这种种问题，可能都源自于我们的肠道，源自于"肠漏症"。

众病之源——肠漏症

我们都知道，我们的肠道是负责消化和吸收食物的；但少有人知道的是，我们的肠道实际上是一道屏障——一道将我们的身体内部和外部环境隔离开来的屏障。

事实上，我们的肠道每天都应对着大量的外来物质，其中包括食物颗粒、细菌和细菌产物，以及环境毒素。而正是肠道表面这层展开可达200平方米的屏障，帮助我们抵御着外物的侵袭。

完整的肠道屏障保障着我们全身的健康。

如果这层屏障出现漏洞，那么众多的外来物质就会向人体内部侵袭而来。这些外来的异物会引起身体的炎症，会引起免疫系统的异常，从而会造成各种问题……

本书就将为你更加清楚地阐释"肠漏症"背后的复杂机制。作者乔希·阿克斯博士是美国知名的自然医学医生，也是一位拥有丰富营养医学经验的注册营养师。他创立的网站DrAxe.com，是全球访问量最高的营养医学网站；而他本人，对肠道健康、膳食营养也有着非常丰富的研究。本书中，他为我们展示了肠漏症的发生与发展，让我们了解到了现代流行的各种疾病背后的真正原因。

那么，究竟是什么造成了"肠漏症"？

阿克斯博士告诉我们：现代生活中的环境毒素是一个原因，蔬菜水果中的农药、动物食材中残留的抗生素、塑料制品中的有害物质（比如双酚A），都可能损伤肠道屏障，造成肠漏；现代的食物供应是另一个原因，过量供应的糖、含大量麸质和添加剂的加工食品，都可能对消化道的内壁造成损害……

但除此之外，可能还有一个更加重要的原因——我们肠道中的微生物正在消失。

消失的微生物

人体是被微生物环绕的生命体。这些微生物与我们共生，而它们之中的绝大多数分布在我们的肠道中。在我们的肠道屏障表面上，生活着超过 100 万亿的微生物——那是各种各样的细菌、真菌、病毒和原生生物——构成了我们的肠道菌群。它们的数量比我们自身的细胞总数还要多。

我们的肠道菌群对我们的健康有着至关重要的作用。它们帮助我们消化食物，为我们提供各种营养物质，包括重要的维生素和短链脂肪酸。它们训练我们的免疫系统，让我们的免疫系统学会分辨敌友，而不至于误伤自己。它们调节我们的激素和神经递质平衡，让我们能够拥有正常的情绪，而不至于抑郁或焦虑不堪。更重要的是，它们是我们肠道屏障的守卫者，帮助肠道屏障抵御外物的侵袭。

当肠道菌群出现了失调，重要的肠道细菌出现了缺失，我们的肠道表面就很容易遭到有害物质的破坏，从而产生"肠漏症"。而"肠漏症"带来的一系列问题（比如过敏和自身免疫疾病）将使得原本已经受损的肠道屏障出现进一步的损伤。这无疑会是一个恶性循环。

那么，又是什么造成了肠道菌群的失调呢？

阿克斯博士告诉我们，现代医学中的各种药物是一大诱因，最主要的就是抗生素。抗生素无疑是能抵御致病细菌的。然而，抗生素并不是针对致病菌的"跟踪导弹",它是"原子弹"——它不仅会杀死有害的细菌,还会把我们肠道中有益的细菌清除干净。当有益的细菌在肠道中消失,有抗药性的有害菌就会逆袭成为主导,这无疑是肠道菌群的灾难。

其他一些药物,比如抑制胃酸的药物,虽然能有效地缓解病人烧心的症状,但却因为抑制了胃酸分泌,使得一些有害菌在胃和小肠中过度滋生。这又会造成菌群失调。

除了现代医学中的药物,我们的生活环境可能是更为重要的诱因——而原因可能在于,我们"吃土"太少了。

阿克斯博士告诉我们,我们需要去"吃土"。"吃土"可能是解决肠道菌群失调,从而修复肠漏症的重要建议。"吃土"可能成为解决过敏、自身免疫疾病、肠易激综合征、肥胖、抑郁这一系列现代疾病的治疗关键。

"去吃土?!!"

是的,去吃土。

去吃土

不知从什么时候起,"吃土"这个词开始和穷联系在了一起。"双十一过后就要吃土了""春节过后,又要吃土了""看完苹果发布会,还要再吃一次土"……

可见,现代人对于"吃土"是非常不待见的。

然而,在人类的历史上,"吃土"并不是一种罕见的行为;而这一行为可能对我们的健康有着重要的意义。2000 多年前，古希腊名医希波克拉底就发现，有些女性在怀孕的时候会爱上吃土。在中国古代，游子远走他乡时，常常带上一包故乡土——泡水喝，用于治疗水土不服。在非洲，那些原始部落的居民每天会吃上 30 克的深层土用于健康保健……

即使在不久之前，无意识地"吃土"仍然是一件常见的事情。地里种的蔬菜不会被洗得太干净，蔬菜上的一些泥巴自然而然地就进入了人们的饮食。田里劳作的人们在口渴时，常常简单地拍拍瓜果上的泥土就开始吃了。小孩子的卫生也不会被大人过多地管束，小婴儿在泥巴地上爬行打滚，无意间就吃进了一些泥巴。

然而，不论是主动地还是间接地"吃土"，都被大多数"讲卫生"的现代人认为是无法接受的。而现实是，过敏问题、各种自身免疫疾病、肥胖俨然成了现代人的专利。

反观那些原始部落的人，他们很少会出现这样的现代疾病。那些发展中国家也少有人会患上过敏和自身免疫疾病。那些在农场里长大的、经常和土壤打交道的儿童，哮喘、花粉症、过敏性皮炎的发病率都要远远低于城市的孩子。他们患上炎症性肠病的概率也要小得多。

由此可见，现代的生活方式让我们更容易出现这些免疫问题。而其中一个重要的可能因素就是——我们离土壤太远了。在超市里，我们买到的萝卜都是白白净净、一尘不染的；在公园里，孩子玩个泥巴就被大人斥责，说是"太脏了"；手上沾了一点泥土，人们就用含杀菌剂的洗手液反复地清洗……

我们远离了土壤。而远离土壤的我们究竟失去了什么？

如果深入地看，深入到细微，我们会发现一些线索——土壤里有着许多的微生物。事实上，摄入 500 毫克的土壤，其中的微生物数量就超过了地球上人口的总和。而在这些微生物中，有一些对促进我们的健康有着非常重要的作用。这些有益的土壤微生物被称为"土壤源微生物"（soil-based organism，SBO）。

土壤源微生物是生活在土壤中的一类微生物。对于植物而言，它们能够控制土壤中霉菌和有害细菌的数量，从而防止植物感染。它们也能生产植物生长所需的各种有益成分，比如维生素 B 族和各种酶，从而使植物能更茁壮地生长。而在漫长的演化历程中，我们一直和土壤打着交道，也一直和土壤微生物共同进化着。

因此，这些微生物也能愉快地生活在我们的肠道中。这些细菌能够训练人体的免疫功能，减少我们的过敏。同时，它们能帮助我们建立更强大的肠道环境，从而防止有害细菌和真菌在肠道中的过度生长。而因为现代生活中的过度清洁，它们正从我们的肠道中消失，我们肠菌的丰富度也因此下降……

现今，共有 30 多种土壤细菌菌株被分离出来，制成了益生菌的补充剂。

传统的益生菌主要是乳酸菌，包括乳酸杆菌和双歧杆菌。毫无疑问，在这些乳酸菌中，有些特定的菌株能发挥强大的功效。然而，实验表明，绝大部分传统的乳酸菌对于治疗过敏并没有太大的作用。而一些土壤源微生物却有希望攻克过敏。

从牛棚中分离出来的一些细菌，比如鲁氏不动杆菌（Acinetobacter lwoffii）和乳酸乳球菌（Lactococcus lactis）能在小鼠身上表现出强大的抗过敏效应。

在人体实验中，克劳氏芽孢杆菌（Bacillus clausii）的芽孢能长期防止儿童的反复性呼吸道感染。

一些土壤源微生物能够产芽孢。这些产芽孢的细菌能在恶劣环境下休眠。因此，这些细菌能经受住胃酸的强酸，从而更容易"活着"进入人体的肠道，发挥它们的作用。

Prescript-Assist 是一种商品化的土壤源微生物。一项纳入 25 名肠易激综合征患者的研究中，接受了 Prescript-Assist 益生菌治疗的肠易激综合征患者都获得了不同程度的改善。在治疗的 60 周后（1 年多后），研究者对其中的 22 名患者进行了随访，81.5%~100% 的患者都得到了持续的缓解。尽管实验样本很小，但这个极高的缓解率却能说明一些问题。

或许，许多不明原因的消化问题，其根源就在于肠道中缺少了那些土壤朋友。

在人类上百万年的进化中，这些土壤朋友一直伴随着我们。而现代的生活让我们离土壤越来越远，过敏、自身免疫疾病和非感染性的消化疾病似乎也因此越来越多。

所以，是时候去"吃点土"，重新找回我们的土壤伙伴了。

本书中，阿克斯博士为我们介绍了"吃土"的正确姿势——吃土去补充，吃土去修复。除此之外，他还给出了一个修复肠漏、获得健康的完整方案。

健康的食物，是肠道的最佳滋养物。你应该吃什么？怎么吃？你应该不吃什么？为什么不去吃？本书会给你明确的答案。

现代生活的压力也是造成肠漏症的一个重要因素。如何管理你的压力？本书会给你实用的压力管理方案。

现代的药物可能会对肠道造成意想不到的伤害。哪些药物可能会有问题？如何最大程度地减少用药？有没有药物的替代品？本书为你整理了全面的解决方案。

......

但本书不仅限于此。阿克斯博士对不同类型的肠漏症给出了有针对性的治疗方案，包括饮食方案、生活方式方案以及膳食补充方案。除了详细的方案，他还提供了具体的实现步骤，让你能轻松上手，从而最大程度地获得真正的疗愈。

书的最后还附有食谱、辅助资料等各类资源，这些也将成为你治愈路上的重要工具。

这是一本好书，它试图去寻求现代疾病的根源。阿克斯博士从现代科学、生态发展、人类历史的规律中找到了可靠的证据。在真正治愈现代疾病的路上，他迈出了重要的一步——而本书也将成为一个里程碑。

木　森

《无麸质饮食完全指南》作者
营养医学、人体菌群、消化健康科普作家
微信公众号"木森说"创立人

目　录
Contents

————

我的母亲如何从癌症中康复

How did my mother recover
from cancer

　　我 24 岁时，正在上医学院，同时还在佛罗里达州奥兰多城外兼职做临床营养师。一天，我接到了家里的电话。电话里，我的母亲薇诺娜显得非常沮丧。

　　我问："妈妈，出什么事了？"

　　她含着泪回答："我的癌症复发了。"

　　我的心情马上沉重了起来，仿佛回到了七年级，妈妈告诉我，她得了 4 期乳腺癌，已经扩散到淋巴结了。这个消息不仅让我受到了毁灭性打击，还让所有认识她的人感到震惊。当时，母亲年仅 41 岁，是一名体育老师和游泳教练。所有人都把她当作健康形象大使。

　　确诊之后，母亲的左侧乳房被完全切除，需要接受 4 轮化疗。第一轮化疗后，她就虚弱得下不了床了。我很痛苦地看到她被化疗折磨。记得有一天，我一走进卫生间就看到地板上有几团妈妈的沙褐色头发。两周内，妈妈看起来就老了 20 岁。谢天谢地，几个月后，医生宣布母亲体内已经无肿瘤了，但是她的健康却每况愈下。即使化疗结束回到工作岗位后，她也感觉非常不好。每天下午三点半回家，她会小睡到晚餐时间。虽然我们会一起用餐，但她也难以保持清醒，晚餐后不久就要回去休息了。她向医生抱怨自己无法同时履行作为一名妻子、母亲和教师的责任，医生给她开了抗抑郁药。

在我整个青少年时期，我记忆里的母亲一直是抑郁和疲惫的，她一直活在对癌症复发的恐惧中。10 年后的今天，癌症真的复发了。

她忧虑的声音把我带回了现实。她说："肿瘤医生告诉我，他们在我肺部发现了一个 2.5 厘米的肿瘤。医生建议立即手术，并开始放疗和化疗。"

我尽量鼓励她："妈妈，别担心。您身体有自愈的能力。我们只需要切断癌细胞的供给，找到疾病的根源。"我有信心让母亲恢复健康，但是，我们需要照顾好她的整个身体。

第二天，我飞回家来帮母亲建立起一套健康方案。我请她说出确诊之前所有的症状。

她叹了口气："唉，我的抑郁还没好。即使我前一晚睡得很好，第二天还是很累。"她还描述了其他几个症状，表明她有多种食物敏感，而且她已被诊断为甲状腺功能低下。

这些症状都很让人苦恼。但是，最让我震惊的是她最后提到的一个症状。谈到她的消化问题时，她表示，在过去 10 年里，自己平均每周只排便一两次。

我惊讶地说："天啊，妈妈。您为什么不早点跟医生讨论这个问题呢？"

她皱着脸说："我认为这是正常的。"

我伸手握住母亲的手，告诉她不要灰心："妈妈，这实际上是个好消息。我们肯定可以改善您的消化问题，这一点改善就能让您的症状有很大缓解。"我认为，这也很有希望阻止癌症的进展。

我向母亲介绍了肠漏症及其危险性，肠漏症是指肠壁这条防线受到损伤，使得微生物和食物微粒能够从消化道内渗出，激发炎症免疫反应。我告诉母亲，我认为这就是导致她便秘和其他几种健康问题的根源，我们需要立即解决这个问题。我说："妈妈，我们可以做到的，加油。"我站起来，让母亲和我一起到厨房去。

我拿起一个黑色垃圾袋，打开橱柜。我宣布："我们从头开始。从今天起，你不要吃任何加工食品。"

我们一起把所有能找到的加工食品都扔掉了，这包括：

※ 蜂蜜坚果麦圈和蜂蜜燕麦片这样的盒装谷类食品（她认为这些食品对健康有益）

※ 号称"含90% 真正果汁"的塑料瓶装果汁，实际上这些果汁是用苹果汁浓缩物和一点儿都不天然的"天然香料"制成的

※ 高果糖玉米糖浆、人造色素和大豆蛋白制成的燕麦棒

※ 含有人造增稠剂、乳化剂和氢化植物油的沙拉酱

※ 几包高纯白糖和白面

然后，我们又清理了冰箱，丢掉了调味品、沙拉酱、人造黄油、咖啡奶精、蛋黄酱和一些传统的日常食品，如脱脂牛奶和再制干酪（"美国奶酪"）。我们总共扔出去三大包加工食品。

随后，我们开车去了当地一家健康食品商店。在这家店里，我

陪着母亲走过一排排货架，告诉她应该吃哪些类型的食品才能帮助身体战胜癌细胞。我们选择了有机蔬菜和浆果、野生鲑鱼、散养鸡和"纯净"的厨房原料——那些成分尽可能简单、加工尽可能少的有机食品。然后，我们又来到另一家健康食品商店。在这家店里，我们选购了一些营养增补剂，如姜黄、提高免疫力的蘑菇、维生素 D_3 和乳香精油。

当时，主流抗菌热正处在高潮，几乎超市里所有商品都添加了抗菌剂，从地板清洁剂到牙膏再到铅笔。科学家们已经开始警告，抗生素滥用可能会促使某些致病菌产生耐药性，过度消毒的环境可能会威胁到我们的免疫系统，不过这些科学研究成果当时并没有普及到大多数社区。但是，在我的自然医学实践中，这些问题的证据每天都能得到体现。几年来，我已经见证了这些抗菌剂和其他所谓的"卫生"用品所导致的附带损害。

如果这个问题的关键之一是过度清洁，我可以肯定解决方案就是反其道而行之：变脏。有意识地制造与泥土"微量接触"的机会，因为泥土里含有我们遗失多年的细菌、病毒和其他微生物，这些微生物有天然疫苗的作用。环境受抗菌产品袭击后失去了很多有益菌，我们需要加强补充这些益生菌，彻底重新训练免疫系统，以便其重新学会如何适度保护身体。

不要担心这儿或那儿都有点儿灰尘，相反，要加强遵循自然规律的意识，拥抱每天都包围着我们的治愈力。

因此，为了启动母亲的康复方案，我直接从泥土入手。在从事医学研究的几年中，我对益生菌产生了特别的兴趣，富含有益于健康的微生物、细菌、真菌和酵母菌的增补剂和食物可以将肠道微生物群转变到健康状态。我所发现的最新颖和有趣的研究是关于土壤中微生物的，土壤中含有人体常常缺少的很多重要微生物。所以，我立即让妈妈开始服用一种土壤源微生物的益生菌增补剂，这种增补剂可以改善营养物质的吸收，防止酵母菌过度繁殖，改善肠道功能。

后来，我又绞尽脑汁想出了几种让妈妈"变脏"的方法。她小时候喜欢骑马，所以她回到了马厩，开始定期骑马，吸入一些灰尘。我们还经常去离农场不到10英里（约16千米）的农贸市场买当地产的有机农产品。这些蔬菜富含抗氧剂，根部还带着一些土壤。在妈妈的厨房里，我教她如何用几份菠菜、芹菜、黄瓜、香菜、青柠、青苹果和甜叶菊制成绿色饮品。她每天定时服用增补剂和高品质的草药提取物。她每天要喝下几碗骨头汤，这是一种万能药，是用鸡、牛、羊或鱼的骨头和内脏熬制而成的。以前这些骨头和内脏都被认为是脏东西而被丢弃，现在这些东西被发现是胶原蛋白、谷氨酰胺等营养素的良好来源，这些营养素能帮助肠道黏膜愈合和封闭。她每天都要在花园里待上一段时间，在花圃中劳作或者静静地感恩。

我必须赞扬我的母亲——她严格遵守了我制订的饮食和生活方案。她还接受了一些自然疗法，如淋巴按摩和脊椎护理。在随后的几个月时间里，她的健康有了很多积极的改变：便秘问题解决了，每天排便一次；精力有了显著提高；甲状腺问题消失了；体重减轻了22磅（约10千克）；不再抑郁了，她感到前所未有的快乐。

4个月后，我母亲去做CT检查，肿瘤医生惊奇地发现，她不光血液循环正常，连癌症标记物水平都有了急剧下降。

医生惊讶地说："这太不寻常了，我们很少见到肿瘤缩小。"母亲最大的肿瘤已经缩小了52%。

　　他鼓励母亲继续坚持现在的方案："因为不管怎样，这真的有效。"医疗团队决定推迟手术。听到不用手术，母亲大大松了一口气。

　　现在我要说明的是：癌症是我们可能遇到的最严重的疾病。我并没有宣称，是我的方案"治愈"了我妈妈的癌症。有很多因素决定了她有这样的结果，而且她同时还坚持不懈地遵循其他医生的指导。但是医嘱力不能及的地方，就是饮食与生活习惯改变起作用的地方。我相信，这是由于所有这些因素的共同作用。今天已距母亲第一次被诊断为乳腺癌 20 多年、距她癌症复发 10 年，我的母亲还在享受生活习惯改变带来的丰硕成果。

　　癌症复发确诊后的第 7 年，我的父母退休了，他们搬到了位于佛罗里达州湖边的一栋房子里。现在，他们正享受与新朋友一起滑水和徒步的乐趣。母亲曾经和我一起参加过 5000 米赛跑（在她的年龄组内获得过第二名和第三名！）。她容光焕发，充满活力。每次和我见面，她都会感叹健康有了多大改善。她说自己 60 多岁时比 30 多岁时感觉还要好。

　　我无法用语言描述对母亲健康的感恩——她一直是我前行的动力。母亲第一次被诊断为乳腺癌时所经历的痛苦使得我下决心成为一名医生。帮助她治愈肠漏症以及后来帮助她战胜甲状腺功能减退、慢性疲劳、抑郁和癌症的经历，让我将成为一名医学专家作为毕生奋斗的目标。对我而言，母亲健康的大起大落完美地诠释了整体康复的力量，而你要做的第一步就是治愈肠道。

　　母亲遵循的方案已经被我应用到成千上万名患者身上，这些经验形成了"吃土方案"的主干。我相信这种方法在改变国民健康方面有着巨大潜力，但是这种作用不是短时间内能显现出来的。我们正在经受着一种隐性流行病——"肠漏症"的困扰。

肠道是身体健康中心

虽然"肠漏症"这个术语还会引起媒体和医学界中部分人的讽刺和嘲笑，但是其更准确的医学术语——"肠道渗透性增加"——在医学文献中的记载历史已经超过 100 年了，近期还被认为是自身免疫疾病的一个风险因素。在过去 10 年里，这种毁灭性症状显然更加普遍了，人们发现自身免疫疾病的发病率也与其同步高涨。与肠漏症有关的 1 型糖尿病的发病率被证明仅在 1998~2008 年就上升了约 40%。[1] 如今，约有 5000 万美国人患有自身免疫疾病，约占美国总人口的 1/6。自身免疫疾病的种类已经接近 100 种，另外还有 40 种疾病疑似与自身免疫有关。[2] 当研究人员还在努力解释自身免疫疾病的确切机制时，功能医学的临床医生们已经发现，采取肠漏症治疗方案后，很多不同的病症都有明显改善或被完全治愈，包括过敏、哮喘、食物过敏、消化疾病、关节炎、甲状腺疾病，甚至那些令人沮丧、难以治愈的疾病，如慢性疲劳和自闭症。

我们的国家正被一种隐性流行病控制着。我们长久以来对消化系统习以为常，不为它提供真正的营养素，却过度食用有毒的加工食品和糖类，使肠道承担过重的环境化学污染、压力和过量的抗生素。我们长久以来仅仅把消化系统当作将食物转化为能量、调节新陈代谢或为身体排出废物的工具。不幸的是，这种观点是非常不完整的，而且还掩盖了一个重要事实：肠道不只是食物加工中心——肠道本身就是身体健康中心。

肠漏症有什么表现

肠漏症的症状可能各不相同，令人难以分辨：

※ 你可能感到疲惫和懒惰。

※ 你可能常常消化不良、胃灼热、腹胀和胀气。

※ 你可能会对某些食物突然过敏，而你对这些食物前几年（或几十年）从未过敏过。

※ 你可能有持续性的脑力减退，特征是记忆模糊和注意力不集中。

※ 你可能会观察到自己皮肤上的变化，如黑眼圈，或者皮肤发炎，如湿疹、牛皮癣和痤疮。

如果这些症状一直持续，就可能产生更严重的衍生疾病：慢性疲劳、肾上腺疲劳、嗜睡；严重的疼痛和关节炎；一系列危险的消化系统疾病，包括炎症性肠病、桥本氏甲状腺炎之类的自身免疫疾病；有时还会患上可怕而又莫名其妙，甚至威胁生命的疾病。

如果你从未曾听说过肠漏症，不知道其中的联系，你可能要花几年时间来找出每个症状或疾病，向过敏科医生、心脏病医生、风湿病医生、内分泌科医生、神经科医生，甚至心理医生寻求帮助。所有这些看似不相干的症状都只有一个根源吗？答案真的那么简单吗？如果这些疾病的发病率在急剧升高，我们究竟该如何保护自己呢？

谢天谢地，答案就在我们手中——在厨房、在农场、在后院、在地铁和学校里。

我们需要"吃土"。

肠漏症的解决办法

虽然肠漏症的影响可能是毁灭性的，但是解决办法却很简单，花费不高，容易普及，所有读者都可以掌握。

本书中，我与读者分享了我所掌握的关于肠漏症的所有信息和治疗方案。我们将会讨论肠漏症的发病机制和发展轨迹。我们还将深入探讨肠漏症的风险因素，它为何会成为美国乃至全世界居民疾病和功能紊乱的主要起因。我们还会讨论如何确定你是否患有肠漏症，如何从今天开始保护你自己和家人。

利用书中的工具，我们将一起建立起个性化的治疗方案，开始帮助你恢复和封闭肠道，抑制炎症，减少免疫功能紊乱，并在不久的将来在整个生命周期里彻底改善你的健康状况。实施本书介绍的策略后，不仅患疾病的风险会大幅下降，你可能还会注意到以下变化：

※ 精力有所改善

※ 消化功能恢复

※ 容光焕发，肤色健康

※ 鼻窦通畅，过敏症状减少

※ 关节无痛

※ 头脑清醒，注意力集中

※ 身体形象改善，更加自信

※ 代谢增加，体重降低

※ 激素分泌平衡

※ 情绪波动减少

在第一部分中，我们将从描述肠漏症这种隐性流行病入手。我们会讨论肠漏症的迹象和症状，肠漏症如何产生和发展，为何会成为某些最常见的毁灭性疾病的根源（完成第 1 章结尾处的测试，即可获知自己患肠漏症的风险）。我们还会讨论我们体内巨大而神秘的小宇宙——组成我们体内微生物群的上万亿细菌细胞，以及如何刚刚开始了解的这个小宇宙在生理和心理健康中所起到的广泛作用。我们会讨论过度放纵的生活习惯和环境毒素如何使体内的益生菌面临威胁，从而将肠漏症和自身免疫疾病的日益流行联系起来。第一部分结尾，我们将讨论最有前景的解决方案：放弃过度"清洁"的现代生活习惯，回到没有过多消毒剂和抗菌剂的时代。回到简单的日常生活，就可以保护体内的益生菌，强化免疫系统。我们会讨论有多少"不讲卫生"的古代生活习惯几千年来实际上帮助人类保持强壮。我们还会讨论现代的便利条件（如冷藏、工业化的农业、每天洗澡、过度使用抗生素对抗微生物）如何适得其反地使人类健康更加脆弱，对抗微生物本身就是一场误入歧途的战争。

最后，我们还会讨论，"土"（无论是比喻层面的"土"，还是真正的土）是如何帮助我们重建肠道屏障的。肠道黏膜是免疫系统的前线。如果将肠道护理好，它就会通过平衡微量营养素恰到好处地滋养人体，同时坚韧不屈地对抗致病的敌人。

在第二部分中，我们将讨论五大现代改进措施，其原意是保护人类免受伤害，实际上却适得其反，导致我们更容易患上本想预防的疾病。我们将讨论现代食物、环境毒素、压力过大、清洁过度和药物是如何增加身体毒性负荷的，这些因素会使身体过度疲劳，对真正的威胁，包括耐药微生物、致命病毒、真正的过敏原及自身已存在的遗传风险等失去防御能力。我们会讨论对日常生活做出简单而愉快的改变，就能解决和逆转这些严重过失。这些改变不仅可以治愈肠漏症，改善健康，还可以丰富和深化我们与自然界的联系。"吃土"的理念可以帮助我们重拾健康节律，最终为后代创造出一个可持续性发展的地球。

然后，我们会将各部分组合起来形成"吃土方案"，只包含五个步骤，它可以帮助我们排出肠道中的毒素，补充和加强微生物群的有益平衡，恢复健康的肠道黏膜，进而使整个身体充满活力。

如果你已经实施了核心方案，在第三部分中，只需完成一个测试，确定五种最常见肠漏症类型中的哪一种最完美地描述自己的问题或关注点，你就可以根据自身特点制订个性化的解决方案。根据具体的个人健康与生活方式风险因素，我会为下述五种肠漏症类型提出相应的对策，让核心方案更有效。

※ **念珠菌型肠漏症**：直接与酵母菌过度繁殖和超重相关，美国成年人中该问题的发生率超过 68%。[3]

※ **压力型肠漏症**：长期压力会削弱肾上腺、肾脏和甲状腺功能，还可能导致激素失调、疲劳和甲状腺疾病。

※ **免疫型肠漏症**：这个问题折磨着 1500 万食物过敏者[4]和 160 万炎症性肠病患者，[5]还有 5000 万自身免疫疾病成年患者。[6]

※ **胃病型肠漏症**：由小肠细菌过度繁殖和胃酸反流导致，这个问题折磨着 60% 的成年人，其中有一半人每周都会发作。

※ **毒素型肠漏症**：可能导致胆囊疾病、皮肤病和慢性肝病，每年有 3000 万人饱受这些疾病的折磨。[7]

我为上述每种类型的肠漏症分享了个性化的建议，并提供了具体的推荐食物和应回避的食物、最适合的营养增补剂，以及还需要采取何种措施来帮助肠道恢复健康（我们还会讨论，如果怀疑自己是混合型肠道，你需要如何修订方案）。

为了让"吃土方案"实施起来更加容易，我还附上了几十份患者们最喜欢的菜谱，还有用油制作、不含有毒化学物质的个人护理和清洁用品的方法。本书附录二"资源指南"将帮助你查找康复食品和增补剂、农贸市场和其他社区或线上资源。全书各章节中，我会分享很多我自己患者们的故事，来展示只要回归到曾经支持和强化免疫系统的"脏"习惯，就能修复很多长期的健康问题，并帮助你恢复活力健康的自然状态。

是时候开始变脏了

"吃土方案"来源于我多年的行医经验。我已经在成千上万名患者身上验证了这个疗法，并直接观察到肠道健康恢复后患者们所经历的转变。10多年来，我不断追踪医学期刊的最新动态，随着科学证据的逐渐积累，我将每天目睹的临床和生活现象记录下来。我在本书中展示了部分研究成果，这些发现清晰地指明，我们的肠道受到了伤害，需要帮助。

我相信，如果你遵循本书的指导，你的整体健康状况将会有惊人的改善，不仅会有更好的消化功能，而且会体重减轻，更有活力，情绪更佳等。我希望你一旦有所改善，就能加入宣传肠漏症的行列，教会家人和邻居利用"土"的力量来逆转免疫系统的挑战。

我们都是一个巨大生态系统中的一部分，这个生态系统急需修复——而我们可以一个接一个地成为解决方案中的一部分。是时候开始挖土变脏了，这个星球的健康就在我们的手中和肠道中！

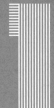

Part 第一部分

百病之源——肠漏症
Why We're Suffering

第 1 章

Chapter One

————

肠漏症是一种隐性流行病

The Hidden Epidemic

> 所有疾病都源于肠道。
>
> ——医药之父，希波克拉底

米里亚姆走进我的办公室时已经近乎绝望，从传统家庭医生到全科医生，她已经访遍名医。尽管已经按照各种医生的指导意见治疗，病情却没有什么改善。在她追求健康的艰辛历程中，我是她咨询的第 10 位医护人员。

米里亚姆现年 33 岁，育有 2 名子女，体重超标 20 磅（约 9 千克），而且百分之一百过度疲劳。她已经被诊断为桥本氏甲状腺炎，这是一种免疫系统攻击自身甲状腺引起的疾病，内分泌科医生给她开了左甲状腺素。她还同时服用抗焦虑药和抗抑郁药，但是都没有什么效果。有一位自然医学医生根据她的精神和情绪压力判断，诊断她患有肾上腺疲劳症，血检发现她缺乏维生素 B_{12}。她已经尝试改变饮食，甚至在过去两年里，每周注射一次维生素 B_{12}，但是这些方法都不起作用。她想锻炼，但是很少能做到早起锻炼。跟很多年轻母亲一样，孩子们醒来后，就几乎没有时间去上健身课或锻炼。

米里亚姆受够了自己的疲惫状态，觉得必须做出改变。

我检查米里亚姆三天的食谱后发现，她的食谱极其科学健康。她的食谱包含相当多的沙拉、几片发芽谷粒做的面包、大量的水果和蔬菜，但是食物中的营养成分似乎对她的健康没有任何帮助。

我提出重新做一次血检，以验证之前血检结果的准确性。新血检结果证明确实没有任何改变。她所描述的甲状腺问题、肾上腺疲劳症、自身免疫疾病和食物过敏都在检验结果中反映出来了。结果出来后的第二周，米里亚姆再次到访，和我一起研究检验报告。每研究完一组数据，她就变得更沮丧。为了消除她的焦虑情绪，我把检验结果放下，拿出了两个我最喜欢的小道具。我的检查室内常备这些道具：一个小渔网和几个颜色鲜艳的塑料球。"准备好了吗？看着。"她点点头。我把塑料球丢进渔网中。米里亚姆认为球应该被网接住，当她看到球穿过渔网底部掉得满地都是时，她深吸了一口气。

我说："没想到吧？"她摇了摇头。

我说："米里亚姆，恐怕你的肠道就像这个渔网一样。"

我向她展示了网底部的绳子是如何断开的，形象地说明肠漏症的发病机制。我解释道，肠道在健康状态下只有轻微的渗透性，就像一张完整渔网上的小孔，只允许少量的水和营养物质透过肠道的弱屏障进入血液，这是消化过程中一个正常且必要的部分，也是身体获得营养的关键步骤。

我指着还在诊室地板上滚来滚去的球，解释说："然而，当肠道壁上的孔隙过大，麸质和酪蛋白等较大的分子与其他外来微生物也可以通过肠壁，开始在全身范围内活动。"这些大分子物质是不应该进入血液的，身体会把这些物质当作外来异物做出反应，引起全身性炎症反应。

发生这种情况时，人体任何器官都可能受到影响。"在你身上，是甲状腺、大脑和肾上腺遭受了影响。"

我告诉米里亚姆，不论她打多少维生素 B 针，服用多少营养增补剂，如果不能解决问题的根源——肠漏症，她都将继续面对这些同样的而且在不断增加的挑战。既然我们已经发现了问题的根源，我有信心帮助她在短时间内获得显著改善。她要做的就是按照我的指导，稍微改变饮食和生活习惯。

我为米里亚姆开具了一份康复方案。首先，要多食用富含益生菌和益生元的食物：益生菌是指可以缓解消化问题的有益细菌，益生元是指含有适宜益生菌生长的营养素的食物。我建议她早上饮用以开菲尔和亚麻籽为主材做成的奶昔，每天多喝几碗骨头汤，这些饮品可以帮助封闭肠道内壁。为了降低压力激素的分泌，我建议她每天散步 2~3 次，每次 15 分钟，每晚用泻盐和薰衣草精油沐浴。

两周后，米里亚姆前来复诊。在这么短的时间内，她的体重减轻了 5 磅（约 2 千克），而且明显变得更有活力了。受到鼓励后，她承诺要将这个健康方案坚持 90 天，方案结束后，我们将复查她的血液。

3 个月后，结果不言而喻。

在短短的 3 个月内，米里亚姆的维生素 B_{12} 已经恢复到正常水平。皮质醇、甘油三酯、空腹血糖和胰岛素水平、全身炎症标记物 C 反应蛋白水平都有所下降。最好的是，她的内分泌科医生收到她的检查结果后，专门打电话祝贺她病情的改善，并将她的左甲状腺素剂量降低了 75%。

亲自到我的办公室分析检查结果时，米里亚姆面色红润，眼睛有神。微笑着脱下鞋跳上体重秤时，她还在滔滔不绝地介绍自己的情况："我不敢相信我有多少能量，我终于又可以和孩子们跑来跑去了！"

看到体重秤的读数时，她瞪大了双眼：与第一次来就诊时相比，她的体重减少了 27 磅（约 12 千克）。

＊＊＊

我在行医生涯中治愈了成百上千名米里亚姆这样的病例。她是一个完美例证，展示了肠漏症的表现、如何伪装成其他疾病、症状是如何渐进和累积的，还展现了几点简单改变对解决该问题的惊人效果。

我在行医生涯中已经看到这个场景重复了上千次，我知道还有更多的人像米里亚姆第一次进入我的诊室时一样在病痛中挣扎：虚弱、疲倦，很快变得绝望。我坚信导致肠漏症肆虐的因素就是缺乏认知、知识和信心，对肠漏症的存在和我们解决问题的能力这两方面缺乏理解和信心。

我们可以治愈肠漏症。我们只需要改变一些长期存在但极具破坏性的习惯——尤其是对清洁可怕的依赖。

肠漏症听起来有些傻，却很严重

我猜你第一次听说"肠漏症"这个词的时候，一定认为这是个玩笑。你真的认为我会相信我肚子有个漏洞吗？我理解，这个名称本身可能会让一些人难以理解。但是，一旦忽视这个显得有些傻的名字分散的注意力，人们就会意识到这个隐性流行病的严重性、普遍性和破坏性。

人体的消化道表面积约为 200 平方米，相当于一个网球场的大小，这是一道重要的免疫屏障，保护我们免受疾病和污染的侵害。每天，有成千上万的微生物和消化副产物与这套关键防御体系接触。这条精巧的肠道要做的工作非常微妙：将肠道内容物与身体自身组织区分开，管理营养素的吸收，整体监督寄居微生物种群与免疫系统之间的相互作用。实际上，从这些活动和杀灭外来入侵物方面来看，肠道占免疫系统功能的 70%。[1]

为了保持健康，肠道需要仔细地维持与几万亿微生物的共生关系，这些微生物的细胞数是人体总细胞数的 10 倍。[2] 这些微生物中有好（互利共生生物）、有坏（病原体），也有只是随波逐流的中立者（共栖生物）。[3] 多数专家认为，一般健康的微生物组成为约 85%的好与中立微生物加上 15% 的坏微生物。这些坏微生物可以创造出一个动态平衡，从而保持免疫系统受到良好的训练，随时准备抵抗危险病毒和其他抗原。[4]

每次进食时，肠道中的免疫系统就必须分辨出敌友，对营养素、微生物、细菌和小虫做出欢迎或驱逐的反应。健康的免疫系统会保持安静警惕，就像一个魁梧的保镖，会接受好人，迅速驱逐坏人。

　　但是，当肠道被残忍而不守规矩的群体围攻时，如环境中的毒素、营养不足的饮食、压力、药物或其他因素，"保镖"就会不堪重负，防御就会弱化。此时，机会性致病菌就会采取行动。这些麻烦制造者会趁免疫力虚弱之机入侵人体。

　　一旦占领据点，这些坏细菌就会改变肠道内的环境。它们会将益生菌驱逐出去，在此安家，取代负责产生维生素的益生菌的位置，侵入肠壁，使肠黏膜上产生孔隙，导致肠道内酸碱平衡改变和酵母菌过度繁殖。最终，肠道最外层的屏障上皮组织就会开始被削弱。正常情况下，上皮细胞间的连接可以起到严密控制闸的作用，防止有害分子渗入血液。但是，肠壁组织被削弱后，这些闸门就会打开，保持开启状态的时间也会延长，使得毒素、微生物和未消化的食物颗粒直接渗入血液，随血液在全身循环。

　　现在，所有人都会偶尔经历几次肠道渗漏，虽然我们可能永远都发现不了。这些微生物偷偷溜出去后，免疫系统会释放出抗体来中和这些入侵者，危机就解除了。但是，如果肠道渗漏成为慢性问题，这些游离微生物的潜在毒性就意味着肠道渗漏不只是局部急性消化问题了，它已经成为一个系统性综合征，会对健康产生重大、广泛甚至致命的影响。身体的炎症反应，也就是免疫系统试图保护身体的反应，可能就会锁定在"开启"状态上，开始攻击一切它遇到的物质。当这种情况发生时，你就会有患终身衰竭性自身免疫疾病的风险。

　　是的，肠漏症可能是个傻名字。但是，正如我所希望的，你已经开始认识到这确实是一个严重的疾病，能够破坏你的健康。

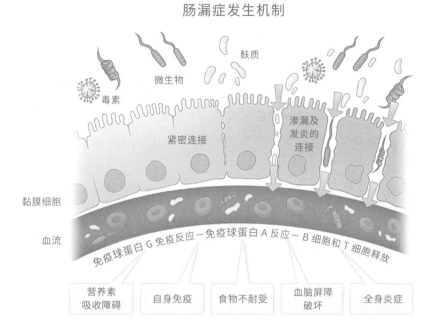

这么多种病都与肠漏症有关

根据患者首次就诊的情况，我的患者中约有 80% 的人表现出一定程度的肠漏症状。他们来到我的诊室时有很多健康问题，从胆囊到甲状腺疾病、牛皮癣或湿疹、偏头痛、胰岛素抵抗，甚至还有顽固性体重增加。很多患者听说自己的健康问题与结肠炎、肠易激综合征和克罗恩病有着同一个根源时，都感到很吃惊。当我告诉他们每一例自身免疫疾病，包括狼疮、多发性硬化症、1 型糖尿病，甚至帕金森综合征和肌萎缩侧索硬化症都与肠漏症有一定关系时，他们都彻底惊呆了。我尽量不提及的是，如果这些患者不来就诊，疾病就会逐渐发展，有一天他们也可能患上那些更严重的疾病。

很多主流医学组织都回避"肠漏症"这个术语，而更喜欢更专业的术语"肠道渗透性增加"。但是，随着关于肠道（与微生物群）对人类健康和行为的影响的信息激增，术语使用方面的差异很快就变得无关紧要了。所有学科的卫生技术人员和研究人员都开始共同分享信息，这个研究领域每天都有新进展，仅仅去年一年就有2000多项关于肠道渗透性的研究发表。这些研究正逐渐将零散信息整合起来，证实了整体医学专家、自然医学医生和功能医学专家几年前就提出的警示：现代的环境毒素负荷实在太重了，食品缺乏营养，生活压力太大，身体已经难以保持活力。肠道内微生物平衡和极度脆弱的肠道黏膜难以承受如此大的压力，以至于这道屏障崩溃，"敌人"通过屏障进入身体。此后的情况就更难以预料了。

动物和人体研究以及发表在《临床胃肠病学和肝病学》（*Clinical Gastroenterology and Hepatology*）与《肠道》（*Gut*）等期刊上的研究都表明，肠漏症（或肠道渗透性增加）与下述症状和疾病有关：[5]

※ 肌肉萎缩性侧索硬化症（又称葛雷克氏症）[6]

※ 阿尔茨海默病[7]

※ 焦虑和抑郁[8]

※ 注意缺陷多动障碍[9]

※ 自闭症[10]

※ 念珠菌与酵母菌过度繁殖[11]

※ 乳糜泻与麸质过敏[12]

※ 慢性疲劳综合征 [13]

※ 克罗恩病 [14]

※ 纤维肌痛症 [15]

※ 胀气、腹胀与消化疼痛 [16]

※ 桥本氏病 [17]

※ 肠道易激综合征 [18]

※ 狼疮 [19]

※ 代谢综合征 [20]

※ 偏头痛 [21]

※ 多发性硬化症 [22]

※ 非酒精性脂肪性肝病与其他肝功能障碍 [23]

※ 帕金森综合征 [24]

※ 多囊卵巢综合征 [25]

※ 不宁腿综合征 [26]

※ 风湿性关节炎 [27]

※ 皮肤炎症（湿疹、牛皮癣、红斑痤疮、皮肤炎与痤疮）[28]

※ 1 型糖尿病 [29, 30]

※ 2 型糖尿病 [31]

※ 溃疡性结肠炎 [32]

※ 多种过敏与食物敏感 [33]

　　这个疾病清单肯定是不全面的。关于肠漏症的研究在不断增多——谁能预料到今后十年会有什么新发现呢？

　　联系是如此紧密，证据是如此具有说服力，我们已经不能假装肠漏症仅仅是一个有着傻名字的疾病。美国有很多令人困惑的健康危机，实际上其中大多数危机的根源就是肠漏症。

为什么肠漏症会在现代世界流行

为何是现在？我们的世界发生了什么，为何会产生这种隐性流行病？任何一个因素都可能引起肠道问题，当几种因素同时联合作用时，就会在肠道里掀起一场风波。

※ **食物供应的堕落。**永远过剩的糖、未发芽的杂交粮食，再加上其他营养的匮乏，加工食品可以很容易地损伤肠道。尤其要注意的是麸质，越来越多的证据指出，麸质是首要驱动因素。摄入麸质后，身体会产生炎症反应，最后释放连蛋白。连蛋白会解开上皮细胞之间紧密的连接，只要连蛋白还在随着血液循环，肠道的大门就会一直保持开启。[34]

※ **环境污染的恶化。**在短短一年时间内，我们每个人都有可能接触到多达 8000 种未经测试的环境化学物质和毒素。美国人口不到全世界的 2%，但使用的杀虫剂总量却占全世界的 24%。[35] 这些杀虫剂的广泛应用，加上生活和饮食中的食品添加剂和防腐剂、家用洗洁剂和美容用品，给我们的身体创造了危险的毒性负荷，使得肠道健康退化。

※ **现代生活的巨大压力。**情绪压力会造成肠道健康实质性的负担。研究显示，压力生活经历会引起益生菌多样性的下降，进而

导致肠道内酵母菌的过度繁殖。压力还会不断削弱免疫系统，削弱我们对抗坏细菌和病毒等外来侵略者的能力，加重所有已存在的炎症，使肠漏症持续下去。

※ **对微生物的无情战争。**我们的文化对自己手部和家居的过度清洁有着严重的依赖，用广谱抗生素来治疗所有小病，过度加工的食物已经瓦解了先天的微生物平衡。很多益生菌株已经灭绝，这些益生菌以前可以对人体基因进行微调，巧妙地训练免疫系统处理病原体、过敏原和其他环境中的危险因素。肠道与微生物群落、自然微生物宇宙的健康共存关系的毁坏已经产生了致命的后果，包括相关慢性疾病、自身免疫功能障碍和抗生素耐药性等。今年将至少有 200 万人感染耐药菌，其中有 2300 人将死于耐药菌感染。[36]

※ **药物滥用。**约有七成美国人正在服用一种或一种以上的处方药，非甾体抗炎药和其他止痛剂服用剂量处在历史最高水平，抗生素很容易就开给患者了。合成药物已经通过破坏屏障、损害肠绒毛和大规模地消灭益生菌等方式伤害了我们的肠道。斯坦福大学的一项研究发现，在短短四天内，一个疗程的环丙沙星就可以消灭婴儿肠道中 50% 的微生物。虽然多数细菌都能恢复，但是在有些儿童体内，某些菌株永远都不会恢复。[37]

虽然任何一种因素都可能增加肠道渗漏的风险，但是大多数人都需要面对不止一个因素。回想一下我母亲的故事：她一生都在遵循标准的美国饮食习惯，每次有细菌感染，都会接到一张抗生素处方，从童年开始就面对不同寻常的情绪难题。她年纪轻轻就有胃溃疡和食物过敏，11 岁时就被诊断为胃炎，这是一种胃黏膜的炎症和刺激性。她从小就一直认为胃痛和不经常排便是正常的。但是，她之所以在癌症发生之前很早就面临这么多似乎毫不相关的健康问题，人生中大部分时间都感到不舒服，其原因就是肠漏症。这很有可能在她儿童时期就已经开始了。

几乎所有人都在头痛时服用过布洛芬、吃过加工食品、用抗菌肥皂洗过手、服用过抗生素或经历过长期压力。上述任何一种因素都可能损坏肠道；如果几种因素结合起来，肠道渗漏就几乎无法避免了。就像一艘船有了裂缝，如果不首先修复裂缝，任何排水措施都无法保证健康之船不会沉没。

解决方法很简单：把"老朋友"迎回肠道

从农耕生活发展到工业化生活，再发展到城市与城郊生活，我们逐渐与很多造就人类的事物拉开了距离。从细胞比例上看，我们体内 90% 的细胞都是微生物。我们不仅仅在地球上生存——地球也存在于我们体内。为了让人体内外的生态系统和谐共存，相互支持，我们需要将现代生活的优势与那些多年来帮助我们保持健康无病的简单习惯结合起来。

我们要将无数种细菌、病毒、真菌、寄生虫和其他微生物当作老朋友一样迎回肠道，让它们再来保护我们。这个"老朋友理论"

认为，我们可以通过微量接触来重新恢复体内的微生物多样性，少量地、重复地接触"污物"，如细菌、土壤、灰尘、植物油等，我们就可以重新建立与这些微生物的自然共生关系。微量接触类似于一种天然免疫接种过程，让好的微生物以稳定速度进入我们的系统，与我们的基因相互作用，强化并教会我们天然的肠道菌群如何最好地与周围环境互动，从而强化人体免疫系统。

虽然这是一门尖端科学，但是解决办法却再简单不过了。想要找回这些老朋友、与它们进行更多微量接触，我们需要做的事情非常简单，是我们可能之前就喜欢做的趣事：只吃应季和本地食物；多在户外活动；拥抱在叶子里打过滚的宠物狗；让孩子们在运动场上玩泥巴，把手弄脏。

此外，为了让老朋友们感到安全而愿意留下，我们还要注意避免以下行为：过度害怕细菌，把所有东西都喷上消毒剂，每次疼痛时都服药。

简单说来：我们需要"吃土"。只需要在饮食和生活习惯方面选择贴近根本、与细菌有更多接触机会的方式，我们就可以弥补以前的过失，治愈肠道，从很多疾病中痊愈。仅仅通过更简单的生活方式，加上每天微量地与自然界丰富的微生物接触，我们终将可以恢复肠道中老朋友的种群数量，让它们帮助我们维持肠道平衡，恢复容光焕发的健康状态。

我们将继续在第二部分和第三部分中详细阐述应该怎样做。但是，首先我们要来仔细说明肠漏症到底是什么，它是如何产生的，以便我们能够了解应该在生活中的各个方面采取什么措施来对付它。

测测你有肠漏症吗

　　讨论到这里时，你可能想知道自己是否也有肠漏症，或者你可能开始意识到你多年来经历的各种症状居然有个确定的名字。据我估计，我的患者中 80% 的人都有一定程度的肠漏症。你可能炎症程度较低，只有腹胀或疲劳等少数症状，也有可能存在慢性炎症，有很多干扰日常生活的严重症状。和大多数疾病一样，肠漏症的严重性也有程度上的不同。回答下列问题，就可以测试出你的肠漏症风险和严重程度。

肠漏症自查表

　　福利：要获得附有埃克斯医生保健建议的全彩版自查表，请访问 www.draxe.com/leaky-gut-quiz。

1. 现在是否在服用处方药或阿司匹林、布洛芬之类的非处方药物？
　　□是　　　□否

2. 是否有甲状腺问题或代谢迟缓问题？
　　□是　　　□否

3. 是否有精神不振或经常性疲劳？
　　□是　　　□否

4. 是否有经常性腹泻或便溏？
　　□是　　　□否

5. 是否每周有胀气、腹胀或其他消化问题一次或以上？
　　□是　　　□否

6. 是否曾经被诊断出患有自身免疫疾病？

　　□是　　　□否

7. 是否有季节性过敏？

　　□是　　　□否

8. 是否经常排便松软？

　　□是　　　□否

9. 是否经常生病，如每年生病两次或以上，是否感觉自己的免疫系统需

　　要改善？

　　□是　　　□否

10. 是否有过一天以上未排泄大便的经历？

　　□是　　□否

11. 压力是否处在中高水平上？

　　□是　　□否

12. 是否有红斑痤疮、湿疹、痤疮或皮疹等皮肤问题？

　　□是　　□否

13. 是否特别想吃甜食或面包？

　　□是　　□否

14. 是否有抑郁、焦虑或者注意力无法集中等问题？

　　□是　　□否

15. 是否有过各种念珠菌、酵母菌或真菌问题，或者舌苔发白？

　　□是　　□否

16. 是否已经被诊断为溃疡性结肠炎、克罗恩病或肠易激综合征？

　　□是　　□否

17. 是否有任何类型的疼痛，包括关节痛或头痛？

　　□是　　　　□否

18. 是否对麸质或乳制品过敏？

　　□是　　　　□否

19. 是否患有自身免疫病，如桥本氏甲状腺炎、牛皮癣或多发性硬化症？

　　□是　　　　□否

20. 是否有多种食物敏感或食物过敏（如麸质或乳制品）？

　　□是　　　　□否

　　如果你对上述问题中的 2 个以下回答"是"，那么你现在的肠漏程度很低，如果护理得当，肠道能够保持强健。

　　如果你对上述问题中的 2~3 个回答"是"，那么你可能有低水平的炎症反应，改变饮食和生活方式即可避免肠漏症和自身免疫疾病的进一步发展。

　　如果你对上述问题中的 4 个以上回答"是"，很有可能长期肠漏症已经开始表现为更严重的健康问题了。当你治疗其他症状时，也请测测你属于哪种肠漏症类型（见 202~203 页），尽快获得更有针对性的治疗方案。

　　不论你处于哪种肠漏水平，都无须担忧——你的肠道可以痊愈，炎症可以减轻。你需要做的就是按照"吃土方案"，在日常生活中增加和有益微生物的微量接触。

————

第 2 章

你为什么会得肠漏症
Ground Zero for Leaky Gut

现在，一谈到"肠道"，人们常常想到居住于我们生理消化系统器官中的数以万亿的微生物：肠道微生物群。

肠道微生物由居住在人体内和体表的所有微生物组成（细菌、病毒、真菌、酵母菌、原虫等）。虽然我们自认为是这些微生物的"宿主"，但实际上细菌的数量是人体细胞的 10 倍，仅肠道中就有 100万亿个细菌。（试想 100 万亿意味着什么。假设从公元元年起，每天花费 100 万美元，直到 2016 年你也花不完 100 万亿美元。）

据专家估计，如果可以将体内所有的微生物（也就是所谓的微生物群）聚集到一起，它们的总重将达到 2~6 磅（约 1~3 千克），换句话说，是人脑平均重量的两倍。[1]

人体的大多数微生物都居住在肠道中，而肠道正是肠漏症发生的原爆点。肠道微生物群在多种生理功能中都发挥着巨大作用，但是，可能它们最重要的作用就是建立和发展免疫系统，保护肠道黏膜的完整性。

　　我们与这些微小生物有共生关系：微生物依赖我们作为它们的宿主，其中大多数微生物能够帮助我们免受危险病菌的侵害，调节我们的新陈代谢，帮助我们消化。细菌努力消化食物和生产维生素，调节激素水平，去除毒素，产生为肠道提供给养和保护的天然化学物质。这种安静祥和、互惠互利的平衡是通过很多有趣机制维持的，包括肠道分泌物（激素、维生素和酶）、食物在胃肠道中的传输、微生物间的相互作用，等等。如果微生物与这些过程（以及与彼此之间）相互作用良好，它们就能够保护肠道黏膜的完整性，从而保护我们的免疫力。当平衡被打破，后果可能非常严重。

微生物是我们一生的伙伴

　　这些微生物朋友与我们早就相识了。早在出生前，婴儿就通过母体胎盘接触过益生菌（如厚壁菌和拟杆菌）。[2] 婴儿在分娩出产道时，还会接触到上百亿个细菌，这就奠定了人体微生物群和免疫系统的基础，婴儿会在以后几年内发育出成熟的免疫系统。一些具有开拓精神的医生甚至会将产妇阴道分泌物涂布到剖宫产新生儿体表，以保证这些新生儿不会错过这个基础细菌浴。婴儿开始进食后，另一种微生物内流就开始了，因为母乳中也含有微生物，包括帮助消化母乳的益生菌。令人惊奇的是，出生后几个小时中接触到的微生物就是人体微生物群的基础，将有助于确定人一生的肠道健康轨迹。

现在，如果我们继续过自然的、脏兮兮的生活——坚持母乳喂养，与宠物狗一起居住，保持由来已久的让婴儿随意将物品放入口中的习惯——这些微生物群就会生长繁殖。人体会对接触到的各种微生物做出反应，继续获得其他微生物，增强肠道中微生物的多样性。人体肠道微生物可以从婴儿期的 100 种增加到成年期的 1000 种。微生物的组成也会随着身边人的变化而变化，可能从酷似母亲转变为类似于父母双方、哥哥姐姐或看护人。[3] 但是，如果婴儿在一个极其干净的环境中成长，没有机会接触脏东西的精华，接触有益和有害微生物的机会都会减少，肠道微生物种群的数量也会较少。如果满 1 周岁前生病，需要用一种或多种抗生素治疗，已经建立起来的微生物多样性就会几乎全军覆没，使得肠道容易受到有毒菌株侵袭。这些有毒菌株诡计多端，有极强的生存能力。

细菌多样性可以维持人体平衡

但是，有益微生物并不总是能占到多数，有时，危险病原体也可能控制微生物群。有害微生物过度繁殖是抗生素的常见副作用。美国疾病控制中心发布过关于新型耐药微生物的警告，每年有超过 200 万人感染耐药菌。[4] 在全美范围内，有 4 种新型耐药沙门氏菌株导致各地爆发了更多由食物传染的疾病。[5] 耐药艰难梭菌感染是目前破坏性最强的，其症状有痛苦的腹泻、发热和肾衰等。据疾控中心统计，美国每年有 50 万人被诊断为耐药艰难梭菌感染，其中有 29 万人在诊断后 30 天内死亡，[6] 这个死亡人数几乎相当于车祸死亡数 [7] 或枪击致死数。[8]

非常恐怖，是吧？那么我们应该如何反击呢？

答案是保持细菌多样性。

细菌多样性可以保持整个人体系统的平衡。

在健康胃肠道中生存着很多种微生物，没有任何一种占据多数。欧洲科学家发表在《自然》（Nature）上的一篇文章受到了高度赞扬。该研究分析了229人的微生物种群，根据细菌基因数将这些参与者分为两组。体内细菌基因数低于4.8万的参与者被定义为"低基因数"（low gene count，LGC），其余参与者被定义为"高基因数"（high gene count，HGC）。他们的微生物种群多样性相差约为40%，而我们每四人当中几乎就有一人会被划归为低基因数组。研究发现，细菌多样性低的这组人体重和体脂、胰岛素抵抗、胆固醇和甘油三酯都要更高，炎症标记物也更显著。[9]证据还显示他们体内氧化压力也更大，不出意料的是，他们更容易患上肠漏症。

初步实验结束后，作者对参与者进行了为期9年的随访，发现低基因数组参与者的体重会持续增长。好消息是，研究人员还发现，如果从水果和蔬菜中摄入更多纤维，参与者的细菌多样性就会增加，一些健康问题也会得到改善。这意味着人们真的仅仅通过改变饮食就可以迎回肠道的老朋友。

证明西方人缺乏细菌多样性的最好方法，就是比较西方人与未被现代生活方式侵蚀的人的肠道菌群。亚诺玛米部落居住在委内瑞拉与巴西边境山区热带雨林中的偏远地区，该部落是相对未受文化影响的原住民部落。他们还不曾被现代生活的种种陷阱所影响——他们不曾吃过加工食品，没服用过抗生素，甚至没见过洗手液。部落成员不会坐下来吃丰盛的一日三餐，而是少食多餐，其赖以生存的食谱包括鱼类、野外捕猎获得的肉类（如鹿肉）、各种昆虫和大量布满土源微生物的根茎类蔬菜。他们还会以香蕉为零食，用发酵木薯制成富含益生元的饮料（木薯是一种有坚果风味的根类蔬菜）。科学家发现，亚诺玛米部落居民的微生物种群的生物多样性比一般美国人高四成还多，可能是人类菌群的最高纪录！[10]

相比而言，美国人的消化道就像贫瘠的沙漠，[11] 他们已经失去了几种关键而基础的菌株。在已知的消失菌株中，一种菌株能够积极地与免疫系统交流，另一种菌株则可以帮助预防肾结石的形成，还有一些菌株能够帮助代谢碳水化合物。斯坦福的研究人员研究了这些数据，结果表明一些菌株的缺失可能是很多西方疾病的根源。[12]

24 小时就可以改变体内微生物种群

我们为何走到了这一步？对抗生素的严重依赖是一个巨大推力，与抗菌物质的接触也是一样——几乎所有东西都含有抗菌成分，从食物和水，到化妆品、洗发水、护肤品、肥皂、防晒霜、粉底和乳液，到药物，甚至宠物食品。但是，抗生素并不是唯一的威胁。当努力清洁周围的一切时，我们就已经断绝了自己与健康细菌接触的机会，而我们只是刚刚开始了解这样做的后果：在洗手皂中加入抗生素，并不会让双手更加干净，只是使细菌对抗生素的耐药性更强了。

但值得庆幸的是，有了微生物种群动态场研究，我们知道微生物种群可以很快改变。2010 年发表在《自然》上的一项研究发现，通过食物和其他方式接触到的细菌，会与人体宿主产生共生关系。[13]

日本参与者的饮食中富含源于海洋的食物——鱼类和海藻。研究人员发现，与居住在北美的参与者相比，日本参与者的消化道中会产生特殊的细菌，可以帮助他们更好地消化寿司和海藻。主要研究人员表示，摄入含有独特菌群的食物就像是为人体提供了一套可以利用的"新器具"。

那么，这是否意味着我们应该冲进一家亚洲食品店，开始大量食用海藻呢？当然不是。理想地说，我们应该专注于本地生产的食物。胡萝卜或生菜所带的当地泥土中含有的微生物种群，可以帮助你更好地消化当地产的食物，同时还会为人体提供个性化的免疫防御武器，来对抗你经常接触到的病原体。

我们现在知道，努力增加食物和增补剂的多样性，降低压力和减少服用药物，增加益生菌和益生元的摄入，在短短 24 小时内就可以改变体内的微生物种群（进而开始修复肠漏症）。这些做法可能是进入健康世界的黄金门票，在那个世界里，肥胖症和糖尿病少了，自身免疫疾病少了，阿尔茨海默病和自闭症也变少了，甚至得癌症的人都变少了。

不良消化习惯可能危害整个身体

肠漏症难以确诊的原因，是它常常藏在一些最能让人虚弱的疾病背后。米歇尔的经历就是一个典型的例子。

我行医的第二年，米歇尔的丈夫约翰用轮椅推着她来到了我的诊室。米歇尔年仅 35 岁，已经被诊断为纤维肌痛和慢性疲劳综合征。

　　她上次就诊时，医生怀疑她患有多发性硬化症。

　　因为米歇尔的慢性关节疼痛已经非常严重，四肢开始麻木，所以她使用了轮椅。她还注意到自己有一些其他神经病学症状，对自己的未来极其担忧。我一走进诊室，米歇尔就开始啜泣道："乔希医生，我感觉糟糕透了，我再也受不了了。"

　　我看到她坐在轮椅上痛苦不堪的样子，对她充满同情。记录病史和症状时，我了解到米歇尔曾是一名大学排球运动员。她大学时就开始感到胃胀，当时只把这个症状当作无关紧要的消化问题。后来，大学毕业几年后，她开始大便排泄不正常，包括便溏和便秘交替发生。5 年前，她被诊断为肠易激综合征，2 年后就转变为完全的便秘。此次就诊前 2 年，她开始变得疲惫，全身感到慢性疼痛。就诊前 6 个月，她开始出现神经病学症状。她一边叙述医生近期做出的多发性硬化症的诊断，一边轻声哭泣。

　　我们谈话时，我查阅了她带来的饮食日志。我被震惊了，她的饮食中含有极少的纤维素，多数是高度精制的小麦制品，包括面包、饼干、玉米片、燕麦片和意大利面等。我还注意到她大学期间曾服用了几个疗程的处方抗生素，那正是她消化问题开始的时间。我询问了她的咀嚼习惯，不等她回答，她的丈夫抢先回答道："根本不存在咀嚼！她一般都是不咀嚼，直接吞下去。"

　　我怀疑这个细节是她消化中的重大问题。我对她强调了彻底咀嚼食物的重要性。我说："理想情况下，我们应该每口食物咀嚼 30 次。"听到这话，她吃惊地张开嘴，我笑了。问诊结束时，我为米歇尔开了检查单，其中包括能够显示微生物失衡情况的粪便检测，以及有机酸检测，专门用于发现营养不良情况。

米歇尔的检查结果出来后，明确显示她缺乏几种维生素 B，包括叶酸和 B$_{12}$，还存在维生素 D 和锌的缺乏迹象。检查结果还表明她严重缺失某些益生菌株（如乳酸菌），还有病原性酵母菌过度繁殖。我立即想到，或许因为她缺乏益生菌和 B 族维生素，才会有形似多发性硬化症的神经病学症状出现。

我对她说："米歇尔，有好消息要告诉你，我知道该如何帮助你了。"她开始执行富含健康脂肪、蔬菜和益生元的食谱。我还建议她开始服用维生素 B$_{12}$、维生素 D$_3$、益生菌增补剂、锌和乳香精油。

21 天后，米歇尔就不需要轮椅了。90 天后，她大摇大摆地走进我的诊室，给了我一个大大的拥抱。她说："我真的不敢相信，所有症状，所有神经病学症状、疼痛和疲劳、消化问题，都消失了。"她认为这是个奇迹。

就像医治所有其他患者一样，我首先分析米歇尔的消化习惯。消化习惯就像明亮的窗子，能让人窥见身体内部的运作，提供很多重要信息，帮助制定治疗方案和营养计划。虽然很多人都认为消化细节并不重要，但在我的诊室，完整消化问题史是解决健康谜题的关键。

实际上你对肠漏症了解不多，多少是因为以下简单理由：人们一般不喜欢讨论自己的消化习惯。

我和母亲的那次对话，是她第一次透露自己终身都有便秘问题，这就证明很多人都不会与医生讨论自己的消化健康状况。我们都认为这很尴尬或不礼貌，所以都把消化问题当作秘密。随着时间的推移，我们就会逐渐接受或认为本不正常的消化问题是正常的。人们一般认为肠道是人体解剖学上一个简单的部分，事实远非如此，肠道是人体复杂的器官之一，对总体健康状况有着极其深远的影响。

　　大多数人都认为消化系统只有一个简单任务：加工人体摄入的食物，从中提取维持生命的营养和能量，并排出有害废物。而事实上，消化过程蕴含着很多高度复杂的独立阶段。如果其中某一阶段受到干扰，即使一个微小偏差也可能将本应具有滋养巩固作用的过程，转变成为令人不适、情绪低落和痛苦的过程，甚至在一些极端情况下，还会危害整个人体。

　　愈合肠道（或者更进一步说，完全避免肠漏症）的第一步就是要快速了解消化系统的最佳工作状态。一旦弄清楚这点，就能更好地预防消化系统崩溃，恢复消化器官的功能。

了解你的消化系统如何运作

　　肠道是消化系统的主角，它是一条由多种器官组成的中空管道，长达 30 英尺（约 9 米），相当于 3 层楼的高度。除了肠道外，消化过程还需要肝脏、胰腺、胆囊、神经和循环系统，还有肠道微生物群的参与。这些器官、激素、神经、体液和微生物联合帮助我们从食物和饮料中汲取营养，最终几乎对人体健康的各个方面都有巨大影响。下面我们来详细了解这个系统，以便为下文讨论肠漏症建立一个参考框架。

　　从你开始吃第一口食物，甚至只是闻到或看到食物，口腔就开始迅速分泌唾液。唾液中含有食物遇到的第一种酶，这种酶可以在咀嚼过程中分解碳水化合物。大多数人咀嚼时间都不够，实际上，彻底咀嚼食物是预防肠漏症的好方法。咀嚼还会提前发出信号，通知胃准备好胃酸，命令胰腺向小肠分泌其他消化酶。咀嚼能保证食物被完全咬碎，以便消化酶能充分处理小块食物。如果咀嚼不充分，营养就会被锁定在食物碎块中，难以被吸收，很有可能不被消化就直接进入结肠，导致消化不良和胀气，还会为结肠中寄居的有害菌株提供丰富营养。

消化系统团队

下表由美国国立卫生研究院发布，显示出消化系统涉及的每个器官都有其专长和关注点。[14]

器官	动作	所用的消化液	所分解的食物颗粒
口腔	咀嚼	唾液	淀粉
食道	吞咽	无	无
胃	上部肌肉放松使食物进入，下部肌肉将食物与消化液混合	胃酸	蛋白质
小肠	蠕动	小肠消化液	淀粉、蛋白质与碳水化合物
胰腺	无	胰液	淀粉、脂肪与蛋白质
肝脏	无	胆酸	脂肪

　　唾液软化过的食物被推入食道后，就会落入胃中。胃黏膜细胞会释放出使整个消化系统保持工作状态的激素，包括产生消化酶和调节食欲。胃这个 J 形器官的工作原理类似于搅拌器和研磨机，胃壁会将食物分解成半流体状的食糜。

我们一般认为胃酸是不好的，但是胃分泌的天然盐酸对人体有益。盐酸这种清澈而有刺激性的溶液有强大的功能，甚至可以腐蚀金属，但是在人体内，它可以杀死有害细菌，帮助胃消化酶分解蛋白质。如果胃未产生足够的胃酸，就可能导致胃酸反流，小肠细菌过度繁殖的风险会提高，而这正是肠漏症主要的起因之一。

食糜在胃中被加工成均匀的液体或膏状物后，就会离开胃部，进入小肠。事实上，"小"这个字有点用词不当，如果将小肠的弯曲和褶皱都拉直，这个奇妙的器官会有 20 英尺（约 6 米）长。胰腺、肝脏和胆囊都会分泌消化液，帮助小肠将食物分解为维生素、矿物质、蛋白质、碳水化合物和脂肪等人体所需的营养物质。如果这个过程进展顺利，食物离开小肠进入大肠时，约 90% 的营养物质就已经被吸收了。

然而，有时进展并不顺利。进食时，胆囊应该将胆汁通过胆管送入小肠，胆汁在小肠内将脂肪分解，以便小肠液和胰液能够消化脂肪。但是如果胆囊被切除，小肠消化脂肪的工作量就会增加一倍（这是肠漏症的另一风险因素）。胰腺是一个海绵状管形器官，长约 6 英寸（约 15 厘米），与肝脏和胆囊通过一根胆总管相连。提到胰腺时，多数人都会想到胰岛素（可能还会想到糖尿病），但是胰腺还会向小肠中分泌消化酶，用于消化脂肪、蛋白质和碳水化合物。如果胃酸不足或消化酶不足，未被充分分解的食物颗粒就会进入小肠。这些未消化食物会为肠道中的细菌提供过剩的营养，这会造成肠道微生物群失衡，阻碍营养的正常吸收，导致多种维生素和矿物质缺乏。

当食糜离开小肠进入大肠（常指结肠），多数营养物质已经被提取、吸收。食物残渣（多为纤维素）会在结肠中停留更长时间，为寄居在结肠中的大量肠道细菌提供营养。实际上，随着消化系统的运转，微生物数量每个阶段都有大幅上升，从口腔和食道中的几百个，到胃中的上千个，再到小肠中的数千、数百万乃至数十亿个，最终在结肠中会达到数万亿。这数万亿细菌（含有很多双歧杆菌和乳酸菌）将食物残渣中的纤维素发酵，产生滋养结肠细胞的营养，从而继续推动消化进程。这种发酵作用还会产生短链脂肪酸，这些脂肪酸能够促进结肠细胞健康生长，并对人体健康有多方面益处。这些微生物还会保护结肠不被有害病原菌占领。

对于健康的人，整个消化过程需要 24~72 小时。但是，从我母亲的例子中可以看出，有些人的消化过程根本不是这样的。

肠壁损坏，肠漏发生

既然你已经对消化系统的工作原理有了更深入的了解，我们再来仔细看看肠道的屏障——肠黏膜，进而了解肠漏症的发生机制。

肠壁所消耗的能量占人体能量的 40%。肠壁有很多功能，其中两个最重要的功能，一是保持开放，使身体将液体和营养物质吸收进入血液；二是作为屏障，保护身体免受感染和毒素的侵扰。肠道中的免疫系统会承担部分工作，而肠壁本身也起到重要作用。

肠壁有四层：浆膜层、肌肉层、黏膜下层和黏膜层。最外层的浆膜层是结缔组织；肌肉层负责蠕动，也就是使食物在肠道内移动；黏膜下层和黏膜层是最内层。这四层总称为"黏膜屏障"，这就是肠道渗漏发生的位置。

当你进食时，入口的食物经过咀嚼，在食管与胃中通过，此时食物并未真正进入身体，而只是通过了一条在体内延伸的管道。食物真正进入组织和血液的地点是黏膜屏障，在肠道的最内层。

黏膜屏障控制着哪些营养可以被吸收，阻止过敏原、微生物或其他毒素进入。这道黏膜屏障在整条肠道内处于折叠状态，折叠可以增大食物消化和吸收进入组织的表面积，但是同时也增大了可能产生渗漏的面积。整条肠道中，益生菌和其他微生物一起努力维持着"85% 有益比 15% 有害"的平衡。85% 的中性或有益菌的主要作用是填满肠壁空间，防止有害微生物定居。这道屏障一直都在甄别好坏，调动恰到好处的免疫反应，打击那些坏家伙。

想象一下，如此薄的细胞层可以同时承担如此多重要的工作，调节肠道微生物与免疫系统间的完美平衡，保护人体免受外来病原体的入侵，同时还为人体提供营养，这真是令人惊奇。正常情况下，肠壁细胞间的紧密连接能够做出完全正确的判断，分辨敌友，而我们甚至都意识不到这个筛选过程一直在进行。如果游离的病毒或病原体偷偷溜过了这道大门，免疫系统会立即行动，迅速清除威胁。但是，如果这些紧密连接开始不断损坏，就会产生肠漏。

连蛋白打开肠道大门

长期以来，肠漏症的起因一直是个谜。但是，最近几十年里，研究人员开始找到了一些答案。2000 年，马里兰大学的阿莱西奥·法萨诺（Alessio Fasano）医学博士有了一个新发现，这个发现最终可能会改变自身免疫疾病学的发展轨迹，甚至有一天可能为他赢得诺贝尔奖。法萨诺博士分离得到了唯一已知的直接控制肠壁紧密连接的生理物质，他将其命名为"连蛋白"（zonulin）。[15] 这个发现相当于找到了肠漏症的根源或确凿证据。[16]

连蛋白是一种调控紧密连接（tight junction）的打开和关闭的信号蛋白，这是人体内唯一已知的有此功能的物质。通过调控连蛋白，科学家们几乎可以随意调节紧密连接的开关。目前，已知能触发小肠中连蛋白释放的诱因有：细菌和麸质。[17]

人们早就开始怀疑，是肠道内的感染导致了与肠漏症有关的过敏、自身免疫疾病和炎症性疾病。法萨诺博士的团队发现，小肠暴露在感染条件下时会分泌连蛋白，而连蛋白会打开紧密连接的大门。换句话说，可能是连蛋白而非细菌本身直接导致肠道渗透性变大。

几千年来，这种连蛋白反应一直是身体防御机制的重要组成部分，可以将我们遇到的有害细菌驱逐出去，如沙门氏菌等。但是，现代社会中可能触发连蛋白的因素大大增加，使得肠道的大门经常敞开着。曾经非常有益健康且短暂出现的免疫系统反应变得永不停歇，使得身体产生慢性炎症，变得更加脆弱。

很多与肠漏症相关的自身免疫疾病都有遗传因素，但是研究人员已经确定只有10%的自身免疫疾病基因携带者会患上自身免疫疾病。那么为何有些携带基因者患病，而其他人却没有呢？简单地说，答案就是环境。这就是为何我们每天所做的选择，如吃下的食物、使用的产品、生活的压力、服用的药品，会决定我们保持健康还是患病。这些微量毒物接触会导致连蛋白的释放。而与遗传因素不同的是，这些因素一般都在我们掌控之内。

与连蛋白释放有关的两大重要因素如下：

※ **食物中麸质的增加**：小麦的杂交及小麦在所有加工食品中的普遍使用导致麸质的摄入量急剧增大，这就促使人体几乎不停地释放连蛋白。

※ **抗生素用量的增加**：抗生素药物、洗手液、化学清洁剂、药物和其他杀菌剂用量的增加摧毁了人体内的微生物多样性。微生物群的失衡导致小肠内细菌绝对数量的增加，从而持续触发连蛋白的释放机制。

本书中，我们将讨论几种降低患肠漏症风险的简单方法，只需改变生活习惯中的五大核心领域：饮食、现代便利生活带来的环境毒素、压力、过度清洁、药物滥用。这些因素的代价是极高的，我们已经了解到肠漏症与很多严重疾病直接相关，其中自身免疫疾病是最令人困惑和心痛的。但是连蛋白的发现给了我们明确的希望。连蛋白是肠壁的钥匙，而我们已经知道了连蛋白的触发因素。因此，通过减少与触发因素的接触，将有益的细菌朋友迎回肠道来保护我们，就可以减少炎症，愈合肠道渗漏，也有可能让这个国家正在发生的自身免疫疾病危机转危为安。

第 3 章
Chapter Three

————

肠道，免疫力的第一道防线
The Immunity Connection

一位年轻的母亲拉着自己 5 岁的儿子布莱克走进我的诊室。这位母亲名叫珍妮弗，我能看出来她多么焦虑和疲惫。她已经去看了几位医生，想要治愈布莱克的皮疹，他的皮疹已经布满手臂和脸了。

"让我看一下。"我边说边脱下布莱克的衬衫。这个小可怜的上身与手臂一样也发炎了，皮肤又红又肿。

这个男孩看起来有严重的皮炎，已经开始起疱、结硬皮和剥落，非常痛苦。

珍妮弗说："他一直都很痒，我们已经看过其他医生了，他们想要给他用类固醇激素和抗生素。这些药对一个小男孩来说太猛烈了。"

处方强度的皮质类固醇膏剂是多数医生对这种病症的首选治疗方案，这是一个再常见不过的例子，现代医学总是在治疗症状，而忽视了疾病的根源。彻底检查和讨论病史后，我得出结论：布莱克身体的炎症来源于对食物的过敏反应以及与家居毒物的接触。

我告诉布莱克的母亲，他可能有食物敏感，最有可能的是对麸质和酪蛋白敏感，还有可能对洗发水、洗衣粉甚至床单上的亚麻过敏。但是要证实这些猜测，我们需要做一些检查。

我让他做了免疫球蛋白 G 食物耐受检测和免疫球蛋白 E 过敏检测、血液和皮肤检测，这些检查帮助我找到了免疫反应的原因。结果并不令人意外：布莱克对牛奶、麸质、草莓、蛋白和木本坚果敏感，还有好几种环境过敏原。和我见过的很多孩子一样，布莱克对多种食物和环境的敏感是肠漏症的外在表现。

为了解决这些问题，缓解孩子的病情，我要求珍妮弗为她儿子准备修复肠道的食谱，食谱包括：

※ 早上一份水果，如梨或蓝莓。

※ 来源于牛油果、酥油（精炼黄油）和椰子油中的健康脂肪（同时禁止摄入加工食品中常用的部分氢化植物油、反式脂肪酸、大豆油、菜籽油和沙拉油）。

※ 纯净蛋白质，如有机草饲牛肉、散养鸡肉、野生鱼类（如红鲑），另外，用胶原蛋白粉做奶昔给孩子喝。

※ 蒸熟的蔬菜，如胡萝卜、花椰菜和南瓜。

我认为布莱克的食物过敏只是他炎症问题的冰山一角。我要求珍妮弗清除家中的家用清洁用品，改用自制精油产品来拖地、清洗橱柜和卫生间。我还建议她不要再使用洗衣粉、沐浴露和牙膏，改用天然产品自制这些用品，如醋、小苏打、椰子油、薄荷精油、柠檬精油、乳香精油、橄榄油香皂和膨润土。

三周后，布莱克和母亲一起回到诊所复诊。曾经布满全身的皮疹、长满面颊的湿疹全都消失了。珍妮弗说："我不敢相信他恢复得这么快，我真是松了一大口气！"我们还讨论，为了让布莱克继续好转，珍妮弗需要保持时时警惕，毕竟食用让他过敏的食物或接触抗菌三氯生等家用化学品，都有可能引起过度活跃的免疫反应。布莱克的肠黏膜会越来越强壮，但是由于他的身体已经产生了对抗这些食物和化学品的抗体，任何重新接触都会导致症状复发。

布莱克的肠漏症给他留下了终身过度炎症反应的风险和对自身免疫疾病的易感性。他的故事是一个典型的例子，让我们看到支配着全美国乃至全世界的自身免疫疾病危机。我也希望这个病例能促使我们正面对抗肠漏症，并一劳永逸地战胜它。

自身免疫疾病暴发与肠漏症有关

也许你已经注意到，最近像布莱克这样饱受环境过敏和食物敏感折磨的孩子变多了。或者你认识的人中就有几个患有乳糜泻、狼疮或纤维肌痛。也许你的父亲在多年便秘后患上了帕金森综合征；也许你的母亲记忆力一落千丈；也许你邻居家的学步期幼儿突然不讲话了，而整个街区都在小声谈论自闭症。

也许你最近去看医生，咨询为何现在对最喜欢的食物都感觉没胃口，而医生的话让你十分震惊：你的甲状腺功能减退，需要开始吃药。

其实你并不孤单，美国正在一场自身免疫疾病风暴中苦苦挣扎。据《美国医学协会期刊》（*Journal of the American Medical Association*）统计，1994~2006 年，美国儿童中慢性疾病的发病率上升了 15%，而其中与自身免疫相关的疾病涨幅最高，如肥胖、哮喘以及行为与学习问题。[1]《纽约时报》（*New York Times*）报道称，血液分析表明，与 20 世纪 50 年代的同龄人相比，现在年轻人患乳糜泻的风险更高。[2] 全世界儿童中 1 型糖尿病的发病率每年以 3%~4% 的速率飞速上涨，换句话说，每 10 年的增长率为 30%~40%，而且发病年龄也越来越小。现代芬兰儿童中 1 型糖尿病的发病率是 20 世纪 50 年代的 6 倍。[3] 据疾控中心统计，1997~2011 年，儿童食物过敏的发生率增长了 50%。[4, 5]

如果单独考虑，这些报道都可以被当作统计上的异常现象而被忽略。但是，如此多疾病的发病率同步增长，指向了一个更大且关乎全局的问题。到底是什么将这些疾病联系在一起的呢？

简单来说，是慢性全身炎症。这些疾病的基础都被认为是自身免疫问题，而且都与肠漏症有关（如果不是由肠漏症直接引起的）。

发表在《柳叶刀》（*Lancet*）、《英国医学期刊》（*British Medical Journal*）和《国际胃肠病学期刊》（*International Journal of Gastroenterology*）等知名医学期刊上的研究表明，肠漏症会导致狼疮和类风湿性关节炎等自身免疫疾病和很多其他健康问题，包括过敏、自闭症、抑郁、湿疹、牛皮癣、代谢综合征。此外，现在首度被视为自身免疫疾病的很多病症，可能也是肠漏症引起的。美国自身免疫相关疾病协会估计，现在约有 5000 万美国人患有自身免疫疾病。与癌症（900 万人）和心脏病（220 万人）相比，你就可以看出，我们需要在国内发起一场大规模运动，提升自身免疫疾病和肠漏症的大众认知度。

免疫系统是怎么出问题的

　　自身免疫疾病一直是医学谜题。研究人员一直在苦苦寻找原因：自身免疫疾病为什么在某些人而非其他人身上出现，又何以在体内引起如此剧烈、持续而广泛的效应。现在随着各种发现的整合，越来越多的医生和研究人员开始认识到，肠漏症可能为多数自身免疫疾病提供一个统一机制。

　　这个机制如下：肠漏症发生之前，免疫系统的职责非常清晰。先天免疫系统是人体的第一道防线，它就像一只守门犬，对任何直接威胁迅速做出反应，但准确率并不总是 100%。先天免疫系统会帮助人体从脚踝扭伤等急性伤害和一般感冒等急性感染中恢复。后天免疫系统的功能更像侦探猎犬或警犬，它会根据以前的接触记住一种"气味"（或者在这种情况下是记住一种病原体），下次遇到时会迅速鉴别出这种"气味"（或病原体）。这个免疫系统可以通过直接接触某些微生物激活。接触到病毒时，后天免疫系统会"记住"它，下次接触时就会迅速将其识别出来并有效处理。

　　后天免疫系统可以通过免疫接种的方式激活。现代社会中，谈到免疫，我们会立即想到流感疫苗等疫苗，我们把这些疫苗当作免疫的唯一方式。但是天然免疫存在的时间更长，要从我们发展出后天免疫系统时开始算。例如，接触当地花粉带来的有益微生物时，后天免疫系统会"记住"这些微生物，下次接触时就会迅速识别出来。这就是为何通过当地蜂蜜接触微量花粉或在附近自然环境中散步可以帮助免疫系统记住特定的花粉，以便到过敏季节时免疫系统不会过度反应。

以同样的方式，病原体通过肠道黏膜上的紧密连接进入人体后，后天免疫系统会制造抗体来中和病原体，建立起对坏微生物的"记忆"，保证下次遇见同样的病原体时会快速做出反应。

同时，作为肠道黏膜一部分的肠道相关淋巴组织也会保护你。你的肠道相关淋巴组织占免疫系统的 70%，每天都会筛选肠道中所有的过客，判断敌友。这些系统相互合作，保护人体免受病痛折磨。

但是，当肠道变得具有渗透性后，事情就难以预料了。有害抗原一旦拿连蛋白这把钥匙打开肠道上的紧密连接，就会通过肠道黏膜进入血液循环。反复接触连蛋白会使这道大门一直敞开，越来越多的毒素、难以控制的分子很快就会开始从这里通过，包括病毒、原虫、酵母菌、麸质和其他令人烦恼的食物蛋白（如酪蛋白），都会进入人体肆虐，造成严重伤害。

由于大规模危险细菌入侵，后天和先天免疫系统就会进入过载状态，努力保证人体安全。免疫系统保持在"开启"状态，胡乱用抗体攻击它遇到的所有东西，包括自身的组织。

甲状腺等器官也会被友军的炮火攻击，组织和细胞会受到损伤。这些细胞需要被清除到体外，你猜猜是谁来负责清理工作呢？当然是免疫系统了，同时免疫系统还会制造出特异抗炎抗体，清除受损的甲状腺细胞。然而，如果这个过程不断反复，"清除型"抗体就会变得有些过度警惕，转变为"攻击型"抗体，即使健康的甲状腺细胞也会被当作入侵者清除。最终，甲状腺就成为这场战争的附带牺牲品，而战争是从肠道上的大门开始的。但你可能直到被诊断为桥本氏甲状腺炎时才会发现。

正常情况下，人体有一个检查和平衡系统，能够保持所有过度热心的抗体正常活动。谁是这个平衡中的主要参与者呢？是微生物群。加利福尼亚州理工学院的研究人员发现，脆弱拟杆菌可以通过支持抗炎功能保持免疫系统的平衡，这个菌株在70%~80%的人体内存在。动物研究证明，当体内存在脆弱拟杆菌时，它会作为裁判，修复促炎和抗炎免疫细胞间的平衡。不幸的是，脆弱拟杆菌是近期濒临灭绝的菌株之一，加州理工学院的研究人员认为，脆弱拟杆菌的濒危与自身免疫疾病发病率的急剧增长有直接联系。[6]

我知道这听起来很可怕，可事情就是如此。但是，我们仍然有希望。我们已经逐步了解自身免疫疾病患者病痛的根源，就有机会阻止疾病的发展，同时大幅改善全国人民的健康状况并延长人们的寿命。要实现这些目标，就要从愈合肠道开始。

自身免疫疾病为何发生

目前，虽然自身免疫疾病的发病率在不断增长，但是暂时还没有影响到所有人，这真是一个好消息。如果我们能找出一些人生病而其他人没有生病的原因，我们就可以从源头开始应对自身免疫疾病。

肠漏症和自身免疫疾病有一个共同且显著的特征，就是渐进性。典型肠漏症多从一般肠道炎症开始，但是随着时间的推移，肠漏症会发展成营养吸收障碍以及对食物或其他化学物质敏感。

肠漏症发展过程

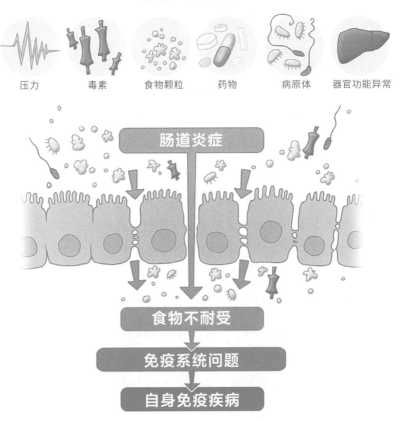

压力　毒素　食物颗粒　药物　病原体　器官功能异常

肠道炎症

食物不耐受

免疫系统问题

自身免疫疾病

研究人员已经发现了自身免疫疾病患者的常见共同点：[7]

※ **遗传易感性**：你身体的弱点是什么？家族里有多发性硬化症、糖尿病或类风湿性关节炎等神经学疾病患者吗？如果有，你的自身免疫过程可能会把神经系统、胰腺或关节当作靶标攻击。

※ **接触炎症性抗原**：你接触有害微生物或物质的频率有多高？炎

症性抗原的名单很长，而且还在增长：你的饮食中是否含有大量的小麦、乳制品或其他曾经导致你产生炎症反应的食物？（炎症性肠道反应可能以多种方式表现出来，比如流鼻涕，或者任何消化系统症状，如胀气、腹胀或反胃，甚至可能是精力不旺盛或思维模糊。）你家的地下室是否发霉？你是否使用含有剧烈化学品的清洁用品和化妆品？你是否使用干燥剂、空气清香剂或其他人造香味来源？

※ **肠道黏膜受损：** 你是否有一个健康而多样的微生物种群？又或者抗生素、饮食不当、压力或环境毒素已经弱化了你体内的益生菌群？你的肠道黏膜是否已经退化到抗原可以从屏障长驱直入，并轻松通过紧密连接的程度？

不幸的是，有时自身免疫疾病在生命早期就已经开始了。近期的研究表明，生命前几年中的抗生素接触能够永久性地改变人体免疫系统。纽约大学进行的一项动物研究发现，生命早期接受青霉素治疗的人，成年期超重的概率更高，空腹血胰岛素水平较高并伴有肝功能障碍。这些都是代谢综合征的典型标记物，代谢综合征也疑似为一种自身免疫疾病。[8]近期，约翰霍普金斯和哈佛大学的另一项研究发现，通过剖宫产出生的儿童或生命早期接受过抗生素治疗的人，嗜酸细胞性食道炎的风险比其他人高 3~3.5 倍，这是一种消化系统疾病，是白细胞为应对食物、过敏原或胃酸反流而在食道中聚集导致的。[9]最可怕的是：嗜酸细胞性食道炎是一种最近 20 年才发现的慢性免疫系统疾病，但是患病人数增长飞快，现在已经被认为是胃肠疾病的主要原因。[10]

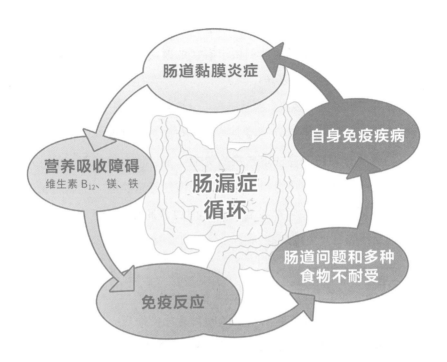

愈合肠道，治愈自身免疫疾病

也许自身免疫疾病最使人不安的方面就是它种类很多。但是，我希望你得到一个信息：自身免疫疾病与肠漏症之间的联系，并不只是令人担忧，也是一个机会。既然我们已经知道其中的联系，就可以立即采取措施让自己感觉更好、治愈疾病。

让我们看看几种与自身免疫相关的疾病，以便让读者感受到这些疾病有多普遍。（我们在这里无法全面讨论，因为即使写满整整一本甚至几本书也不一定能讨论全面！）我有时发现，当患者了解到自身免疫疾病有多普遍、肠漏症可能会增大患自身免疫疾病的风险时，这些信息就可以促使他们做出有益的改进，这些改进可能会让患者的健康状况有彻底好转。

你肯定听说过很多次，科学研究中，相关性并不能证明因果关系。我们无法声称肠漏症百分之百会导致所有自身免疫疾病，但是我们可以清晰地看到肠漏症使这些疾病更加严重。很多情况下，治疗或缓解这些疾病症状的药物似乎也有助于恢复肠道功能。所以无论肠漏症是鸡还是蛋，实际都没有差别，而愈合肠道可能有助于减少、解决甚至预防自身免疫疾病。

乳糜泻

乳糜泻是与肠漏症联系最清晰的自身免疫疾病。因麸质而释放出的连蛋白打开肠道黏膜上的紧密连接，使麸质进入血液。然而，大多数人可能会摄入很多次麸质后才出现炎症反应，而对于那些有乳糜泻遗传易感性的人群，免疫反应会被立即触发，产生严重甚至威胁生命的后果。但是只要食物不含麸质，乳糜泻就可以很快解决了。连蛋白减少，紧密连接闭合，自身免疫抗体标记物就会开始下降。如果能完全戒断所有麸质，这个自身免疫过程就会关闭，而乳糜泻自身免疫反应的焦点——肠漏症就可以开始痊愈了。[11]

不仅是乳糜泻患者有极端的免疫反应，麸质过敏的人也可能有肠漏症。博洛尼亚大学的一项研究发现，非乳糜泻性麸质过敏者与乳糜泻患者游离连蛋白的量几乎相当。[12] 即使你没有乳糜泻，长期摄入麸质也可能伤害肠道。

糖尿病

1 型糖尿病曾被认为是青少年糖尿病，它实际上是一种自身免疫疾病，身体会攻击自身胰腺 β 细胞，破坏这些细胞分泌胰岛素的能力。据《糖尿病期刊》(*Journal of Diabetes*)报道，有充分证据证明肠漏症是 1 型糖尿病的诱因之一。[13]

一些研究表明，对 1 型和 2 型糖尿病来说，肠漏症都是一种早就存在的状况。动物研究表明，在遗传易感小鼠中，小肠渗漏在 1 型糖尿病发生前一个月就存在了。另一项研究发现，连蛋白释放导致的肠漏症在 2 型糖尿病发生前两三个星期就可检测出来。但是研究表明，如果能够避免麸质摄入，糖尿病的风险可能真的会下降：动物实验表明，阻断连蛋白释放能够将糖尿病风险降低 70%。[14]

炎症性肠道疾病

肠漏症是炎症性肠道疾病的主要症状，如克罗恩病和溃疡性结肠炎。研究人员发现，克罗恩病确诊前一年的典型症状就是肠漏症，但是他们还不确定是炎症性肠道疾病触发了肠漏症还是被肠漏症所触发。能够确定的是，一旦自身免疫过程开始了，就会打开肠道的大门，开始恶性且不断强化的肠道渗漏和炎症循环。[15]

类风湿性关节炎

类风湿性关节炎中，免疫系统会攻击全身关节的内膜。我们还不确定类风湿性关节炎是如何开始的，但能确定的是免疫系统在其中通过基因、激素和环境因素的相互作用起到极其重要的作用。携带特异性基因标记物"人体白细胞抗原"的人具有相同的抗原决定基，这个抗原决定基位于一个控制免疫反应的基因位点上，他们与没有人体白细胞抗原的人相比，患类风湿性关节炎的风险高 5 倍。[16] 肠道菌群的失衡，尤其是感染了沙门氏菌和志贺氏杆菌后，具有这种基因特征的人群会触发关节中的自身免疫反应，破坏结缔组织，引起反应性关节炎。[17, 18] 类风湿性关节炎患者的抗体水平也较高，以对抗某些肠道菌种，这一点进一步证明了肠道菌群与类风湿性关节炎之间的联系。[19]

牛皮癣

牛皮癣是美国最常见的自身免疫疾病，患病人数占总人口的 2%。当免疫系统错误地攻击人体正常组织时，这种反应会导致肿胀和皮肤细胞更新速度加快。新的皮肤细胞通常在皮肤深处生长，如果这些新细胞过快地上升到皮肤表面，堆积在皮肤表面，就会形成发痒的红色斑块。

但是问题不仅局限于皮肤，1/3 的牛皮癣患者会发展为牛皮癣性关节炎，影响到关节、手指和脚趾尖端。[20] 发表在《美国皮肤学会期刊》（*Journal of the American Academy of Dermatology*）上的一项研究，对凯萨健康网的 2.5 万多名患者进行了研究，发现牛皮癣患者患上其他自身免疫疾病的风险是一般人的 2 倍，尤其是伴有肠漏症的患者。[21] 特别是与一般人相比，牛皮癣患者患上克罗恩病的风险高 4 倍，患上溃疡性结肠炎的风险高 7 倍。[22] 已经发现了 36 种以上与牛皮癣相关的遗传因素，其中有很多因素都涉及先天和后天免疫系统。[23, 24]

痤　疮

几十年来，约有 85% 的青少年受到痤疮的困扰，所以痤疮常被当作年轻人必须经历的一个仪式。痤疮难以治愈的原因主要是其起因和触发条件的多样性。皮肤上的一些微生物群落与炎症性痤疮有关，有时这些微生物会使痤疮恶化，而含有葡萄球菌脂磷壁酸的细菌会帮助痤疮痊愈。研究显示，葡萄球菌脂磷壁酸能够减少皮肤细胞释放炎症细胞因子的量，平息痤疮标志性的红肿。[25] 但是一旦皮肤微生物种群消失或被破坏，这种保护性机制也有可能消失。

和牛皮癣一样，痤疮不仅会影响到皮肤。研究人员已经发现了与痤疮丙酸杆菌相关的自身炎症反应，这种反应会影响先天免疫系统，这一研究证明了痤疮与典型自身免疫疾病之间的联系。[26] 据报道，与健康人相比，牛皮癣患者皮肤上葡萄球菌属细菌较多，而丙酸菌属细菌（尤其是痤疮丙酸杆菌）较少。[27] 研究人员认为，这些与皮肤微生物种群相关的类似免疫通路与过敏和哮喘的发生有关。[28]

哮　喘

约 40% 的哮喘患者同时患有肠漏症。对于一些哮喘患儿，食物敏感是已知的哮喘发作诱因，这也是研究人员认为肠漏症可能会增加患儿对环境过敏原敏感性的原因。[29]

代谢综合征

长久以来，代谢综合征一直被当作肥胖的结果，可能在不久的将来，人们就会发现代谢综合征实际上是一种导致肥胖产生的自身免疫疾病。对于肥胖症患者，肠漏症标记物与代谢综合征风险因素呈完美的正相关。[30] 血液中连蛋白的量越高，出现以下现象的概率就越高：

　　※ 较高的 BMI

　　※ 较高的腰臀围比

　　※ 较高的空腹胰岛素水平

　　※ 较高的炎症标记物水平

　　考虑到有 1/3 的美国成年人会患上代谢综合征，我认为亟须深入研究该病症。[31]

多发性硬化症

　　类似于桥本氏甲状腺炎中免疫系统的抗体攻击甲状腺，在多发性硬化症中抗体会攻击髓磷脂，髓磷脂是中枢神经系统神经周围的保护鞘。这种攻击会导致血脑屏障渗透性增大，血脑屏障的主要作用是阻止血液中其他物质直接进入大脑和脊髓。当血脑屏障渗透性增大时，像麸质和毒素等蛋白质就会通过，损伤大脑和神经组织，产生神经学症状。据研究，至少有 25% 的多发性硬化症患者的肠道渗透性增大，一些患者还显示出与克罗恩病患者相同的炎症标记物。[32]

自闭症

　　长期以来，虽然很多自闭症患儿也有肠道问题，但是没有人能确定这两个问题之间是否有因果关系。现在，越来越多的研究人员认为，自闭症谱系障碍可能应该归类为自身免疫疾病，因为很多自闭行为都是慢性炎症伤害血脑屏障导致的，血脑屏障受损会导致一些微粒通过，进而影响大脑。当麸质、酪蛋白等蛋白质在体内循环，到达大脑时，就可能会引起儿童神经学反应，如注意力不集中、情绪爆发和认知发育迟缓等。《儿科胃肠病学与营养期刊》（*Journal of Pediatric Gastroenterology and Nutrition*）上的一项研究发现，与一般人相比，自闭症患儿及其血亲患有肠漏症的概率更高。但是，一旦他们开始遵循无麸质／无酪蛋白食谱，肠道屏障功能就会恢复正常，甚至一些自闭症状也会有所改善。[33]

癌　症

在抵抗癌症和后期康复方面，免疫系统起到了极其重要的作用。当人体处于健康状态时，免疫系统会清除身体产生的常规致病性细胞，所以这些细胞无法造成伤害。我们知道，当免疫系统功能减退时，受损细胞就会迅速增殖，通常会聚集成为一团组织，形成肿瘤。

人类染色体中只有 16 号这一条染色体带有炎症性肠疾病、狼疮、1 型糖尿病、多发性硬化症和类风湿性关节炎的基因。这些疾病都已经证明与连蛋白和肠漏症有关。16 号染色体还带有引发自闭症、肌萎缩侧索硬化病和多囊卵巢综合征的基因，这些疾病都被怀疑与连蛋白和肠漏症有关。这条染色体上还带有引发乳腺癌、几类白血病、淋巴癌和前列腺癌的基因。[34] 目前，还没有明确这些疾病是否与肠漏症有关，但是谁又能知道过几年是什么情况呢？随着研究人员对自身免疫疾病与肠漏症之间联系的深入研究，我们希望能找到治愈癌症的方法。同时，这些有趣的联系能够激励我们更好地护理肠道，以便阻止自身免疫疾病危机的蔓延。

自身免疫疾病的常见症状

自身免疫疾病不会大声宣布自己的到来。很多人都逐渐发展成自身免疫疾病，却没有意识到问题的存在，可能患病 5 年后才会得到确诊，而且一般人需要看 6~10 位医生才能认识到自身免疫疾病就是罪魁祸首。这很大程度上是因为这些疾病症状迥异且模糊，所以了解这些症状非常重要。以下是自身免疫疾病的常见症状：

※ 大脑与头部相关症状，包括头痛、焦虑、"脑雾"和注意力问题。

※ 面部红色肿块，可能是痤疮或红斑痤疮。其他皮肤问题，如湿疹、牛皮癣和引起红色皮肤剥落的皮炎。

※ 鼻窦、口腔和肺部问题，如过敏、哮喘、口干和经常感冒。

※ 甲状腺问题，导致疲劳或过度兴奋，体重增加或降低，心神不安或焦虑，可能是桥本氏甲状腺炎（甲状腺功能减低）或格雷夫斯氏病（甲状腺功能亢进）。

※ 关节不适，如僵硬或疼痛，可能是类风湿性关节炎或纤维肌痛的征兆。

※ 肌肉疼痛无力，或者有贫血或维生素 B_{12} 缺乏的其他症状，可能让人感到疲倦和酸痛。

※ 肾上腺疲劳，使人感到"紧张又疲劳"，或仅仅感到疲劳。

※ 消化道不适，可能是炎症性肠病的前兆。胃痉挛、胀气、腹胀、腹泻或便秘都是肠漏症的迹象，可能有一种或更多种自身免疫疾病已经发生或即将发生了。

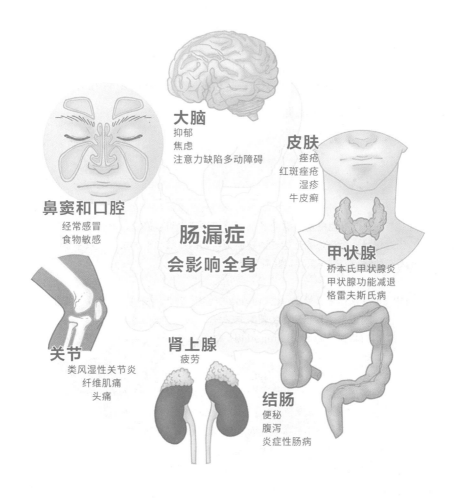

大脑
抑郁
焦虑
注意力缺陷多动障碍

皮肤
痤疮
红斑痤疮
湿疹
牛皮癣

鼻窦和口腔
经常感冒
食物敏感

肠漏症
会影响全身

甲状腺
桥本氏甲状腺炎
甲状腺功能减退
格雷夫斯氏病

关节
类风湿性关节炎
纤维肌痛
头痛

肾上腺
疲劳

结肠
便秘
腹泻
炎症性肠病

　　如果你有上述任何一种症状，请不要以为这些都不严重或会自行消失，不要忽视它们。

　　要积极主动寻求医生的帮助，请医生仔细分析病史和症状，医生最好能接受整体医学（如功能医学）。与医生合作为自己和肠道创造出最好的自身免疫防护系统。

　　虽然自身免疫疾病听起来有些恐怖，我们并不是没有办法阻止

这些疾病。我们能够掌握控制权。免疫系统恢复正常功能对健康至
关重要，而免疫系统的恢复要从愈合肠道开始。想要在强健免疫系
统的同时让肠道具备多样的微生物种群（它需要恢复活力），一个最
好的方法就是微量接触泥土。

如何检测肠漏症

不同自身免疫疾病需要进行不同的检查才可以确诊，但确定是否有
肠漏症是一个良好的开始。谈到最为可靠的高级检测方法，可以考虑以
下四种检测，这些都可以在家里完成：

※ 乳果糖呼吸检测（Lactulose Breath Test，LBT）：诊断小肠细菌
  过度繁殖和肠漏症的效果非常好。
※ 有机酸检测（Organic Acids Test，OAT）：可用于检查维生素和
  矿物质缺乏。
※ 免疫球蛋白 G 检测（IgG Test）：检查人体的食物过敏情况。
※ 粪便检测（Stool Test）：可以显示体内好坏微生物的平衡状况。

等待结果时，不要浪费时间，直接开始第三部分中的"吃土方案"
和针对特定肠漏症类型的方案。现在就解决肠漏症的根源，可以预防自
身免疫疾病的发展。

第 4 章
Chapter Four

————————

"吃土"生活，疗愈肠道
Eat Dirt

几年前，我和妻子切尔西乘坐纽约地铁从位于格林尼治村的帕尔马餐厅回宾馆，那是我们最喜欢的有机意大利餐馆。我们正在享用一块黑巧克力，切尔西掉了很大一块在地上。她有点沮丧，弯下腰捡起巧克力，放回到包装纸中准备扔掉。

我开玩笑说："没关系的，5 秒原则。"

切尔西笑道："不行，我们可是在地铁上。"

我想起了 2015 年读到的一篇令人难以置信的报道，报道称纽约公共公园、高恩努斯运河和地铁车厢内发现的微生物都是无害的，甚至还可能对健康有益。

美国康奈尔大学威尔医学院的遗传学家克里斯·梅森（Chris Mason）组织一些 DNA 鉴别专家进行了一项研究，仅仅从纽约地铁上的扶手、椅背、地板和门上就鉴别出了近 600 种细菌和微生物。地铁表面上存在的 DNA 中约有一半与已知的微生物不符。台风桑迪来袭时被淹没的一家地铁站还存留着海洋环境中的微生物谱。[1]

研究人员指出，每年绝对数量达到 17 亿人次的乘客就是细菌多样性的来源。但是，这个发现并不是让我们用洗手液洗手，而是鼓励我们更多地乘坐地铁，将自己暴露于这个富含微生物的脏环境。梅森甚至开玩笑说，他建议年轻父母们"让孩子在纽约地铁上打滚"，因为人们（尤其是在年幼时）接触细菌和某些传染病会帮助免疫系统做好准备，对抗将来可能遇到的细菌、病毒和致病菌。[2]

虽然我无法想象有多少年轻父母会积极接受他的建议，但我十分欣赏他这项研究所揭示的信息。如果我们要减缓肠漏症的流行、逆转自身免疫疾病危机、解决全世界所有慢性疾病发病率的上升，我们最应该做的事情就是多"吃土"。

20 世纪，我们努力在生活的多个领域中攻击细菌。这个目标无可厚非：微生物有害，多清洁有益。但是，当采用被误导的方式试图让自己和家人安全时，我们却使自己面临着越来越多的健康危机。我们的日常生活和身体都过于清洁了，依靠抗感染剂和清洁剂，多数时间待在室内，成人或儿童身体有任何不适都会得到抗生素处方。现在我们知道了，居住在过度消毒的环境里反而更易生病。过去，科学家将其称为"卫生假设"。该假设认为，限制与细菌的接触（尤其是童年期的接触），会使得免疫系统更加容易被抑制。我们现在知道了，最可怕的是现代生活缺乏共生细菌和其他微生物等"老朋友"，是它们帮助调节我们对环境的免疫反应。

我们居住在干干净净的气泡中，不惜一切代价破坏和躲避微生物和泥土，认为它们是坏蛋，但这是将最有力的健康盟友拒之千里，而这样做的毁灭性后果已经积累起来了。据加利福尼亚理工学院研究人员估计，近期克罗恩病、1 型糖尿病和多发性硬化症等自身免疫疾病的发病率上升了 7~8 倍，这与肠道缺乏有益细菌有直接关系。[3]

一直以来，我们主要以五大手段与微生物作战：生活过度清洁；食用加工过的、非有机的食品；利用现代便利条件使接触环境毒素的机会增加；日常生活压力不断；用药过度。这样做时，我们就放弃了保卫自身微生物群的战役，使肠道屏障敞开。说来讽刺，这样做的下场就是，我们完全抵御不了起初想努力躲避的菌株了。

第二部分中，我将详细阐述以上五点，说明如何扭转局势，方法就是五步骤的"吃土方案"和第三部分中针对五种肠漏症类型的方案。谢天谢地，很多肠漏症问题的解决方法都非常简单：我们只需吃进更多的"土"。

我们就是由泥土组成的

从前 3 章中可以知道，我们的健康正在为现代生活方式买单。细菌早就存在，而肠道是第一道防线，是我们与世界直接接触的最大一块区域。[4] 想要主宰自然而非融入自然的妄想使得我们处于极端被动的位置。所幸我们兜了一圈，又回到原地。我们已经开始意识到皈依自然的重要性，因为我们实际就是由泥土组成的。

如果将人体水分除掉，剩下的大部分都是土，由地壳中最丰富的 60 种元素组成。[5] 这并不是新发现，人类早就发现这一点了。世界上很多主流宗教都认为人类是泥土做成的，包括基督教、犹太教和伊斯兰教。就基督教和犹太教而言，《圣经·创世记》第 2 章第 7

节中写道："耶和华神用地上的尘土造人，将生气吹在他鼻孔里，他就成了有灵的活人，名叫亚当。"

我们是地球上各种元素的混合物：氧、碳、氢、氮、钙和磷，还有微量的钾、硫、碘、镁和铁。这些元素组合到一起，形成活着并不停呼吸的人类。虽然我们更愿意相信现代人类比人类起源时更加成熟，事实却是，现在人类的基因组与刚刚出现在地球上时基本相同，而体内的微生物群每天都在不断演变。

人类不能再把自己当作宇宙的主人了，而应该向泥土赔礼道歉。我们与微生物和谐共处的唯一方式很简单，就是放下身段，去吃点儿"土"。

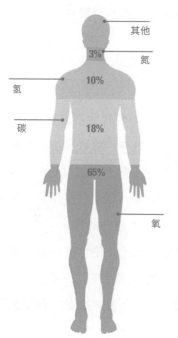

元素	元素符号	占人体的百分比
氧	O	65
碳	C	18.5
氢	H	9.5
氮	N	3.2
钙	Ca	1.5
磷	P	1.0
钾	K	0.4
硫	S	0.3
钠	Na	0.2
氯	Cl	0.2
镁	Mg	0.1
微量元素，包括硼（B），铬（Cr），钴（Co），铜（Cu），氟（F），碘（I），铁（Fe），锰（Mn），钼（Mo），硒（Se），硅（Si），锡（Sn），钒（V）和锌（Zn）。		不到 1.0

其他

3% 氮

10%

氢

碳

18%

65%

氧

我自己的"吃土"生活

我说的"吃土"并不是真的让你抓起一把土就吃（呃，至少不完全是这样）。实际上，保证每天微量接触土壤和植物上的微生物确实是方案中的一部分。但是，我还要求你将"吃土"这个观念当作一个更广泛的人生观，当我和患者谈起如何恢复肠道健康时，都会教他们这套总体原则。这是一种与以往稍微不同的看待世界以及我们在世界中所处位置的人生观。我不光宣传这种人生观，而且真的按照这种方式生活。

下面我来告诉你，我喜欢如何开始一天的生活。

每天早上 7 点左右，不论晴天还是雨天，切尔西和我都会带着我们的骑士查理王小猎犬奥克利在社区附近的一条小路上散步 20 分钟，我们住在美国田纳西州的纳什维尔。这段恬静的时间可以唤醒身体，让血液循环起来，让我们更好地开始一天的日程。

早上散步也是奥克利的健身活动。我们会松开它的皮带，看着它在泥坑里跳来跳去，追逐松鼠。走过半英里（1 英里约等于 1.6 千米）后，我们会折返回来，奥克利则跟在我们后面跑回来。

回家后，我们从车库进入家里，在放奥克利进入洗衣房和其他房间前，我会坐在门口，把它抱在怀里。它身上总是带着一些东西，如树叶、花粉或泥土。帮它抖松栗红色和白色相间的皮毛后，我抓住它的爪子，帮它刷掉上面的泥土。通过这个活动，有益微生物就会从我皮肤表层进入血液，这些微生物有以下作用：

※ 强化肠道中现存有益菌的数量
※ 教会有益菌如何对周围病原体做出反应

※ 帮助合成营养素，包括维生素 B_{12} 和维生素 K_2

※ 支持微量元素的消化和吸收

※ 减少炎症

※ 帮助愈合（或预防）肠漏症

我从小就养狗，非常庆幸养狗过程中的散步、带泥的狗爪为我提供了与微生物微量接触的机会，这些接触累积起来帮助我的免疫系统避免过敏。实际上，医学研究证明，儿童养狗或猫会将过敏的风险降低一半。

我现在十分信奉弄脏双手对健康的益处，所以我总是想方设法找机会触摸甚至是直接吃土。我最喜欢的方式是农产品：从农贸市场买回一把新鲜的有机胡萝卜后，我知道直接简单地用流水冲洗要比用刷子或其他方式洗高明多了，因为每根胡萝卜的表面都含有很多有益微生物。我这样做时，平均每天就会有 500 毫克尘土进入体内，儿童室外玩耍时也会摄入相同量的尘土。500 毫克，体积与一粒营养剂胶囊差不多，虽然听起来不多，但是其中含有的有益微生物数量可能比现在全世界的人口还多。[6]

便携零食并不健康

很多人都喜欢买袋装的小胡萝卜，因为它非常方便，适合一口一个，皮已经去掉，非常适合做孩子的午餐和便携零食。它的新鲜和脆感保持的时间也比其他胡萝卜长。但是你是否曾经质疑过，为何这种颜色鲜艳的迷你蔬菜与一般胡萝卜区别那么大呢？

小胡萝卜是把一般胡萝卜切成小块，然后再在氯溶液中浸泡保鲜。不幸的是，这种便利的代价就是健康：这种溶液里的化学物质会把肠道中的有益菌杀光。

　　我们的身体丞须这些尘土。如果饮食中没有这些尘土，我们的健康就会每况愈下。

细菌让人生病，是个误解

　　人类的集体细菌恐惧症始于 150 年前，当时的法国化学家路易斯·巴斯德（Louis Pasteur）发表了疾病细菌理论，声称肉眼不能看到的细菌和小虫是人类生病的原因。在此之前，没有人听说过"微生物"这个单词，没有人知道保持清洁会拯救生命。毕竟一个半世纪之前，美国很多城市的居住环境都不太清洁。巴斯德的理论使现代医学实践和人类对疾病的认识有了重大变革。

　　人类历史中，150 年实际算不得什么，所以你仔细想想，我们对细菌的强迫观念实际上是一个相对现代的现象。因为我们认为周围的细菌会让我们生病，所以咳嗽后要洗手，商务会面握手后会用消毒液洗手，用漂白剂打扫厨房，或者胡萝卜掉到油毡地板上就扔掉。所以，医护人员为了保持清洁经常洗手、戴一次性手套，外科医生会用消毒过的医疗设备。虽然其中有些措施对健康绝对重要，毕竟任何人都不希望动手术时看到外科医生没洗手或用被污染的手术刀！但是，我们对细菌的偏执已经一发不可收拾了。有时候这样做的后果不是伤害微生物，而是伤害人类自身。

　　以洗碗为例：世俗观点认为最好用洗碗机洗玻璃杯、盘子、叉子和刀具，因为洗碗机洗得更干净，因为盘子和银餐具被机器里的热水"消毒"了。但是，这么做也剥夺了人体接触更多细菌的机会，这些细菌能够支持免疫系统。2015 年的一项研究调查了 1000 多名瑞典儿童，经常手工洗碗而不用洗碗机的父母，他们的孩子患上湿疹的概率较小，患上过敏性哮喘和枯草热的概率也有一定程度下降。[7]瑞典的这项研究还发现，用更洁净的餐具用餐会增大免疫系统错误攻击和过度反应的概率，这些过度反应可能会导致自身免疫疾病。相比而言，成长过程中不使用洗碗机的儿童能够接触到微量尘土和细菌，每次用餐都有微量免疫调节剂的反复摄入。

19 世纪法国科学学会的安托万·贝尚（Antoine Béchamp）是路易斯·巴斯德的反对者，他对疾病起源有不同看法。贝尚认为疾病是由身体中好坏细菌失衡导致的，如果人体系统处于平衡状态，病菌就无法活跃起来；如果人体生态失衡，病菌就得以兴旺。贝尚当时还无法理解微生物是什么，但可以肯定的是，他已经找到了一些线索。他认为细菌不是疾病的根源，而是疾病发生的迹象。

我们已经知道哪个理论在一般医学和流行文化中更占上风。巴斯德的细菌理论在过去 150 年里一直处于统治地位，从那时起，我们一直持有这个观念：如果你生病了，那么一定是感染病菌了。

如果贝尚的理论胜出，我们的世界将会多么不同啊！

我们需要更多微生物，而不是消灭它们

巴斯德时代之前，人们对脏东西还没有那么恐惧。农民在田间劳作，饿了就会直接从树上摘个苹果，去掉果皮就开始吃。

当然，他每吃一口，都会吃进去一些"脏东西"，如花粉、土壤

里的生物和微生物。实际上，这些少量的微生物会帮助人体分解苹果中的多糖（糖），使其更容易被消化。苹果上的脏东西还具有抗氧化和防腐作用。在冰箱出现之前，把食物埋在地里或储藏在地窖里是很常见的，这样的低温会使坏细菌和酵母菌生存困难，同时土壤里的微生物还有助于食物的保鲜。

20 世纪上半叶，随着农业生活方式逐渐式微，每日接触微量尘土的机会也多半消失了。人们开始从农村搬到城市，虽然在城市里也有机会接触大量尘土，但这些不是对人体有益的农村有机尘土。世纪之交，废物处理系统还处于摇篮期；过度拥挤的城市里，未经处理的污水在街道上横流；人们喝着被污染的水；食物标准无人管制，食用污染或变质的食物也是常见现象；严重传染病迅速蔓延。在这样的条件下，我们对微生物充满恐惧，想对食物和家居消毒也情有可原。但是现在与微生物斗争了几十年后，我们南辕北辙太久了。

我们形成了洁癖文化。怀着对前辈的敬意，我们对一些原本充满有益菌的产品进行了"巴氏杀菌"：酸奶、苹果醋和酸菜。因媒体铺天盖地报道关于被污染的食物（从牛肉到番茄到莴苣）中的大肠杆菌周期性爆发，我们对微生物的恐惧逐渐加剧。想要住在干净的家里、食用干净的食物并做一个讲卫生的人，是非常自然的，但是根除微生物的极端选择行不通。

从整体视角来看，我们实际上需要更多的微生物，而不是更少。对大肠杆菌爆发的恐惧一直笼罩着我们，所以我们向厨房台面上喷抗菌剂，但是这种错位的恐惧反而使我们比以前更加脆弱了。每次向生活中引入更多有益微生物，都能让肠道中的菌群平衡有所改善，预防危险细菌进入，让有益微生物的数目足以保卫肠道黏膜。记住，有益微生物是人类对抗坏细菌最好的武器，这些坏细菌会激发连蛋白的释放，使肠道屏障上的紧密连接松懈。当那些分子真的通过屏障时，这些有益微生物还能够训练免疫系统暂缓行动，帮助我们避免自身免疫疾病的发生。如果与这些已经遗失的有益菌重建友谊，我们就可以重新启动自身体内的微生物种群，开始愈合肠道。

吃土有悠久的历史

吃土的观点已经出现很长时间了，从2500多年前的希波克拉底时代就已经存在了。在上个千年的任何一种文化中，你都可以找到人们有意识地在饮食中加入少量尘土的记录。

在全世界各文化中，孕妇通常都会十分渴望尘土或黏土，有些孕妇甚至真的食用一些土。撒哈拉以南非洲的孕妇会在孕期的头3个月、中间3个月或最后3个月中吃土，每天通常要吃几次。土对晨吐的孕妇有缓和胃部不适的作用，还可以为孕妇不断变化的身体提供急需的维生素和矿物质。某些类型的土壤，尤其是黏土，富含铁和硫，因为孕妇的身体需要更多的血红蛋白（红细胞中向细胞输送氧气的蛋白）为胎儿提供血液，[8] 所以孕妇自然渴望吃些黏土。

也许最有趣的是土对胎儿免疫系统的作用：研究人员发现吃土会使孕妇体内产生免疫球蛋白 A 抗体，可以帮助胎儿对孕期常见的过敏原免疫。这些免疫球蛋白 A 抗体同样存在于母乳中，帮助新生儿肠道发育。传统文化可能并不清楚为何土对他们有好处，但是显然土对身体真的有好处。

更具体地说，孕妇有时会渴望吃黏土。连四年级的小学生都知道，黏土与一般的土不同，因为黏土质地更加浓厚，颗粒更小。黏土含有对肠道有特殊好处的微生物，这些微生物可以阻止毒素吸收，并帮助毒素排出体外。最受欢迎、最健康的食用黏土之一是膨润土，由火山灰制成。如果有患者便溏或腹泻，我总是建议他们用一茶匙膨润土泡一杯水，每天喝两次，直到症状有所缓解。

我永远都不会忘记我们在圣卢西亚加勒比度过的蜜月，其中最让我难忘的是切尔西和我一起报名洗了一次泥浴，在附近的火山上，暖暖的泥土水从火山旁流出来。当地人告诉我们要把自己浸入泥水中，然后晾干，让泥在皮肤上附着 30 分钟后再洗掉。我们接受了这个建议，将自己用泥从头裹到脚，然后放松、晾干。完成泥浴后，我们不光感到精神焕发，加勒比泥水中丰富的健康微生物还让我们的皮肤散发着年轻的光泽。

和人体细胞一样，微生物也会死亡或"脱落"，这就意味着它们需要定期补充。当我们每天有意让手变脏、"吃土"时，我们就为自己的身体提供了连续不断的免疫促进剂，身体就能更好地保持有益菌与病菌之间 85% 对 15% 的平衡。我们每天需要获得的有益菌数量很多。[9] 当向导告诉我们，当地人一旦生病，就会浸入泥水中来恢复健康，我一点都不感到惊讶。

现代人失去了接触土壤的机会

以前家里会有一个后院，里面有菜园和花圃，播种、锄地和除草的过程让我们与土壤有密切接触。

现在，很多人都住在一小块土地上，每家房子的后院只有网球场大小，用铺路石覆盖，缺少绿色植物。还有些人住在高层商住综合体里或市中心的公寓大楼里，视野里没有泥土或绿草地。

孩子们也不像以前那样可以把自己弄脏。部分原因是我们对消毒洗手液、抗生素肥皂和杀菌湿巾的集体迷恋。很少有人允许孩子在邻里间游荡或在森林里玩耍。以前的孩子会在灌木丛间玩捉迷藏，或为"战争"游戏准备战壕，而现在的小学生们只能坐在室内，盯着各种屏幕。

在我们祖父母那一代，很多儿童和青少年课余时间必须在农场里做各种杂活：捡鸡蛋、铲肥堆、除草和喂养动物。我们父母那一代儿时也有机会弄脏手，我们都听说过父亲或叔叔讲他们小时候要修剪草坪或耙树叶才能得到零用钱。但是，随着技术不断改善我们的生活，外包家务活越来越方便廉价，我们失去了与这些基本家务的联系。我非常怀念生活简单的日子：有着人性化的节奏，随着太阳和季节的规律作息，每天呼吸着有机泥土（和微生物）的气息，与邻居、动物、家人和土地有密切的联系。这种生活方式在很多方面都非常符合人类核心生理和社会需求，还会促进微生物种群的兴旺，我想这并不是一种巧合。

当然，时光无法倒流，我们很幸运能生活在如此进步的时代。但是，所有进步都需要付出一些代价，所以我们要注意，不要把有益的事物与有问题的事物一起清除掉。我们可以将以往简单生活的一些面向加入现代生活中，如此一来，不仅生理上能够受益，情绪和精神上也会有所收获，同时还能帮助衰弱的肠道愈合。

选择适合自己的"吃土"方式

自然界每个角落、每种物质中几乎都富含有益菌。本书的其他部分中，我们将介绍上百种向生活中添加"土"、促进免疫系统功能和增加肠道益生菌数量的方法。第二和第三部分的"吃土方案"中，我还会指导读者选择适合自己体质和生活方式的"吃土"方式。只要开始寻找，你就会发现无数种将至关重要的习惯带到生活中的方式。下面是几种推荐的方式。

食用富含益生菌的食物

富含益生菌的食物包括开菲尔（又称牛奶酒）、酸奶和德国酸菜等。现在很多人乳糖不耐受（或对乳制品过敏）的原因之一就是巴氏杀菌消灭了乳制品中的益生菌和酶。据几项医学研究报道，如果乳糖不耐受的人食用原奶或发酵奶等益生菌或酶含量更高的乳制品，乳糖不耐受症状就会消失。开菲尔效果更佳，《美国饮食协会期刊》（*Journal of the American Dietetic Association*）上的一项研究显示，对于有乳糖吸收障碍的成人，开菲尔能够改善其对乳糖的消化和耐受性。[10]

食用原蜜和蜂花粉

很多人在户外活动时间不够，只是断断续续和花粉接触，这才罹患季节性过敏。但是工蜂出入蜂巢时体表收集到的蜂花粉对很多种呼吸系统疾病都有效果。《药物生物学期刊》（*Journal of Pharmaceutical Biology*）上发表了一篇报道，研究人员发现原蜜和蜂花粉的混合物有显著减少炎症反应、改善免疫功能和护肝的作用。[11]在丹佛一家诊所实施的独立病例研究表明，用口服花粉疗法治疗后，有 94% 的患者过敏症状完全消失。蜂蜜和花粉中含有的微生物会使人体产生渐进的自然免疫力，这些微生物还会在人体肠道中定居下来，帮助免疫系统调整以适应当地环境。蜂蜜还是一种优秀的益生元来源，在训练肠道菌群的同时还会为它们提供营养。全年坚持食用当地产的蜂蜜，当过敏季节到来时，你已经有了健康的花粉接触，免疫系统对空气中过量的花粉产生过度反应的概率就会降低了。

养一只狗

《临床与实验过敏学》（*Clinical and Experimental Allergy*）期刊上发表的一篇文章显示，养宠物能够改善儿童的免疫系统，减少过敏的发生。研究人员研究了 566 名养宠物（包括狗和猫）的儿童，在这些儿童满18 岁时采集血样，结果发现养猫的儿童过敏发生率下降了 48%，养狗的儿童下降了 50%。[12] 为什么呢？在脏兮兮的户外玩耍的动物会将多种多样的微生物带回家，儿童可能会吸入这些微生物，也有可能在抚摸这些毛茸茸的朋友时让微生物从皮肤进入体内。这种微量接触规模不大，但是随着时间慢慢累积，就可以使肠道内的有益菌繁荣起来，改善免疫功能，这就是我愿意为奥克利清洗脏兮兮的狗爪的原因。

在海里游泳

你可能听说过或者自己亲身经历过，伤口在海水中浸泡后会愈合更快。这种现象的部分原因在于海水中的盐分，但是盐水中含有的有益微生物和噬菌体也有治疗效果。《关节炎与风湿病研究》（*Seminars in Arthritis and Rheumatism*）2013 年发表的一项研究发现，在死海矿物盐中沐浴的人皮肤炎症、类风湿性关节炎和牛皮癣的发病率会有所下降。[13]

接地气

简单地赤脚走路可能从几个意想不到的方面对健康产生影响。当你赤脚在草地、泥泞小路、海滩或者暴风雨过后的混凝土人行道上散步时，脚底会直接接触到地球表面，为几十亿细菌和有益微生物创造与你亲密接触的机会。赤脚行走对健康的益处让研究人员非常着迷，以至于形成了医学实践研究中的一个全新领域，现在被命名为"接地"（earthing 或 grounding）。《环境与公共健康期刊》（*Journal of Environmental and Public Health*）上的一项研究发现，地面的负电荷真的能让我们"接地"，与电塔上的接地线类似。皮肤与地面的接触能够通过调节身体功能来稳定内在生物电环境。研究人员相信，这种电荷交换能够设置生物钟、调节昼夜节律和平衡皮质醇水平。2006年《欧洲生物学与生物电磁学期刊》（*Journal of European Biology and Bioelectromagnetics*）上的一项研究发现，参与者接地后，皮质醇开始恢复正常水平和节律，皮质醇分泌通常在早上增加，傍晚下降。

其他几项关于接地的研究还发现，赤脚具有改善夜间睡眠、提高精力、减少炎症和缓解疼痛的作用。每天仅仅踢掉鞋子，在地上走几分钟就会帮助你吸收到这种电流和微生物的有益组合（我喜欢将其称为"维生素 G"）。

补充土壤源微生物

正如已经讨论过的，土壤源微生物对肠道健康和免疫反应有支持作用。为什么呢？在植物世界里，土壤源微生物能帮助植物生长。没有它们的保护，本来健康的植物就会营养失调、易感疾病，或者容易被真菌、酵母菌、霉菌和念珠菌感染。正如植物最好在富含高活性微生物的健康土壤中生长，人也一样需要依靠这些生物才能健康长寿。

科技文献中有超过 800 项关于土壤生物的研究。这些研究的共同特性是都将土壤源微生物与成功治疗各种疾病联系起来，其中包括：

※ 过敏

※ 哮喘

※ 肠易激综合征

※ 溃疡性结肠炎

※ 肠胃气胀

※ 恶心

※ 消化不良

※ 吸收障碍

※ 营养缺乏

※ 自身免疫疾病

※ 炎症性疾病

※ 细菌、真菌和病毒感染

看出什么联系了吗？

前 4 章中，我们已经发现这些疾病都与肠漏症有联系。我们已经知道土壤源微生物能够滋养结肠和肝细胞，并制造出新化合物，如 B 族维生素、维生素 K_2、抗氧剂和酶。土壤源微生物也可以破坏或挤出有害病原体，如念珠菌、真菌和寄生虫。土壤源微生物还可以消灭能与肠壁结合或刺穿肠壁的有害细菌。另外，和黏土一样，它们被证明能够与毒素结合，将毒素排出体外。土壤源微生物也能帮助调节免疫系统，自然地减少肠道和全身的炎症反应。

也许最好的土源增补剂之一就是喜来芝（shilajit），源于印度和西藏接壤处的喜马拉雅山脉，采自高海拔地区稠厚、营养丰富并富含矿物质的土壤。喜来芝含有85种以上矿物质，其中有我最喜欢的两种——腐殖酸和富里酸，这两种物质常被用作农业土壤补充剂。腐殖酸和富里酸能够帮助身体将矿物质送入厚厚的细胞膜，延长细胞寿命。

多年以来，我见过成百上千名患者在食谱中加入土源生物后，病情有了显著改善。其中有一名女性患者名叫卡洛琳。

卡洛琳是一位 58 岁的奶奶，体重超标 50 磅（约 23 千克）。第一次前来就诊时，她的自尊处于历史最低点，同时还苦于记忆减退、失眠、抑郁和疲劳等问题。

对话过程中，我清楚地意识到她的肾上腺和甲状腺问题亟须解决，所以我建议她采用以有机蔬菜、水果和发酵食物为主的食谱。我还建议她停止食用麸质和加工糖类，这对她来说不容易，因为她一直食用很多加工过的碳水化合物。但是卡洛琳下定决心恢复健康，所以她很愿意戒掉这些食品。我给她的另一个重要建议是服用含有土壤源微生物的膳食补充剂。

在采纳建议的前 30 天里，卡洛琳的体重下降了 18 磅（约 8 千克）。因为她的消化系统获得了这一切的支持，所以她的身体有了重塑自身所需的资源，恢复了更健康的形态。

很快，卡洛琳的腰围下降了 7 英寸（约 18 厘米），臀围下降了

9 英寸（约 23 厘米）。她比以前更有活力了，终于有动力去锻炼身体了。她告诉我，她多年以来从未像现在这样完全享受生活。

卡洛琳所经历的变化几乎与其他采纳类似建议的患者一样。只要他们将注意力集中在"吃土"上，无论是在饮食上还是生活方式上，无论是实际的还是比喻意义上的"吃土"，困扰他们多年的健康问题可能都会消失，有的甚至不到 30 天就会见效。

在美国要解决这些健康问题需要更长时间，但这些病例只是向你展示，当你有意识地增加肠道中的益生菌时，肠道就会照顾你的健康。服用土源微生物增补剂可能是"吃土方案"中最重要的一个方面。

与微生物和谐共处

作家威廉·布莱恩特·洛根（William Bryant Logan）曾经在《纽约时报》上发表了一篇文章，指出土是"让人着迷的地球外衣"，是维持生命的物质，应该受到关怀和尊敬。我十分同意这个观点。

过去一个世纪里，人类似乎认为自己是自然的主宰。是时候认识到，这不是一个需要赢得胜利的战争。人类的数量实际远远不及微生物朋友的数量。我们需要停战，放下武器，认识到错误的反抗是无效的，有时候我们无法战胜微生物，也不应该妄想战胜它们。我们越努力在地球和大地上与微生物和谐共处，我们的老朋友——那些上万亿有益菌就越愿意帮助我们愈合肠道，让我们重获健康。

你怎么看？准备好了吗？我们该"吃土"了！

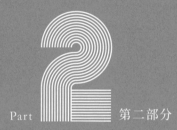

Part 第二部分

破坏肠道健康的五大因素
The Five Factors of Gut Health

————————

第 5 章

现代饮食的危害

You Are What You Eat

如果我们能一直选择质量更好的食物，丢掉充满化学品和甜味剂的加工食品，简单地食用更接近本源（土壤）的食物，大多数肠道问题都能得到解决。本章中，我们将讨论最严重的肠道炸弹：现代饮食。食物是通过哪些方式离开土壤本源的？我们一起来看看其中一些对肠道具有毁灭性的食品加工方式，并探讨我们应该如何努力回归到接近土壤的饮食。

快餐、包装食品等正在破坏我们的肠道

我刚刚开始学习功能医学时，纪录片《超大号的我》(*Super Size Me*)

上映了。片中，摄制者摩根·斯普尔洛克（Morgan Spurlock）记录了自己一个月内，每天都在麦当劳用餐三次的实验经历。实验结束后，他的体重像吹气球般增加了 30 磅（约 14 千克），血压一飞冲天，胆固醇水平暴涨了 65 点，肝脏中毒性休克。整个人无精打采，皮肤苍白，连他的女朋友都开始对性生活不满意了。

《超大号的我》这部纪录片在美国掀起了关于垃圾食品和垃圾食品中碳水化合物、有害脂肪、化学品和防腐剂毒性混合的讨论，将主流观众从他们对加工食品的痴迷中唤醒。该片的放映成了快餐行业的一个转折点，快餐行业从此结束了此前普遍存在的超大号快餐供应方式，开始出售更多的沙拉类食物。

当斯普尔洛克在麦当劳大吃大喝 30 天后，他体内的微生物种群发生了什么样的变化呢？我对此一直很好奇。他的肠道对有毒食物的猛烈进攻如何反应？多亏伦敦国王学院的遗传流行病学教授蒂姆·斯佩克特（Tim Spector），我们对此有了一定认识。

斯佩克特教授受到医学期刊《糖尿病》（Diabetes）中一篇文章的启发。该研究中，喂食高脂肪和高糖饮食的小鼠会有体重增加、糖尿病、炎症和肠道渗透性增大（也就是我们所说的肠漏症）等症状。[1] 小鼠的微生物种群受到可怕饮食的毁坏，导致其生态系统受到持续破坏。斯佩克特想知道人体在同样情况下会有何反应，但是有意让人生病是不人道的。所以，他决定跟踪匹兹堡大学的一项研究，这项研究非常具有启示性。[2]

研究观察了两组人的饮食：一组为 20 名非裔美国人，一组为 20 名南非农村的人。研究开始前，非裔美国人一直按典型的美国食谱进食，包括大量油炸食品、少量蔬菜和水果；而南非人一直按当地的饮食习惯，吃大量的豆类制品和蔬菜。两周时间里，两组参与者交换食谱，南非人改吃汉堡、炸鸡和动物蛋白，只有少量膳食纤维，他们的结肠癌风险生理标记物有了明显改变。血检结果表明，他们的健康水平有了严重下降，而这些变化都发生在短短两周时间内。

然而，非裔美国人组有了积极的改变。坚持两周时间食用玉米粥加蔬菜、豆类或炖肉后，他们的结肠癌生理标记物有了明显下降。

为了继续深入研究，斯佩克特与自己的儿子汤姆达成一笔交易：他可以给汤姆每天买麦当劳快餐，持续 10 天，代价是 10 天后要研究汤姆的微生物种群。

10 天里的每顿饭，汤姆都会吃巨无霸汉堡或麦乐鸡，加上必备的薯条和可乐。他在开始快餐食谱之前、期间和之后都会收集粪便样本。他的身体变得虚弱，朋友们称他面色苍白。他说："我真的感觉不好了。实验终于结束时，我立刻跑去买沙拉和水果。"[3]

康奈尔大学和英国肠道项目团队检查了汤姆的微生物种群，结果令人震惊：汤姆的肠道菌群已经被摧毁了。短短 10 天内，他失去了 1400 种微生物，占总量的近 40%！他的肠道也并没有立刻恢复，过了几个月他肠道中的有益菌才恢复。

但是，不只是这些明显的垃圾食品入侵者对肠道健康有如此严重的破坏。很多超市出售的贴着"健康"标签的包装食品也会破坏微生物种群，因为它们所含的各种配料和添加剂都会直接导致肠漏症。《自身免疫疾病综述》（*Autoimmunity Reviews*）上最近发表的一篇文章以添加糖和盐、聚山梨醇酯 80 或卵磷脂等乳化剂（常用于冰激凌、口香糖和一些维生素的制作）和麸质的食物为例，[4]将工业食品添加剂、肠漏症和自身免疫疾病直接联系起来。

沙拉酱、烹饪用的菜籽油和其他植物油也是肠道功能障碍的罪魁祸首，因为这些油会杀灭很多有益微生物。《美国临床营养学期刊》（ *American Journal of Clinical Nutrition* ）上的一项研究发现，食用氢化植物油会大大增加全身炎症反应。[5] 肉制熟食是另一种常见的破坏者。这些熟食中充满麸质、氢化脂肪和亚硝酸盐，这些物质可能让很多人产生消化障碍。2008 年发表在《营养与癌症》（ *Nutrition and Cancer* ）上的一项研究显示，食用加工肉制品的人患癌症的风险会增大，[6] 2015 年世界卫生组织的国际癌症研究署将加工肉制品列为与香烟和石棉等同的癌症风险因素。甚至微波爆米花也不像你想象的那么安全：美国食品及药物管理局发表声明，微波爆米花含有全氟辛酸，这种合成化学物质还存在于不粘锅上，与癌症和内分泌失调有关。[7]

很少有人知道食物如何影响肠道健康，如何在消化道的有害和有益菌之间制造出一场持续不断的拉锯战。我们需要对现代世界的食物更加警惕，即使是那些我们一直认为"健康"的食物也可能损害健康。

我们熟悉的饮食习惯是"肠道炸弹"

有时，陈年的饮食习惯很难改变，即使对于那些本应清楚其中利害关系的人来说也是如此。2012 年伦敦奥运会前夕，我负责帮助美国最优秀的游泳运动员发挥出自己的最高水平，游泳这项运动中，金牌和银牌的差距可能就在几厘米之间。问问迈克尔·菲尔普斯（ Michael Phelps ）就知道比赛有多激烈了，他在 2008 年北京奥运会

100 米蝶泳比赛中以 0.01 秒的优势赢得了他个人的第七枚金牌。

与我一起工作的有一名 50 米和 100 米自由泳运动员，他名叫卡伦·琼斯（Cullen Jones），因为举重训练时肩部受伤前来复诊。我和他在泳池边聊天时，问起他的饮食状况。

卡伦想了一下，说道："每次锻炼以后，营养师都会让我喝雀巢巧克力奶。"

巧克力奶？虽然当时我并不知道这种饮料在运动员中十分常用，但我还是装作不是特别惊讶，让他继续给我介绍他的饮食情况。他告诉我，训练时，他经常吃花生酱和果冻三明治，喝巧克力奶，这个搭配是很多运动员最喜欢的。自由时间里，他通常会在麦当劳或汉堡王吃饭。

我想，*好吧，要循序渐进*。我要做的第一件事是让卡伦戒掉巧克力奶，这种奶是均质巴氏杀菌奶与几大勺白糖和可可粉制成的混合物。因为卡伦的训练进展并不如人意，所以队里的营养师允许我尝试新东西。再次见到卡伦时，我告诉他我想让他开始用椰奶、蓝莓和有机蛋白粉制成超级奶昔做早餐。他很高兴能有这种转变。

我用理疗锻炼法、脊椎按摩法和深度组织按摩法帮助卡伦的肩伤康复，仅仅是从巧克力奶到健康奶昔这么一个小小的变化，就让这个康复过程进展加快了不少。

教练看到我的方法在卡伦身上效果很好，就请我开始在其他美国游泳队员身上运用这个方法，如迈克尔·菲尔普斯、瑞安·罗切特（Ryan Lochte）、彼得·范德尔卡伊（Peter Vanderkaay）和蜜茜·富兰克林（Missy Franklin）等。我当然很愿意这样做。

竞技游泳是一项对体能要求很高的运动，迈克尔因每天消耗的热量高达 12000 卡而闻名，但是我们并不能说这 12000 卡热量是世界上最健康的。瑞安承认自己是垃圾食品迷，他游泳前可以吃掉一大包薯条，晨练后会直接到麦当劳吃掉三个鸡蛋松饼、几个土豆煎饼和一个鸡肉三明治！

我建议瑞安用有机鸡蛋、燕麦粥和新鲜水果代替垃圾食品早餐。午餐和晚餐，我建议他选择沙拉和含有干净蛋白质的卷饼。我记得，伦敦奥运会上瑞安在赢得了 2 枚金牌、2 枚银牌和 1 枚铜牌后，他告诉记者是饮食调整让他在 2008 年夏季奥运会后取得了巨大进步。谈到美国游泳队时，他说："饮食已经成为我们更重要的关注点，我不确定饮食是否对游泳成绩有很大影响，但是我能够确定饮食对我们身体健康的恢复影响很大。"

食物会影响我们的生活质量，不只是影响到细胞水平，而是波及整个生活，包括我们的感觉、精力、强壮程度和生存能力等方面。所以，我们来看看对肠道伤害最大、可能引起疾病的食物有哪些。因为要把这些食物全部列出来会有一个很长的名单，所以我主要挑选很多患者最喜欢的食物，并列出这些食物的安全替代品。我强烈建议读者通读这个名单，从中找出可能伤害消化系统的食物，然后不再吃这些食物，哪怕停下几周时间都是有效的。我已经掌握了这些"肠道炸弹"影响消化道的第一手资料，真的很严重。

一般的牛奶并非健康食品

我小时候很喜欢喝牛奶。牛奶已经成为我童年的一部分。在生长高峰期时，我每天必须要喝掉半加仑牛奶（近 2 升）。但是，当我开始学习医学、准备成为医生时，我学到的东西让我不再喝奶了。我学到的越多，越认为牛奶并不能带来健康的骨骼和肌肉，那么什么东西才能呢？

答案是：另一种乳制品。

动物的健康状况和牛奶的加工方法决定了它是更健康的食物还是更差的食物。如果你食用的牛奶、酸奶、黄油和奶酪来自养殖场里持续摄入抗生素的奶牛，那么这些乳制品可能会导致抗生素耐药性。不光对你自身，对你的家人和社区里的每个人都是这样的。传统乳制品还会增加超重甚至患癌症的风险。

多数传统乳制品的加工过程都有巴氏杀菌，这个步骤会破坏重要的酶和益生菌，同时改变重要的氨基酸。几乎所有的商业牛奶都经过均质化处理，这个过程会氧化脂肪，并产生自由基。自由基是不稳定的氧分子，会削弱免疫系统，导致肠道炎症，最终产生肠漏症。

《农业与食品工业期刊》（*Journal of Agricultural and Food Chemistry*）上发表的一篇文章显示，一杯巴氏杀菌奶含有多达 20 种不同的化学物质。我们知道奶牛会被定期喂食生长因子和抗生素，但是西班牙哈恩大学的研究人员还在其中发现了多种药物的痕量残留，如尼氟酸、甲芬那酸、氟尼辛、双氯芬酸、酪洛芬和布洛芬等，这些都是常用的兽用止痛剂。[8] 奶牛注射的所有药物都会直接进入牛奶。这一点很重要，因为均质化牛奶中所含的氧化脂肪会通过肠壁，将激素、皮质醇、药物和其他化合物带入血液，循环到身体其他部分。

我也很少喝有机奶，因为美国的有机奶通常含有 A1-β 酪蛋白。由于近期的基因突变，这种蛋白在美国荷尔斯泰因奶牛和一些欧洲工业乳制品中变得更常见了，这种蛋白比麸质对人体的致炎效应更强烈。A1-β 酪蛋白会释放出 β- 酪啡肽 -7，这是一种与吗啡结构类似的阿片类化合物，已经证明与自闭症和精神分裂症有关。这种蛋白还会导致大脑缺乏抗氧化物，也是自闭症的另一个风险因素。[9]

奶中只含以前的 A2-β 酪蛋白的奶牛一般只生长于中东、非洲、印度和新西兰，在美国和欧洲很难找到。因此我建议，如果能找到的话，**最好选购原料奶源于泽西牛（Jersey cows）或格恩西岛牛（Guernsey cows）的奶制品**。

相较于牛奶，我个人饮用并向患者推荐的是**未经加工、有机、发酵过的山羊和绵羊奶**。世界上很少有食物含有的益生菌营养组合、Ω-3 脂肪酸、蛋白质、钙、镁和维生素 K_2 能够与这种未经加工的奶制品媲美。

大多数美国人从小只喝牛奶，牛奶味道温和，而山羊奶有剧烈的特殊味道。即使你认为自己不喜欢山羊奶，我也强烈建议你再尝试一下。尤其是山羊奶开菲尔，这种奶对肠道非常有益，可以为人体带来很多好处。山羊奶中的乳糖含量本来就比牛奶低，经过发酵后就几乎不含乳糖了。山羊奶中的脂肪酸很容易燃烧成为能量，所以不会在人体内以脂肪形式储存。这些脂肪酸还能够帮助降低胆固醇水平，对心血管疾病和肠道异常有改善作用。

绵羊奶与山羊奶相比，乳脂状更明显，味道刺激性较小，脂肪含量更高。但是不幸的是，绵羊奶很难买到。但是绵羊奶酪，如希腊的菲达羊乳酪、法国的洛克福羊乳干酪和西班牙的曼彻格芝士都是很美味的。

如果无论如何你都无法适应发酵山羊奶或绵羊奶，你还可以改喝植物奶，如椰奶或杏仁奶：

　　椰奶有着奶油般的质地,天然的微甜,实际应该比现在更受欢迎。这种肠道友好的饮料实际上根本不是"奶",而是一种新鲜白色椰汁与椰子果肉混合后过滤得到的稠厚椰"奶"。

　　椰奶的营养谱很出色,对肠道健康具有神奇作用。它含有的月桂酸是一种有益的中链脂肪酸,具有抗菌、抗真菌和抗病毒活性,这些活性都有助于预防肠漏症。虽然椰奶中所含的脂肪酸以饱和脂肪酸为主,但是这些脂肪酸也可以降低胆固醇水平、改善血压状况,并能够预防心脏病和中风。由于椰奶完全不含乳制品、乳糖、豆类、坚果或谷物,所以对食物过敏者是一个不错的选择。

　　杏仁奶是另一种乳制品替代品,越来越受欢迎,越来越多的人爱上了它奶油般的质地和坚果样的风味。一份杏仁奶所含的维生素 E 占每天推荐摄入量的 50%,维生素 E 是一种对皮肤健康很重要的抗氧剂。杏仁奶还含有单不饱和脂肪酸,富含 Ω-3 脂肪酸,有助于降低坏低密度脂蛋白胆固醇、保护心血管健康。此外,杏仁奶富含 L- 精氨酸,对想要减肥或增加健康肌肉的人很有好处。杏仁奶对乳糖不耐受引起的肠道问题真是天赐佳品。

小麦制成的面粉危害肠道

　　小麦是最常见的谷物,是几乎所有食物的主要原料,从早餐麦片到百吉饼,再到意大利面、比萨和甜点,虽然人类几个世纪前就开始用小麦烘焙和烹调,但是现代的小麦与我们祖先食用的小麦有很大区别。在过去 50 年里,为了提高产量,现代小麦与其他谷物或品种杂交培育，施用大量的化肥和杀虫剂（2004 年美国农业部杀虫剂数据项目研究从面粉中发现了 16 种杀虫剂残留）。[10] 杂交过程还有另一个代价：营养素减少了，使体重增加的碳水化合物和麸质、植酸和支链淀粉的含量增加了。我认为，食用小麦是我国肥胖流行的罪魁祸首。

小麦、黑麦、斯佩耳特小麦和大麦都含有麸质。"麸质"（gluten）这个单词源于拉丁语的"胶"（glue），这很有道理，因为麸质这种黏黏的胶状蛋白就像胶水一样把食物黏成团。面粉与水混合物中的麸质会使面团产生弹性，使面包在烘焙过程中膨胀。但是，由于人体缺乏有针对性地分解和吸收麸质的酶，大块未消化的蛋白质会进入小肠，在小肠中减缓其他有用营养物质的吸收。人体免疫系统会把麸质视为外来细菌，集体做出反应，在此过程中导致对小肠壁的附

L- 谷氨酰胺能够愈合渗漏的肠道

L- 谷氨酰胺是适用于肠漏症的最佳增补剂。L- 谷氨酰胺是小肠细胞的能量来源，是身体用谷氨酸或谷氨酸盐合成的。L- 谷氨酰胺还有助于缓和身体的免疫球蛋白 A 免疫反应，免疫球蛋白 A 是一种与食物过敏有关的抗体。《柳叶刀》上的一项针对 20 名术后患者的研究发现，补充 L-谷氨酰胺有助于保持小肠绒毛的健康和长度，同时还能保护黏膜，防止肠漏症的恶化。[11]

如果人体无法合成足够的 L- 谷氨酰胺，就需要直接从饮食中获取。虽然 L- 谷氨酰胺存在于豆类、生的菠菜、香芹和紫甘蓝以及肉类和乳制品等动物蛋白中，但它仍然属于条件必需氨基酸，因为身体需要 L- 谷氨酰胺的量非常大。所以，对肠漏症患者而言，补充 L- 谷氨酰胺非常重要。如果想要改善消化健康，愈合肠漏症，我建议就餐时服用 5 克谷氨酰胺粉，每天 2 次。

带损害，为连蛋白创造出解锁肠壁紧密连接的完美时机。前面已经提到过，麸质分子会通过肠壁，引起各种疾病和消化问题。

植酸被认为是一种"抗营养素"，这种植物中的天然物质会阻断身体对其他营养素的吸收，妨碍其正常功能。这种矿物质黏合剂会阻止人体吸收骨骼需要的关键营养素，如钙、镁、铁、铜和锌，导致营养不良，还能够降低淀粉、蛋白质和脂肪的可消化性。所有谷物的麸皮、种子和坚果的外皮上都含有植酸，它还是一种酶抑制剂。如果谷物未发芽或发酵，植酸还会刺激肠道，引起肠漏症。

谷物中还含有支链淀粉，这种淀粉被称为"超级碳水化合物"，因为它比其他碳水化合物升高血糖的速度更快。（在这里，"超级"并不是一件好事。）支链淀粉的分子结构使得它比其他多糖更容易被消化，它升高血糖的速度比你说一句"好吧，来一个三明治"的时间还短。

《美国临床营养学期刊》上的一项研究分别给予两组参与者含有70% 支链淀粉或 70% 直链淀粉的饮食，直链淀粉是另一种比支链淀粉更耐久、吸收更慢的淀粉。因为直链淀粉分解速度慢，它在大肠中会被细菌发酵，这个过程与一些纤维的分解过程类似，会限制血糖水平升高、降低胆固醇，并为结肠中的有益菌提供营养。[12] 富含直链淀粉的食物升糖指数一般都较低，包括水果、蔬菜、沙拉和有机全麦产品。相比而言，富含支链淀粉的食物升糖指数较高，包括白面包、土豆和含糖甜品。研究发现，饮食中含支链淀粉的人餐后血糖和胰岛素反应更高，导致体内脂肪储存，尤其是在腰腹部，也就是所谓的"腹部脂肪"。所以要坚持吃直链淀粉！

很多人都不愿意放弃面包和烘焙食品，但有个好消息是，你并没有必要仅仅为了从饮食中排除麸质就戒掉这些食物。关键是找到

消化酶能缓解肠道问题

"你就是你所吃的东西"这句话是个谬论。我常常告诉患者,"你就是你吸收的东西"。而消化酶是改善消化和营养吸收的关键因素。

无论你有何种类型的消化疾病,如胃酸反流、胀气、腹胀、肠漏症、肠易激综合征、克罗恩病、溃疡性结肠炎、憩室炎、吸收障碍、腹泻或便秘,消化酶都会对你有所帮助。消化酶通过分解难以消化的蛋白质、淀粉和脂肪来帮助缓解胃部、胰腺、肝脏、胆囊和小肠的压力。意大利萨勒诺大学的研究发现,消化酶能显著改善肠易激综合征患者的腹胀、肠胃气胀和腹痛。[13]

每餐前服用一两粒胶囊就能确保食物能被充分消化,较不容易让消化不全的食物微粒和蛋白质有破坏肠壁甚至从紧密连接溜进血液的机会。[14]

小麦粉的替代品。(注意:我并不认同吃不含麸质的面包圈。含糖垃圾食品不论含不含麸质,都是垃圾食品!)我本人很喜欢并推荐给患者的两种面粉是椰子粉和杏仁粉。

大多数人都会喜欢这两种面粉之一,但是对于患有严重肠漏症的患者,**椰子粉**是最好的。我喜欢椰子粉的质地,几乎所有天然制品商店都能买到。我们很喜欢做椰子粉蓝莓松饼、椰子粉法国薄饼、椰子粉巧克力饼干……你能想到的东西都可以用椰子粉做成。

椰子粉中纤维、蛋白质和健康脂肪的含量很高。椰子粉血糖指数也比较低,而且与小麦粉相比,纤维更多、碳水化合物更少。用粉碎过的干燥椰肉制成的椰子粉看起来并不像传统家用"面粉",但可以肯定的是椰子粉更加健康。《药用食物期刊》(*Journal of Medicinal Food*)上发表的一篇研究显示,高营养密度的椰子粉有助于降低高血脂人群有害的低密度脂蛋白胆固醇水平。[15]

近在眼前的麸质

近年来，由于杂交小麦的出现，小麦中麸质的量比以前增加了一倍。麸质还在很多加工食品中用作填充剂和黏合剂，包括如下产品：

※ 人造咖啡奶精　　　　　　　　※ 热狗
※ 块状浓缩汤　　　　　　　　　※ 人造海鲜
※ 糖果　　　　　　　　　　　　※ 番茄酱
※ 口香糖　　　　　　　　　　　※ 蛋黄酱
※ 薯片零食　　　　　　　　　　※ 速食米饭
※ 冷切肉　　　　　　　　　　　※ 沙拉酱
※ 鱼糕　　　　　　　　　　　　※ 酱油
※ 调味茶　　　　　　　　　　　※ 番茄沙司
※ 调味肉汁　　　　　　　　　　※ 蔬菜烹调喷雾
※ 调味粉

有些食品配料表可能没有任何"麸质"字样，但是你可能会读到有些令人费解的描述，如：

※ 人造咖啡奶精　　　　　　　　※ 谷氨酸钠（味精）
※ 糊精、麦芽或麦芽糊精　　　　※ 天然香精
※ 糊化淀粉　　　　　　　　　　※ 大米麦芽或大米糖浆
※ 水解植物蛋白　　　　　　　　※ 浓缩乳清蛋白
※ 水解蔬菜蛋白　　　　　　　　※ 乳清酪蛋白酸钠
※ 改性植物淀粉

正如在第一部分讨论的，我认为麸质是美国人产生自身免疫疾病危机的关键原因，麸质与乳糜泻、1 型糖尿病和克罗恩病都有直接联系。麸质还与 55 种以上其他疾病有联系，是桥本氏甲状腺炎等几种甲状腺疾病的主要触发因素。意大利都灵大学的一项研究显示，麸质导致的乳糜泻与甲状腺健康之间具有紧密的联系。[16]

即使你没注意到自己有明显的问题，食用麸质也使肠道受到破坏的风险增加。所以，我们为什么还要吃麸质呢？我建议回避所有含麸质的食物。

如果不喜欢椰子粉，还可以尝试**杏仁粉**。有时我会用两者的结合物。杏仁粉富含蛋白质、纤维和矿物质，最好是发芽过的。即使杏仁粉很健康，我也建议每次食用量不要超过 1/4 杯，因为杏仁粉在量大的情况下很难消化。椰子粉和杏仁粉共有的优势是让食谱更加丰富多彩，同时还含有健康的营养素和糕饼馅料所需的脂肪。

适合轻中度肠漏症者，不含麸质的谷物有具有悠久历史的**发芽谷物粉（如发芽荞麦、高粱、籽粒苋、藜麦或小米粉）。发芽玉米、发芽燕麦和发芽大米粉**也可以作为烘焙时的替代品。

常用食用油有害健康

用椰子粉或杏仁粉烘焙时，一定会用到某种油，对吧？但是很多家庭的食用油都是菜籽油或其他植物油，这对健康非常不利，原因主要是植物油常常被制成部分氢化油。

部分氢化植物油是将液态脂肪在高温高压条件下通入氢气，使其在室温下也处于固态。这种氢化过程会产生一种可怕的健康敌人：反式脂肪。反式脂肪会干扰正常细胞代谢，研究显示，反式脂肪对心脏有危害，因为反式脂肪会降低好的高密度脂蛋白胆固醇、提高不良的低密度脂蛋白胆固醇、提高血液中的脂肪——甘油三酯的水平。虽然人体需要甘油三酯提供能量，但是过多的甘油三酯会增加患心血管疾病的风险。

已有证据表明氢化脂肪与多种健康问题有关，包括：

※ 动脉粥样硬化

※ 出生缺陷

※ 骨骼与肌腱问题

※ 癌症

※ 糖尿病

※ 消化障碍

※ 心脏病

※ 免疫系统障碍

※ 胆固醇水平升高

※ 学习障碍

※ 肝脏问题

※ 出生体重过低

※ 肥胖症

※ 发育迟缓

※ 性功能障碍

※ 皮肤反应

※ 不孕不育

※ 视力减退

很可怕吧？因此，我们需要回避这些危险的脂肪。

另一种需要注意的脂肪形式是 Ω-6 脂肪酸，该脂肪酸存在于玉米油、红花油、葵花籽油和大豆油中。食用比例不当时，Ω-6 脂肪酸可能会引起肠道黏膜炎症，导致肠漏症。这些油几乎是所有加工食品的基础原料，从烘焙品到沙拉酱。解决办法很简单，只要整理一下食品储藏室，把这些有害油类扔掉，用未精制的特级初榨椰子油、酥油（精炼黄油）、橄榄油和亚麻籽油代替这些油。

特级初榨椰子油是世界上最健康、用法最多样的未精制油类，加热时也能保持稳定，所以可以用于烹调。现在已经有超过 1500 项研究证明椰子油对健康的益处，包括平衡激素、平衡血脂和血糖、改善阿尔茨海默病患者的记忆等。

椰子油中的大多数脂肪（85% 以上）都是中链甘油三酯。人体很容易燃烧椰子油中的中链脂肪酸产生能量，这些脂肪酸还具有抗念珠菌等多种重要功效。

椰子油的各种健康益处是由其所含的三种独特脂肪酸产生的：月桂酸、癸酸和辛酸。这些都是自然界中罕见的物质，也是椰子油拥有各种健康好处的原因。

月桂酸的结构特别适宜人体吸收。被人体吸收后，月桂酸就会转化为单月桂酸甘油酯，这是人类母乳中含有的一种化合物。单月桂酸甘油酯以其抗病毒、抗微生物和抗菌活性而闻名。因为椰子油的多种好处，椰子油应该作为家庭常备食用油，尤其是烹调时。即使室温保存一年，椰子油也不会出现任何酸腐迹象。

我的烘焙食谱中会用到很多椰子油，但是如果想要食品具有更多黄油风味时，我就会使用**酥油**。酥油是一种液态黄油：将无盐黄油加热，至乳状物固化、浮在液面上，然后去除乳状物。移除所有乳状物和水分后，液态黄油就更适于乳糖不耐受者食用。酥油中富含 α- 亚麻酸和共轭亚麻酸，这两种物质有助于控制血液凝结、构造大脑细胞膜和降低炎症，还有助于缓解肠漏症。酥油还不含 A1β- 酪蛋白，所以很多人对酥油的耐受性都优于对传统乳制品的耐受性。

　　橄榄油任何情况下都不能加热，因为其中的健康脂肪可能会氧化，所以不适用于烹调。然而，如果用作沙拉酱的主要原料，橄榄油是一种极好的脂肪形式，是地中海饮食（主要特征是含有较多的水果、蔬菜、粗粮和豆类）的基石。过去几十年里，据《老龄化临床干预》（*Clinical Interventions in Aging*）期刊上发表的一项综合研究报道，有大量证据证明了地中海饮食与死亡率、冠心病发病率和各种癌症之间的健康联系。[17]

　　最后，我想提到的是**亚麻籽油**。亚麻籽油有抗炎活性，所含必需脂肪酸的水平较高。亚麻籽油可以用作奶昔或沙拉的调味品，但是它用于营养增补剂或修复膏比用于烹调用油更常见。我通常会向便秘的人推荐亚麻籽油，因为它能够润滑结肠，缓解肠道炎症。马里兰大学的一篇综述报道称，亚麻籽油与其他 Ω-3 脂肪酸可能还有助于治疗高胆固醇、心脏病和改善细胞功能。[18]

糖是最甜蜜的毒物

　　谈到可能在肠道黏膜上制造漏洞的食物，糖是首当其冲的。糖在毒物排名中最靠前，而且是最甜蜜的毒物，在很多方面有害，这一点在科学和医学界已经少有争议了。

　　几乎所有人造食品中都有糖，从早餐麦片和酸奶，到午餐肉和小麦面包，再到番茄酱、腌泡汁和沙拉酱。糖是从甘蔗和甜菜中精炼出来的，炼制的过程会去除植物纤维中本来含有的维生素和矿物质，最终制成我们熟悉的白色结晶。结果这种纯净精制的碳水化合物成了现代社会的毒药，导致胰岛素分泌大幅增加，促进脂肪储存。随着时间推移，胰岛素受体会被耗尽，进而导致 2 型糖尿病。最新研究表明，与已得到证实的 1 型糖尿病一样，肠漏症可能在全球 2 型糖尿病的流行中也起到一定作用。[19]

食用过多的糖会增加死于心脏病的风险，即使不超重也是如此。哈佛公共医学院在《美国医学协会内科医学》（*JAMA Internal Medicine*）期刊上发表的一篇文章中，研究人员分析了 4 万多人长达 15 年的数据。将参与者的年龄、性别、教育水平、健康饮食指数和体质指数计算分析后发现，与饮食中添加糖量小于 10% 的参与者相比，日常卡路里来源中 25% 源于糖的参与者死于心脏病的风险高一倍以上。[20]

据美国农业部统计，一般美国人每年平均摄取高达 66 磅（约 30 千克）的糖。[21] 相比而言，我们每年食用最古老的甜味剂——**蜂蜜**的量却只有 1 磅（约 0.45 千克）。[22] 勤劳的小蜜蜂在阳光下辛勤采集花蜜，制成的蜂蜜含有抗氧剂、矿物质（包括铁、锌、钾、钙、磷、镁和硒）和维生素（维生素 B_6、维生素 B_1、核黄素、泛酸和烟酸的量非常惊人）。蜂蜜还能够中和人体内的自由基活性，作为益生元为肠道有益菌提供营养和支持。一茶匙蜂蜜含有 64 卡路里，这个量稍高于一茶匙白糖，但是蜂蜜所含的营养却十分丰富。

但是，蜂蜜有商业蜂蜜和**原蜜**的差别。商业蜂蜜通常已经被深度加工过了，以至于美国所售 76% 的蜂蜜产品都不含花粉和其他营养素，使得蜂蜜成为另一种形式的加工糖。[23] 然而，原蜜中的蜜蜂花粉含有有助于调节人体免疫反应功能的天然微生物。此外，我们已经在第 4 章中讨论了，当地产的原蜜是最好的，因为可以教会肠道细菌对当地过敏原建立免疫防线。定期食用少量当地产的原蜜是微量接触当地土壤的良好传递机制，帮助你将更多的"老朋友"迎回消化系统。

除了当地蜂蜜，我本人喜欢而且多年来一直向患者们推荐的是**麦卢卡蜂蜜**。这种独特的蜂蜜产于新西兰，具有强大的抗微生物活性，有证据表明它可以通过平衡胃部和小肠中的微生物来改善胃酸反流症状。据新西兰研究人员报道，麦卢卡蜂蜜可以与人的体液反应产生过氧化氢，使肠道环境不适于有害细菌生长。[24] 我建议将糖摄入总量从美国平均水平 126 克 / 天 [25] 降低至 20~40 克 / 天，并用天然甜味剂，如麦卢卡蜂蜜、海枣、枫糖或我在下一部分将提到的甜叶菊等代替糖。

有一点值得注意，与摄入过多的糖会损害健康一样，过多的蜂蜜也没有好处。智者所罗门王曾经说过，"你喜欢蜂蜜吗？不要吃太多，否则蜂蜜会让你生病！"[26]

无糖甜味剂是人造骗局

我们去餐馆时都会注意到，桌上的陶瓷容器中装满了蓝色、粉色和黄色包装的低卡路里怡口白糖包、低脂糖和善品糖。我们都见过朋友和家人把这些产品加入一杯咖啡或冰茶中。戴着"零卡路里"虚伪面具的甜味剂使很多节食者都难以抗拒。

这些蓝色、粉色和黄色包装里分别是人造甜味剂阿斯巴甜、糖精和三氯蔗糖。它们有毒而且很危险，自从 1879 年约翰霍普金斯大学发现第一种人造甜味剂——糖精以来，甜味剂就一直饱受争议。

糖精、阿斯巴甜和三氯蔗糖约在 20 世纪六七十年代上市，我认为经历这么长时间已足以让研究人员发现其副作用了。但是，这些人造甜味剂还在市场上销售，并引起各种健康问题。2013 年，《内分泌学与代谢学动态》（*Trends in Endocrinology and Metabolism*）期刊上的一项研究表明，甜味剂可能引起从头痛和偏头痛到更严重的心血管疾病和 2 型糖尿病等疾病。[27]

甜味剂还有致癌风险，这使它成为肠道的头号破坏者。有研究发现，癌症与人造甜味剂——糖精有一定联系，糖精以商品名"纽特健康糖""怡口白糖"销售，很多饮料如健怡可乐、无糖百事可乐和无糖酷爱饮料等都含糖精，多年来引起了激烈的争论。

虽然美国食品及药物管理局的研究结果已经排除了糖精等无营养甜味剂与癌症的联系，但我还是对那些平均每天喝 24 盎司（约 0.68 千克）无糖汽水的人表示好奇。亲身经历告诉我，饮用无糖汽水的人会产生近乎上瘾的反应，一些人每天甚至要喝 6~12 罐。如此多的化学物质会对他们的肠道和免疫系统产生什么样的影响呢？

2015 年，无糖百事可乐、无咖啡因无糖百事可乐和野樱桃无糖百事可乐的制造商百事可乐公司宣布该公司将停止在无糖汽水中使用糖精，而用另一种人造甜味剂三氯蔗糖（也就是善品糖）代替，因为糖精是人造甜味剂中问题最严重的一种。不幸的是，这并不算什么改进。

《环境毒理学》（*Environmental Toxicology*）期刊上的一项研究发现，三氯蔗糖对肠道细菌的不利影响比其他任何人造甜味剂都大，因为 65%~95% 的三氯蔗糖会保持原形通过消化道，最后从粪便中排出。[28]人体基本上无法消化三氯蔗糖，所以这种甜味剂穿过消化道时会造成胃肠道损害，杀死益生菌，损坏肠壁。杜克大学研究中心的研究人员还发现善品糖不仅会使肠道中有益细菌的量显著降低，它还会使粪便的 pH 值升高，从而减少营养素的吸收量。[29]

百事可乐公司放弃糖精是顺应市场走向：人们真的不再买无糖百事可乐了。过去 10 年里，这种流行饮料的销量下降了 35%，因为人们对糖精危害的认识已经到达了转折点。但不幸的是，百事可乐公司添加三氯蔗糖的决定并没能让事态得到改善。虽然对外宣传称三氯蔗糖是一种天然蔗糖替代品，甜度是蔗糖的 600 倍，而它实际只是蔗糖的一种氯化衍生物。三氯蔗糖实际是在实验室研发新杀虫剂时发现的，当时并未打算给人类食用，但是现在我们却在食用它。

如果指望人造甜味剂帮你减肥，一定要谨慎考虑。普渡大学的研究人员发现，糖替代品会干扰人体根据食物甜度计算卡路里的自然能力。一个多种族动脉粥样硬化研究项目纳入了 6000 多个参与者，结果发现每日饮用无糖汽水会提高腰围上升的风险，使 2 型糖尿病的发病率提高 67%。[30]

食品、饮料甚至药物中都有甜味剂

能让人造甜味剂在你口中留下怪味的不只有无糖汽水。你可能会惊奇地发现很多加工食品、饮料甚至药物中都含有人造甜味剂，包括：

※ 牙膏和漱口水　　　　※ 沙拉酱
※ 儿童维生素咀嚼片　　※ 冷冻酸奶及其他冷冻甜品
※ 口香糖　　　　　　　※ 酸奶
※ 无卡路里健身饮料　　※ 早餐麦片
※ 碳酸饮料　　　　　　※ 加工零食
※ 调味茶饮料　　　　　※ 无糖果汁和饮料
※ 调酒用饮料　　　　　※ 加工肉制品

那么，如果你在餐馆里点了一杯茶，但是下定决心不加蔗糖或人造甜味剂，该怎么办呢？你可以随身携带 2 盎司（约 57 克）一瓶或一包的**甜叶菊粉**。甜叶菊粉是用生长在巴拉圭和巴西的植物甜叶菊制成的，几个世纪以来，当地人一直在用甜叶菊叶为自己的食物添加甜味。甜叶菊不含卡路里，相同浓度下甜度是糖的 200 倍，还不会升高血糖。但是，一些人品尝甜叶菊后口中会留有苦味，所以甜叶菊也不是一个完美的解决办法。"甜叶牌"（SweetLeaf）等品牌的甜叶菊可能苦味更小，余味更令人愉快。

各种甜叶菊制品并不完全相同。最好的是**"绿叶牌"（green leaf）甜叶菊**，甜度只有糖的 30~40 倍，口味更甜，苦味更小。甜叶菊提取物也可以接受，但是千万不要用"崔维雅牌"（Truvia）甜味剂这样加工过的甜叶菊制品，这些东西根本就不是甜叶菊。

你如果实在无法适应甜叶菊的微苦味，可以添加原蜜，不管是什么饮料，原蜜都很适合。

愈合肠道的食物

你今天就可以开始用这些食物帮助肠道愈合。在本书第二部分将对每种食物做详细介绍。每种食物从一小份开始，随着身体的适应逐渐增加食用量。（如果你有严重的免疫系统问题，开始食用各种发酵食品时，要从小量开始尝试，比如先吃半茶匙来看看身体的反应。）

※ **骨头汤**能够转变你的健康。骨头汤和胶原蛋白粉都含有脯氨酸、甘氨酸和谷氨酰胺等有助于肠道黏膜修复的氨基酸。骨头汤和愈合肠道的胶原蛋白都富含以身体容易吸收的状态存在的矿物质，如钙、镁、磷、硅和硫。

※ **发酵蔬菜**可以使营养更容易吸收，从而强化营养，同时还可以恢复对肠道非常重要的细菌。

※ **椰子制品**富含月桂酸，可以杀死细菌和真菌等病原体。

※ **发酵乳制品**（酸奶和开菲尔）可为人体提供健康细菌，开始帮助肠道菌群恢复平衡。

※ **熟蔬菜**比生蔬菜更容易消化，且富含维生素、矿物质和抗氧化剂。

※ **有机肉类**，如野生鱼和散养牛肉，都富含 Ω-3 脂肪酸和蛋白质，能够减少炎症，重建健康细胞。

我们已经列出了对肠道最危险的食物名单，也讨论了一些很好的替代品。这些替代品非常美味而有营养，所以你一点都不会想念以前的"肠道炸弹"。

下面，我们来讨论第二个肠道破坏因素：对过度清洁的依赖。

———

第 6 章

过度清洁的社会

A Sanitized Society

人类一直致力于一场对抗微生物的持久战争，而我们自己的肠道就是战争的原爆点。不幸的是，这场战争是人类自己引起的。从巴斯德时代开始，我们就一直试图从生活的每个角落中清除细菌——我们越来越信赖处方药和非处方药，传统农业中使用抗生素，从厨房清洁剂到健身垫和铅笔，所有东西里都添加了抗菌剂。为了保护人类免受伤害，人们天真地努力"清除接触到的 99% 的细菌"，广告里如是说。所有这些现代革新都推波助澜让我们珍贵的有益菌逐渐衰退。

所幸我们不需要回顾很长的历史才能找到逆转这个进程的灵感，实际上人类开始下决心清除细菌、寄生虫和灰尘的历史只有 50~100 年。只要有意识地努力回归尘土，我们也能迎回有机微生物这些老朋友。庆幸的是，重建人类生命所需的微生物群要比不断徒劳地清除微生物付出的工作少得多！

快速注入益生菌，强化"内在土壤"

小时候，我母亲经常唠叨着让我们用抗菌肥皂洗手，提醒我们在户外玩耍时不要弄脏自己。在厨房里，母亲会定期用家用漂白剂擦洗橱柜。水槽干净闪亮，地板没有一点污渍。我行医过程中遇到的很多主妇都在自己家里执行着和我母亲相同的标准，毕竟她们想努力保卫家人的健康。

保持健康要讲卫生，但是不能过度清洁。2012 年，《科学》(*Science*)上有一项动物研究展现了过度消毒的居住环境反而有害。研究人员观察了两组小鼠：第一组是培育出的无菌免疫系统小鼠，缺乏肠道细菌；第二组是以正常健康的方式接触过好、坏细菌的小鼠。测试结果发现，与第二组小鼠（有正常细菌接触，具有健康的免疫反应）相比，无菌小鼠结肠和肺部的炎症水平较高。无菌小鼠还会出现类似于溃疡性结肠炎和哮喘的症状。但是，有个好消息，只要无菌小鼠在出生后两周内接触到正常量的细菌，它们的免疫系统反应就会恢复平衡，继而从炎症疾病中痊愈。[1]

正如这些研究所示，强化"内在土壤"对维持肠道健康和预防炎症有着重要的作用。因为如果你的微生物种群早年遭受过打击，那么这个影响持续时间可能很长，甚至很严重。我的患者埃文就是一个活生生的例证。

我在纳什维尔行医有几年了。一天，当地教堂的一名牧师一脸担忧地走进我的诊室。他解释说："乔希医生，我们教会中有个年轻人病得很重。他在贝尔蒙特大学学音乐，但是由于严重的消化问题，他不得不退学。这真的很遗憾，他是一位出色的钢琴家，但是因为身体不好，他再也不能公开演出了。"

　　这就是我认识埃文的经过，他是一名 19 岁的大学生，已经被诊断患有两种严重的消化疾病——溃疡性结肠炎和克罗恩病。我检查了他的食谱，他的饮食有问题。生病之前，他的食谱一直是大学生典型的汉堡加炸鸡。上大学两年后，他开始出现痛苦的腹泻、直肠出血和严重的腹部痛性痉挛，医生建议他食用沙拉和水果。

　　大错特错。

　　生食会加剧埃文肠道的炎症，使病情更严重。如果有炎症性肠病，注意不要吃生食，因为肠道黏膜受破坏已经很严重，无法再承受太多纤维了。

　　我又问了埃文几个问题，发现他曾经服用过处方抗生素，还服用过其他几种药物，目的是治疗免疫相关问题。因为他十几岁时就服用过抗生素，所以我推断出他已经有严重的益生菌缺乏和肠漏症了。埃文当时还在服用泼尼松，这对他的微生物群也是一个打击，这种皮质类固酮类的处方药具有免疫抑制作用。

　　我告诉埃文，我想要他在两周时间内遵循一个简单的食谱。他只能吃三样食物：山羊奶开菲尔、骨头汤和熟蔬菜。我还要求他每天服用两次土壤源益生菌。埃文从未听说过骨头汤或开菲尔，所以我把最近的全食超市和农贸市场指给他，并让他立即去采购。"要确保你买的蔬菜上面带有很多泥土。"他一边走出去，我一边提醒他。

　　埃文是一名不错的患者。他按我的嘱咐服用益生菌，早餐和午餐都喝山羊奶开菲尔，午餐和晚餐喝骨头汤加上熟蔬菜。我的食谱执行两周后，他感觉好多了，消化科医生移除了从肠道排出感染的装置。然后，我们向食谱中添加了其他容易消化的食物，包括有机肉、热奶昔、椰子油、牛油果和水果。

3 个月后，恢复健康的埃文在贝尔蒙特大学重新注册入学，继续他对音乐事业的追求。

埃文第一次就诊 6 个月后，我受邀参加贝尔蒙特大学的一场音乐会，埃文是音乐会的独奏钢琴家。他的表现非常令人鼓舞，我不仅为他杰出的音乐天赋鼓掌，还为他恢复健康的努力感到自豪。

我喜欢像埃文这样的成功病例，但是他的康复也说明，多年来努力驱逐坏细菌也清除了肠道中的大量有益菌。他破坏了肠道中 85% 比 15% 的理想比例，继而触发了肠漏症循环，最终导致自身免疫疾病。他的微生物群已经近乎全军覆没了。但是，快速注入益生菌挽救了局面，再次建立起了微生物储备。

微量接触，帮助最大

我们的任务是找到一种将"土"带回我们生活的方式，这种方式既能让我们保持干净的状态，避免感冒和流感，又要够脏，好微生物才能发挥作用。最好、最安全也最简单的方法就是每天微量接触"土"，一种可以立即开始的简单微量接触方式就是食用更多本地产的食物。当地土壤中的微生物能够帮助你更好地消化这种土壤中生长的食物，同时还会训练免疫系统对周围环境中的病原体做出更合理的反应。

通向健康最保险的方式就是每天微量接触微生物。下面我们来研究几种将这些微量接触融入生活的方式。

我们应该如何洗手

当我们讨论将"土"带回生活时，我并不希望忽略洗手的重要性。不幸的是，我们的双手在日常生活中很容易粘上大量的坏微生物和细菌。接触公共设施表面后洗手还是非常重要的，如公共卫生间等地方通常都带有过量的可能有害的微生物。

谈到洗手，我推荐用温水和有温和抗菌作用的精油（如茶树精油）。现在市售的很多抗菌肥皂都含有强效的化学品，如三氯生，这些物质会将有益菌与有害菌同时消灭。三氯生（存在于肥皂、洗发水、洗手液和很多其他个人护理产品中）能够损害肝脏和肾脏，引起癌症。我强烈建议放弃抗菌洗手用品，改用温水和有抗菌作用的精油，如橙皮油、白千层油或迷迭香油。如果非要买洗手皂，最好寻找不含化工香精和视黄醇乙酸酯等添加剂的全天然品牌，如"邦纳博士牌"（Dr. Bonner's）的卡斯蒂利亚肥皂。

频繁淋浴扰乱微生物平衡

美国人对个人卫生过于执着。美国人经常淋浴，几乎每天都洗澡，比英国人、日本人和中国人都要频繁。² 人类微生物群系项目（Human Microbiome Project）负责人朱莉娅·赛格雷（Julia Segre）注意到，以前的研究表明，淋浴可能扰乱皮肤上的微生物平衡，将微生物分散到空气和周围细胞中。每天淋浴还可能会破坏皮肤最外层的保护层，扰乱皮肤细菌生态系统所维持的微妙平衡。很多令人困扰不堪的皮肤病，如湿疹和牛皮癣，都是与肠漏症极为相关的自身免疫疾病。

一种名为"欧洲亚硝化单胞菌"（Nitrosomonas europaea）的氨氧化细菌通常出现在土壤和未处理的水中，在被我们洗掉前，也可见于人体皮肤。科学家认为，这种细菌实际上能帮助我们保持身体清洁、气味清新，还可强化免疫系统、减少炎症，这些作用是通过消耗汗液中的氨，将其转化为亚硝酸盐和一氧化氮实现的。[3] 尽管美国人皮肤上不再有氨氧化细菌，但科学家在雅诺玛米人的皮肤上发现了它们。

市场才刚刚注意到这种益生菌微量接触替代法的潜力。就诞生了一个有趣的新品牌"土妈妈牌"（Mother Dirt's），它有一个产品系列叫"AO+"，包括肥皂、洗发水和香水，其特点是含有据称能够不用洗就让你保持清洁的氨氧化细菌。如果你不愿意花重金购买氨氧化细菌产品，我建议让自己的身体承担起重新恢复皮肤微生物种群的重任，方法很简单，只在锻炼后淋浴，每周选择几天只用**清水洗身，不用肥皂和洗发水**。如果你并非每天锻炼，隔一天淋浴一次足矣。

我用一些方法帮助患者保持卫生、适度使用清洁剂（而非过度），方法之一就是要求他们试试精油，这又是一种绝好的方法，用有疗效的天然物质代替毒害我们微生物群系的化学品。精油是人类最古老、功能最多而且最有益的"吃土"方式。

精油用于治疗由来已久

5000 多年来，全世界的文化都会从植物中提取有机物，用于治病和美容。法老时代的埃及人曾将精油广泛应用于医药和丧葬中。1923 年打开法老图坦卡门的坟墓时，考古学家在其中发现了整整 55个装满精油的雪花石膏罐子。公认世界第一美女的埃及艳后克莱奥帕特拉从埃及来到死海，那里的水天然蕴含能够经皮肤吸收的黏土和矿物质，这就是世界上第一个黏土面膜！埃及艳后还会用玫瑰精油、乳香精油、丝柏精油、橙花精油和没药精油，所以人们说她"被一股神秘的气息所笼罩"。据《圣经》记载，摩西和其他圣经人物会用精油为国王施涂油礼；教士也会用精油为人疗伤。在《出埃及记》中，上帝直接送给摩西一个特殊配方。在《出埃及记》（新国际版圣经）30 章 22 至 25 节中，耶和华晓谕摩西说："你要取上品的香料，就是流质的没药五百舍客勒（约 6 千克），香桂肉一半，就是二百五十舍客勒（约 3 千克），菖蒲二百五十舍客勒（约 3 千克），桂皮五百舍客勒（约 6 千克），都按着圣所的平，又取橄榄油一欣（约 4 升），按作香之法，调和做成圣膏油。"

　　这个配方用于制造圣膏油，倒在领袖或病人头上。换句话说，这种膏油并不只在精神仪式上有效，而且还具有治疗作用。

　　圣经的故事里写道，耶稣降生后，东亚的智者们给圣婴带来了珍贵的礼物，送黄金以彰显尊贵，送乳香以用作香料，送没药以用作膏油。因为乳香油具有抗炎特性和免疫保护作用，所以常被涂抹在儿童身上消肿。没药油是著名的天然防腐剂，又因有助于组织愈合和激素平衡，被涂抹在圣婴和圣母玛利亚脐带周围。《圣经》中共提到精油 204 次，共 33 种。

　　西方医药之父希波克拉底在古希腊利用香薰法来强化按摩技术。中国和印度的传统医生们几千年前就开始采用草药和精油疗法。

　　显然，史上几大文明都利用了精油的治疗作用。精油的好处不仅已经被历史证明，现在也有了科学依据。已发表的关于精油治疗作用的研究已经有上万项，其中仅关于薄荷油性质的文章就有 1200 篇，这一点让人特别感兴趣，因为薄荷油在传统上（现已经被科学证明）被用于舒缓和愈合肠道的滋补用品。

如何安全有效地使用精油

开始日常使用精油前，一定要谨记并不是所有精油都有同样的益处。实际上，很多精油没有利用价值，有些甚至还有潜在毒性。精油的等级分为以下四种：

※ **经合成改造的精油**。这些油是在实验室里合成的，是最低等级的油。

※ **天然"纯净"的精油**。虽然品质更好，这些油已经被过度加工过了，所以会失去有治疗作用的化合物。天然精油是市场上最常见的精油。

※ **治疗级精油**。这些药用精油经过水蒸气蒸馏，保留了有治疗作用的化合物。这种精油的唯一缺点就是提炼精油所用的植物和草药生长过程中可能使用了杀虫剂。

※ **经认证的有机治疗级精油**。这种精油是最高级的精油，精油源于经过认证的有机原料，具有最强的治疗作用。

这些高品质精油是如何制造出来的呢？首先，有机种植植物原料，按植物的自然生命周期悉心照料（与工业化农业中人工加速植物生命周期的做法不同），所以采集时植物中活性成分含量最高。其次，用水蒸气蒸馏、二氧化碳萃取或冷压法等不用化学试剂的方法将精油提取出来。最后，将精油转移入棕色玻璃瓶密封避光保存，保护不稳定的精油免受氧化和阳光的影响。

有三种主要方法可以让精油充分发挥治疗作用：

※ **外用：**可以让精油渗入皮肤，进入血液。在个人护理产品（如保湿霜和肥皂等）中加入精油就能每天简简单单微量接触尘土。（可以在家制作的 DIY 配方参见第 17 章。）

※ **香薰：**通过扩散器吸入精油后，可以通过香薰将精油吸收入血液，肺中大量的血管可以吸收精油，然后将精油带到全身循环。薰衣草精油能够减压，茶树精油（也叫白千层精油）可以净化空气，野橙精油能够改善情绪，乳香精油能够提神，而薄荷精油能够改善注意力和精力。（更多不同条件下的香薰用油建议参见第 10 章。）

※ **口服：**精油是一种有效的药物形式，但是要注意内服前应咨询自然医学医护人员或医生。有些精油内服有益处，但并不是所有精油内服都是安全的。一般向一杯水中加入一两滴精油足矣。水中加入薄荷精油、柠檬精油和乳香精油有显著益处。牛至精油和丁香精油等精油都可以内服，但是服用量要小，连续服用不要超过一周。

有益的食物和增补剂

现在，我们必须积极主动地寻找天然的食物——含有数量天成的有益细菌、真菌、酵母菌、病毒、酶和土中其他独特成分的食物。我们现在大多数食物都被巴氏杀菌（在 71℃ ~137℃加热）、辐照（通

过射线照射）或喷洒过杀虫剂了，这些做法都会伤害肠道中的有益
微生物。虽然我们竭尽全力寻找含有益微生物的食物，但是用自来
水冲洗时，这些微生物可能还是损失掉了。我们用来清洗食物、饮
用和洗浴用的城市居民用水中都含有多少不等的氯，氯能够破坏
皮肤上和消化道中的有益微生物。《英国医学期刊》（*British Medical
Journal*）上的一项研究还发现，自来水中的氟化物会破坏肠道黏膜，
引起肠漏症和破坏益生菌。[4]

　　这里面的风险非同小可。下面列出的食物和增补剂已经被证实
能促进人体微生物多样性，并有助于治疗肠漏症。

土壤源微生物

　　我将土壤源微生物称为益生菌之王。当这些微小的微生物进入
人体时，它们会支持肠道健康和免疫反应，帮助人类健康长寿。植
物世界中，土壤源微生物能够保护植物免受疾病威胁，帮助植物充
分生长。如果没有植物生命的第一道防线——土壤源微生物的保护，
健康植物就会容易受到土壤真菌、酵母菌、霉菌、寄生虫和其他病
原微生物的侵扰。

　　在农耕社会生活时，人类有很多机会把手弄脏，从而与这些有
益微生物接触。1900 年时，美国有一半劳动力都是农民。在短短
115 年中，这个数量缩减到了只有 2%，而今天 60% 的农民并不是全
职务农的。很少有人有机会在田间劳作或接触到灰蒙蒙的农场工作。

　　因为大多数人都在无土的都市或郊区居住生活，我们积极寻找
与土壤源微生物接触的机会就显得尤为重要。不幸的是，大多数食
物都不含有可食用的土壤源微生物，除了农贸市场里的食物（在农

贸市场可以买到还带着泥土的新鲜水果和蔬菜），所以含有土壤源微生物的营养增补剂就派上用场了。

　　肠道内，土壤源微生物会努力杀死有害细菌，否则这些有害细菌就会让人患病。每次进食，食物进入消化道后，土壤源微生物会将营养成分从食物中提取出来，保证整个消化系统能正常将蛋白质、碳水化合物和营养物质分解成小分子，以便营养物质能被完全吸收入血液，最终为身体所用。

　　自然界的土壤源微生物有很多物种，但是最好的菌株来源于芽孢杆菌家族。首先，枯草芽孢杆菌是一种耐热的内生孢子益生菌。枯草芽孢杆菌能够引起有效的免疫反应，支持肠道黏膜愈合，抑制沙门氏菌和其他病原体的生长。这种细菌一般不会在人类胃肠道中生存，一般食物中也不含有这种细菌，所以必须以增补剂的形式补充。

　　另一种菌株是凝结芽孢杆菌，也是一种耐热的内生孢子益生菌。这个菌株能够改善营养吸收。胃部酸性环境激活孢子形成，凝结芽孢杆菌能够在肠道中生长繁殖，产生乳酸，乳酸是该益生菌发挥作用的关键因素。据在《英国医学会补充和替代医学》（*BMC Complementary and Alternative Medicine*）上的一项研究报道，凝结芽孢杆菌还可以缓解炎症和关节炎症状。[5]

　　选购含有土壤源微生物的营养增补剂时，要确保在产品标签上找到枯草芽孢杆菌和凝结芽孢杆菌字样。

药用蘑菇

　　在林区，蘑菇的地下菌丝体（有别于地上的子实体）具有为土壤解毒的作用。菌丝体能够将植物和动物残骸分解，转化为肥沃的表层土。很多人都不知道蘑菇最有益的部分是菌丝体。

人类食用菌丝体会带来很多奇妙的好处，包括：

※ 有助于平衡微生物种群中的微生物

※ 为有益微生物提供益生元，保证其营养充足

※ 有效促进免疫系统功能

※ 缓和化学物质和重金属毒性

※ 抑制自身免疫失常中的病原性免疫功能

※ 减少组胺释放，组胺常与自身免疫失常有关

※ 破坏肿瘤和癌细胞

※ 帮助身体对抗病毒和念珠菌

※ 作为一种适应原，平衡皮质醇和其他压力相关激素水平

自然界存在很多类型的蘑菇菌丝体，但是其中最有效的有五种：冬虫夏草、灵芝、香菇、猴头菇和云芝。这些蘑菇在中医里的应用有几千年历史，它们都具有免疫增强作用，现在全世界都在研究它们的抗癌作用。下面我们来仔细分析每种蘑菇改善健康的机制：

※ **冬虫夏草**：生长在高海拔的喜马拉雅山脉，以其滋养作用而闻名，在亚洲用于煲汤已经有几个世纪的历史了。中国的很多研究都发现冬虫夏草有缩小肿瘤、延长小鼠寿命的作用。印度学者发表在《民族药物学期刊》(*Journal of Ethnopharmacology*)上的一篇文章显示，补充冬虫夏草后，实验小鼠的总体训练耐受度增加了 73%。[6] 还有报道称，冬虫夏草对慢性咳嗽、哮喘

和其他支气管疾病有独特的作用。

※ **灵芝**：这是一种药用蘑菇，生长于亚洲和北美的腐烂树桩上。被赞誉为"长生蘑菇"的灵芝具有独特的抗氧化作用，这个作用引起了癌症研究者们特别的兴趣，斯隆－凯特琳癌症中心的专家们发现灵芝能够激活免疫系统中的细胞。2013年发表在《公共科学图书馆I》（*PLOS One*）期刊上的文章对灵芝的抗乳腺癌作用进行了研究。接触灵芝成分持续13周后，肿瘤缩小了50%。研究人员得出结论，灵芝能够通过改善细胞通信和减少炎症发挥作用，这些作用对很多类型的癌症都有抵抗作用。[7]《国家科学院会议记录》（*Proceedings of the National Academy of Sciences*）上的一项研究还发现，灵芝中所含的一种碳水化合物分子，能够诱导抗体发现并破坏与肿瘤或癌细胞相关的抗原。[8]

※ **香菇**：在天然食品商店和亚洲餐馆里很容易找到，被称为"长生不老药"，有很多关于其抗癌和促进免疫作用的研究。香菇富含维生素A、C、D、E和抗氧剂硒。香菇还能降低高血压患者的血压，降低胆固醇，提高性欲，激活身体的抗病毒能力。

※ **猴头菇**：外表与农产品区出售的经典伞形蘑菇有很大不同。医学期刊《3生物技术》（*3 Biotech*）有篇关于蘑菇抗癌性质的综述，里面写到了猴头菇的抗肿瘤和免疫调节作用，发现猴头菇提取物能够将肿瘤质量减少40%。[9]

猴头菇及其瀑布状的卷须在中药里的应用历史很悠久，因为它具有促进免疫和消化系统功能的作用。2013年发表在《循证补充和替代医学》（*Evidence-Based Complementary and Alternative Medicine*）

上的一项研究发现，猴头菇能减少肠道炎症，保护胃部并延缓胃溃疡的恶化。[10] 其他研究也证明，猴头菇可能有助于修复受损神经，改善记忆，刺激超氧化物歧化酶和谷胱甘肽等抗氧剂的产生。

全世界的阔叶林中都能找到这些蘑菇，但是它们主要产自亚洲以及部分欧洲和南美地区。食用猴头菇在越来越多的高档食品商店都有销售，但是它们的提取物制成的营养增补剂早就被广泛使用了。

※ **云芝**：英文名是"火鸡尾巴"（Turkey tail mushroom），学名为"彩绒革盖菌"（Trametes versicolor）。美国每个州的森林中都能找到云芝。这种漂亮蘑菇上的多彩条状花纹看起来像一只大摇大摆的火鸡尾巴，多数花纹为黑色至淡棕色，但其他颜色也会来凑热闹，例如淡绿色、橙色和紫色，所以才将其称为"彩绒"。

世界知名蘑菇专家保罗·史塔曼兹（Paul Stamets）称云芝能够"拯救世界"，因为它具有清除土壤中重金属和毒物、帮助人类治愈"内在土壤"的能力。史塔曼兹认为，云芝能够分解重金属，帮助人体解除铅和汞等重金属的毒性，从土壤中移除杀虫剂和氯等工业毒物。

史塔曼兹与美国国立卫生研究院合作研究了云芝在放疗乳腺癌患者中的应用，云芝能够作为辅助疗法提高患者的免疫水平。他的研究显示，"自然杀手细胞"（一种有益的免疫细胞）在 6 周内大幅增加，这是身体对抗癌症的表现。[11]

装在胶囊里的蘑菇

蘑菇具有强大的对抗危险病菌和病毒的天然能力。2005 年发表在《循证补充和替代医学》上的一篇报道称，蘑菇含有的各种化合物和复合物具有抗菌、抗病毒、抗癌、抗过敏、免疫调节、抗炎、保护心脏、降低血糖和护肝等多种作用。[12] 实际上，蘑菇想要在其自然生长环境中存活下来，就必须拥有这些具有强大抗细菌和抗真菌的物质，难怪我们可以从很多种蘑菇中分离出有益物质，用于保护人类细胞。这一特点让我的很多患者都感到非常高兴，因为他们实在无法接受蘑菇的口味或质地。如果你也是这样，增补剂就是个不错的选择，既能够帮助你获得这些具有强大保健作用的物质，又不需要应对食用蘑菇带来的口感问题。你要寻找那些已经被证实具有调节和促进免疫力的蘑菇，如猴头菇、香菇、冬虫夏草、灵芝和云芝等。

蓝绿藻

首先简单介绍一下蓝绿藻：蓝绿藻不仅是水藻，而且是一种细菌，因其独特的蓝绿色而得名。营养丰富的水体，如海湾和大型淡水湖等，都有利于蓝绿藻的快速生长。如果生长茂盛，它还会让水变成特别的蓝色。

长期以来，蓝绿藻就是地球上营养密集的食物之一，含有能够喂养肠道微生物的益生元。阿兹特克人从墨西哥中部的特斯科科湖收集蓝绿藻，居住在乍得湖上的非洲中西部原住民几个世纪前就发现了干燥蓝绿藻对健康的好处。现在夏威夷是蓝绿藻的主要产地。

一种非常流行的蓝绿藻是螺旋藻，因其富含铁、维生素 B_{12}、钙、烟酸、钾、镁、β- 胡萝卜素和多种 B 族维生素而知名。美国国家航空航天局（NASA）的航天员会在执行空间任务时将螺旋藻作为营养增补剂。我发现螺旋藻具有浓厚的风味和强大的营养谱，所以非常适合添加在奶昔中。

迄今为止，已经有近 1200 篇同行评议的科学论文对蓝绿藻和螺旋藻进行了分析，其中有 70 篇文章分析了螺旋藻对癌细胞的影响。美国马里兰大学医学中心指出，动物和体外实验表明，"螺旋藻会增加抗体、抗感染蛋白和其他改善免疫细胞的产生，帮助对抗感染和癌症等慢性疾病"。[13] 斯隆 – 凯特琳癌症中心提出，蓝绿藻可能避免DNA 突变，提高人体内自然杀手细胞水平。[14]

螺旋藻及其蓝绿藻类近亲小球藻不仅能够强化微生物种群中的益生菌，还能够保护肠道中的有益微生物免受伤害。辐射、重金属（饮用水中高浓度的砷或鱼中的汞）和毒素都会破坏肠道益生菌，而螺旋藻和小球藻可以减少这些损耗。同行评议期刊《环境健康展望》（*Environmental Health Perspectives*）上发表的一项临床研究认为，小球藻有助于降低多氯二恶英在人体内的毒性，还可能保护身体免受辐射之害。[15]

螺旋藻和小球藻含有高浓度平衡营养物质，能够帮助身体清除垃圾和解毒。小球藻的蛋白质水平以及维生素、矿物质与植物营养物的组合稍优于螺旋藻。联合使用时，它们会产生协同效应。但遗憾的是小球藻坚韧的外壁很难消化，所以买小球藻增补剂时，要确保买到"破壁小球藻"，这种产品才能够被完全吸收。

虽然小球藻对健康有很多好处，但我还是更愿意推荐螺旋藻，因为螺旋藻的营养非常丰富。如果你有鼻窦问题或想要加速减肥进程，螺旋藻也会对你有所帮助。螺旋藻能通过减轻炎症来缓解鼻痒、流涕、鼻塞和喷嚏等症状，所以对鼻窦问题会有所帮助。螺旋藻含有丰富的蛋白质，会抑制饥饿感，所以有助于减肥。

螺旋藻还能有效清除念珠菌。据《临床微生物综述》（Clinical Microbiology Reviews）中的一篇文章报道，在美国念珠菌过度繁殖（一种酵母菌感染）已经成为现今很多自身免疫疾病的典型标志。[16] 饮食中糖和非天然食材变多、细菌耐药性变大和抗真菌药物使用增多，都会导致酵母菌感染发生率显著提升。《真菌医学期刊》（Journal de Mycrologie Médicale）上的一项研究显示，螺旋藻是一种有效的抗菌剂，而且它的免疫强化作用有助于身体清除念珠菌细胞。[17]

不论你有何种健康问题和目标，我推荐你每天向奶昔中加入一茶匙螺旋藻或者服用一种声誉良好品牌的螺旋藻增补剂。

噬菌体

如果你说从未听说或看到"噬菌体"这个单词，我一点都不惊讶。"噬菌体"（phage）源于"细菌噬菌体"（bacteriophage）这个单词。细菌噬菌体是一类对人体有益的病毒，会攻击细菌而不攻击人体。噬菌体是地球上数量最多的生命形式之一，在水和土壤中都很容易找到噬菌体。

噬菌体疗法是指利用有益病毒对抗病原菌的方法。这种疗法在 20 世纪上半叶非常流行，但是 20 世纪 40 年代抗生素被发现后，噬菌体疗法就变得不那么受人欢迎了。随着耐药菌的增多，噬菌体疗法突然重新获得了医学界的关注，人们又重拾对噬菌体的兴趣。2014 年，美国微生物协会（American Society of Microbiology，ASM）将噬菌体疗法列为对抗抗生素耐药性的七种方法之一。

　　噬菌体毕竟是一种病毒，将它用于治疗感染，人们曾经也有过迟疑。但是前期动物实验显示，噬菌体能够消灭 99% 以上含有特定耐药基因序列的大肠杆菌细胞。[18] 2011 年《噬菌体》（*Bacteriophage*）期刊上发表的一篇综述引用了很多研究，阐述了噬菌体在治疗多种疾病中的应用，如耳部和眼部感染、烧伤、囊胞性纤维症和其他肺病、有耐药性的金黄色葡萄球菌感染等。[19]

　　因为噬菌体在盐水中含量丰富，所以海水浴是较好的"吃土"方式之一，能让人体获得极好的矿物质和微生物组合。一些痤疮患者告诉我说，在海里游上很长一段时间后，皮肤情况会有很大改善。如果你非常幸运地住在海边，那么在海里游泳是一种非常好的保健活动。如果你离海边很远，你可以通过某些益生菌和微生物平衡增补剂来获得噬菌体。

布拉氏酵母菌

　　酵母菌也是一种被误解的微生物。正如细菌和真菌都有好有坏，酵母菌也分好和坏两种类型。

　　很少有人了解人体会在口腔、消化道、直肠和阴道中自然产生酵母菌。强化人体"内在土壤"的最好方式就是向消化道内引入更多的好酵母菌。较好的酵母菌之一是布拉氏酵母菌，这种友好的酵母菌能够恢复大肠和小肠内的微生物群，改善肠道细胞生长。

　　布拉酵母菌以有利于健康消化而闻名。它的拉丁学名源于一位名叫亨利·布拉尔（Henri Boulard）的法国微生物学家，他于 20 世纪 20 年代去过印度支那半岛，当时这片土地还未被称为越南。布拉尔博士去那里研究为何当地人因霍乱流行而濒临死亡，霍乱的主要特征是严重腹泻。研究过程中，他观察到幸存者会喝一种荔枝果皮茶来对抗腹泻。

受到这一现象启发，布拉尔博士研究了荔枝果皮茶，设法从中分离出能够治愈当地人腹泻问题的酵母菌。这种酵母菌没有被命名过，所以布拉尔博士根据自己的名字将其命名为"布拉氏酵母菌"（Saccharomyces boulardii）。

后续几十年间的医学研究证实了越南流传了几个世纪的俗语：如果有严重腹泻，布拉氏酵母菌能帮助你康复（通过破坏肠道中的病原菌起作用）。这种友好的酵母菌还能够缓解腹胀和胀气，也能修复肠道黏膜，强化消化道的免疫功能。

布拉氏酵母菌与益生菌在体内的作用方式并不相同，它对由抗生素、旅行引起的腹泻或简单的慢性腹泻等所有类型的腹泻都有效。还有证据表明，布拉氏酵母菌能够有效治疗炎症性肠病，如克罗恩病等。布拉氏酵母菌还能够增加酶的活性，具有抗毒素和抗微生物作用，还可以减缓炎症。[20, 21, 22]

布拉氏酵母菌还有助于清除痤疮。德国学者发表在《医学进展》（Fortschritte der Medizin）上的一篇文章发现，在双盲实验中，治疗组有 80% 以上的患者痤疮痊愈或有明显改善，而安慰剂组只有 26% 的患者有所改善。[23]

最后，虽然同为酵母菌，但布拉氏酵母菌可以消灭白念珠菌这些病原酵母菌。研究人员发现，布拉氏酵母菌会减缓炎症、排挤出坏的细菌和酵母菌，改善消化和慢性念珠菌感染患者的皮肤状况。

喜来芝

喜来芝是另一个丰富营养的来源，它是印度和尼泊尔交界处的喜马拉雅山脉高海拔地区的一种浓厚且富含矿物质的土壤。著名的登山向导夏尔巴人将喜来芝作为他们饮食的一部分。

喜来芝含有 80 种以上微量矿物质，其中有我最喜欢的两种——腐殖酸和富里酸，这两种物质在农业上常作为土壤添加剂。这 80 种矿物质大部分都因为现代生活习惯而从我们体内消失了，如喷洒杀虫剂和除草剂会破坏土壤的养分。因为喜来芝含有丰富的矿物质和营养物质，所以常被作为多种矿物质增补剂销售。喜来芝源于世界最高山脉，是以增补剂的形式"吃土"的最好方式。

喜来芝在印度被称为"病弱的驱逐者"，因为这种稠厚、树脂状、乌黑（或深棕色）的土会以一种意想不到的方式向细胞输送能量和营养物质。据《全环境科学》（*Science of Total Environment*）期刊上的一项研究报道，印度的研究团队发现喜来芝中的富里酸能够刺激能量代谢，保护细胞膜不被氧化，而氧化反应是衰老、癌症和炎症疾病的主要起因。[24]

膨润土

不要忽略，"吃土"的还有一个好方法就是真的吃土，也就是小口小口地吃黏土。

我们在第 4 章中已经讨论过膨润土了。你可能会好奇，在反复鼓吹吃土益处的同时，我自己是否真的吃过土，答案是肯定的。实际上，我每天都用膨润土漱口！我还记得第一次吃这种特别的土的情景。我非常感激膨润土给我带来的帮助。

　　结束医学学业后不久，我随一个名为"孤儿访问团"的组织去乌干达和埃塞俄比亚出差。我们访问了当地的几家孤儿院，在那里我们做一些小型建筑工程，并与孤儿们相处。我把这次经历当作人生体验最丰富的一次。

　　在埃塞俄比亚的一天傍晚，主人带我们到当地一家餐馆吃"火锅"，火锅中含有一系列埃塞俄比亚食材。你可以想象调味汁中各种香料，再加上这锅埃塞俄比亚风味的汤中陌生的肉类和蔬菜。长话短说，这种"火锅"蹂躏了我的胃。

　　如果我每天品尝少量的这种汤，比如每天一两勺、坚持一两周时间，我的身体还有可能调整过来，说不定吃完整锅也不会有事。但是，第一次就吃这么大的量使我的肠胃受到太大冲击，给我体内引入当地微生物群的力度过强了。

　　当时我随身带了一些土壤源益生菌增补剂和一小瓶膨润土。我开始每天就着过滤过的水服用 3 次黏土，每次一茶匙，同时还服用益生菌。我立刻感到病情有了极大的缓解，所以一直坚持这个方案，直到一周后我登上了返回美国的飞机。我不知道如果没带那一小瓶膨润土会发生什么事。

　　我承认第一次吃黏土是非常不容易的，因为黏土有沙砾感，你可以尝试取半茶匙黏土，加水混匀，然后迅速喝下去。或者用它作为漱口水，含漱 30 秒钟后吐出来，然后用清水漱口。黏土对健康很有好处，而且是一次获得大剂量土的高效率方法！但是不要过度，因为吃黏土过多会引起严重的便秘。

骨头汤

在美国文化中，骨头上的肉被当作最低级的肉，骨头只是残骸的一部分，最后会随其他内脏一起丢弃。除了上等肋条，大多数昂贵的肉都是与骨头接触最少的部分，如无骨鸡胸肉、菲力牛排和猪里脊肉等。但是我们现在了解到，这些以前被丢弃的"较脏"部分，如骨头及其周围的韧带和软骨，实际上可能是营养最丰富、滋补作用最强的部分。想要获得这些营养，没有比喝上一碗温暖的骨头汤更好的方法了。

牛、鸡、鱼、羊羔等炖的骨头汤，都是各种文化传统饮食的主要角色。这是因为骨头汤营养丰富、容易消化、风味浓厚，而且还能帮助身体康复。骨头汤是我们的祖先充分利用动物各个部分的方式。把骨头和骨髓、皮和爪、肌腱和韧带先煮熟，然后文火连续炖几天。这个文火炖的过程会使骨头和韧带释放出胶原蛋白、脯氨酸、甘氨酸和谷氨酰胺等具有愈合作用的化合物，这些化合物能够改善类风湿性关节炎和其他关节问题及炎症性肠病，这些问题都与肠漏症有直接联系。[25]《病理生理学》（*Pathophysiology*）上的一项动物研究发现，骨头汤中所含的脯氨酸多肽能恢复肠漏症动物的肠道黏膜层。[26]

韦斯顿·普莱斯基金会的研究人员发现，钙、镁、磷、硅和硫等矿物质在骨头汤中以人体容易吸收的形式存在。骨头汤还含有软骨素硫酸盐和氨基葡萄糖，这些化合物能够缓解炎症、关节炎和关节疼痛，如果以增补剂形式出售价格非常昂贵。[27]

内布拉斯加大学医学中心进行了一项关于鸡汤的研究，分析了鸡汤中什么物质有助于缓解感冒和流感。研究人员发现，鸡汤烹制过程中产生的氨基酸会缓解呼吸系统炎症，并可以改善消化状况。进一步研究表明，鸡汤还能帮助免疫系统从过敏和哮喘等病症中康复。[28]

虽然所有骨头汤中的食用胶原蛋白都对健康有好处，但是有些类型的骨头汤好处比其他种类更大。牛骨胶原蛋白中 1 型和 3 型胶原蛋白含量最高，对皮肤、头发和指甲有益。鸡骨胶原蛋白含有 2 型胶原蛋白，这种胶原蛋白存在于人类软骨中，对肠道和关节尤其有好处。鱼类胶原蛋白也许是好处最多的，因为这类胶原蛋白能帮助人体产生自身的胶原蛋白，有效提高体内 1 型胶原蛋白水平。1 型胶原蛋白在身体 90% 的组织中都存在。

自己制作骨头汤时，一定要将骨头与肉和脂肪一起烹调，尽量采用有机散养的动物。为了帮助肠漏症的肠道黏膜"愈合与封闭"，我通常推荐人们每天喝一两碗骨头汤，并同时服用含 3 种类型胶原蛋白（1 型、2 型和 3 型）的增补剂。胶原蛋白粉非常适于添加到愈合肠道的奶昔中，这是在奶昔中加入蛋白质的好方法。

自己种菜，多去室外

在德国和瑞士的大城市边缘，有大片名为"Schrebergartens"（以建立这一场地的 Daniel Schreber 医生的名字命名）的土地，城市居民可以从中租用 10 英尺 ×20 英尺（约 3 米 ×6 米）大小的一块土地，周末就可以去照料自己的蔬菜和花圃，这样就有机会把手弄脏了。这样的地方一般都有小房子、成熟的水果树和白色尖桩篱栅。

租个花园的概念已经传播到美国城市了，但是并没有像在欧洲那样流行。大多数美国人都没有时间、技能或土地来种植自己的食物。

还有些人不愿意在花园里把手弄脏。但是，考虑一下这个休闲方式会给你带来多少好处：

※ 更便宜的（免费的！）有机农产品

※ 更多触摸、嗅闻和品尝土的时间

※ 定期接触就在你家后院的土壤源微生物

※ 与自然节律联系更紧密，品味春种秋收、土壤变化以及在室外晒太阳的时光

※ 与当地花粉接触更多

※ 完成工作的自豪感

即使你不愿意自己种菜，也要确保每天在室外多待一会儿。也请你不要责怪在后院玩泥巴的学龄前儿童，一点儿土并不会伤害他。再说，很可能他不管怎样都会吃到土。美国环境保护局报道称，一般幼童（3 岁及以下）每天平均摄入一茶匙土，有可能增加他们体内的微生物多样性。所以，如果孩子想要在土里玩耍，或者想赤脚在后院跑来跑去，任他们这么做吧。

人类几千年来自然的"吃土"过程到如今变成了一种挑战。我们与自然界接触越来越少了；食物在被摆上货架前就消毒过了；农业科学的进步给我们遗留下各种环境毒素，并导致土壤退化。

同时，还有许多其他未经验证的创新，从个人护理产品到不粘锅用具，都在向环境释放有害化学品。下一章，我们将会讨论有多少现代发明在保护人类健康方面起到了反作用。好消息是，你可以采取简单而古老的几个步骤，使你的微生物群重新繁荣起来并保护肠道。

———————

第 7 章

便利生活的代价

The Price of Convenience

第 6 章讨论的破坏肠道的食物，其中很多被引入我们生活都是因为两个非常简单的理由：方便和利润。

我们忙碌紧张的生活为方便食品创造出了不断增长的需求。反过来，食品制造商们为顺应这个需求并追求更高的利润，往往忽略了产品对健康的影响。

不幸的是，这两个因素成功地让我们远离直接来自源头的单纯食物，而这些食物正是人体保持强壮和处理繁杂的现代生活所需要的。便利让人上瘾。随着对方便食品依赖性越来越强，我们还会食用对健康有害的更"方便"的食品。人们当前每天接触的环境毒素比历史上任何一个时期都多。这些毒素存在于食物、环境甚至我们的家中，从多个方面威胁着我们的健康。下面我们来看看日常毒素是如何影响我们的生活和肠道的。

现代农业让我们离"土"越来越远

　　几年前，切尔西和我一起去了意大利的佛罗伦萨，在那里我们上了烹调课，课程包括去圣洛伦索露天市场采购。在那里，我们看到当地餐馆为了买到最好的农产品、肉类和奶酪，会仔细考察、嗅闻、触摸并与小贩讨价还价。

　　这真是一个不错的体验，看到熙熙攘攘的景象，闻到摊位的气息，看到当地厨师们仔细检查美味优质的圣玛扎诺番茄（意大利很常见的一种）。课程教授的重要经验之一是新鲜番茄酱是上佳意大利美食的基础。

　　我们还发现，不论意大利人做番茄酱还是其他什么食物，他们都只会准备刚刚好的量。原因是：他们的冰箱里没有放剩菜的地方，大小类似于美国大学生公寓里的小型冰箱。

　　意大利的小冰箱和美味的番茄反映出这种文化如何理解"土"和餐桌、食物质量与生活质量间的联系。在很多欧洲国家，新鲜食物是常态，而不是特例。他们默认的农产品是直接从当地农场采摘的新鲜食物，附着充满生命力的土壤源生物，富含活性抗氧剂和独特风味。

　　相比而言，我们从一般超市买回食物时，很可能食用的是从几千里外长途运输过来的农产品或动物产品，充满足以毒害人的激素、抗生素和杀虫剂的食物，已经成为美国现代工业化农业的传统产品。因为食物供应是由利益而非公共健康驱动的，每种改变都可能让我们离"土"越来越远，在有毒沼泽里越陷越深。

冰箱和微波炉留不住营养

冰箱和微波炉会改变食物的营养价值和组成，但不是向好的方向改变。收获后，农产品会迅速失去其营养价值。宾夕法尼亚州的研究人员发现，室温储存 4 天或冰箱冷藏 8 天后，菠菜会损失 47%的叶酸和类胡萝卜素。加州大学戴维斯分校的研究显示，蔬菜在采摘后一周内会损失 15%~77% 的维生素 C。新鲜水果和蔬菜在运输和储存过程中会迅速损失十几种其他营养素，因为这些营养素对空气、光照和热量都非常敏感，所以我们将农产品称为"易腐品"。

和每个美国人一样，我曾经认为把一包有机菠菜放在冰箱抽屉里一周甚至更长时间都没关系。但是，如果那包有机菠菜在采摘后 5 天才到达分拨中心，又在商店里储存了几天，然后又在展示冷柜中待售一两天，最后我才拿起它扔进购物车，那么有多少重要营养素永远消失了？

浸满杀虫剂的贫瘠土壤

美国参议院开启土壤退化调查后，有如下报告："令人警醒的事实是，数百万英亩土地上生长的各种食物，包括水果、蔬菜和谷物，都不再含有某些必需的营养物质，不论我们吃多少这种食物，我们都营养不足。"[1]

这个报告发表于 1936 年。

到 1999 年，美国农业部发现，过去 50 年中有 43 种蔬菜水果的蛋白质、钙、磷、铁、维生素 B_2 和维生素 C 含量有"明显下降"；

12 种新鲜蔬菜（如西蓝花、卷心菜、胡萝卜、洋葱、豆瓣菜和羽衣甘蓝）的平均钙含量下降了 27%，维生素 C 含量下降了 30%。[2,3] 这个变化非常巨大，我们吃掉 8 个橙子所获取的维生素 C 才相当于我们的祖父母吃 1 个橙子所获得的量。

尽管在农业实践技术方面取得了很大进步，土壤的健康却在不断恶化。与 100 年前相比，今天土壤中的矿物质含量减少了 85%。[4] 如果农民不积极补充这些遗失的营养，食物的矿物质含量还会继续下降。

罪魁祸首就是土壤耗竭。实际上，激进的农业方法剥夺了土壤中的矿物质和营养。农业生产者舍弃那些久经考验的方法，不让土壤自行恢复地力，而是采用促进农作物快速生长、抵抗虫害的生产方式，使得农产品的营养含量一代不如一代。[5]

因为这种耕作方式，全世界土壤中的矿物质和营养物质都已经丢失了。据估计，营养丰富的表层土只能再持续 48 年。

在某些方面，矿物质对健康的重要性比维生素还大。身体无法生产矿物质，所以我们必须从饮食中获取。食物中的矿物质是其生长的土壤提供的。健康土壤还会提供某些维生素、天然抗生素、氨基酸和对健康非常重要的其他植物成分。一些最严重的慢性疾病都源于营养缺乏：心脏病、中风、糖尿病、肥胖症、骨质疏松、高血压、痴呆、黄斑变性和肠漏症。历史已经告诉我们，如果不改变现在的农耕方式，后果会影响以后几代人。过去，许多文明都因表层土营养耗尽而灭绝。[6]

大厨们认为，我们在佛罗伦萨所用的圣玛扎诺番茄是世界上最好的番茄。意大利的番茄甘美、皮厚、籽少，味道比美国商业化生产的番茄好很多。

不论生长在美国还是邻近的墨西哥，常见的番茄都是还未成熟红透就被采摘下来了，然后在运向市场的路上逐渐成熟。植物遗传学家使现在的番茄具有以下特性：必须在到达商店时变红，必须保持结实，果皮应该能耐受长途运输。味道呢？营养呢？这些因素并不是标准的一部分。

《科学》上发表的一篇报道称，那些使番茄红得均匀的基因，同样也能扼杀产生糖和香气的基因，无法形成一个香甜而营养丰富的番茄。[7] 美国农业部研究服务部的詹姆斯·焦万诺尼（James J. Giovannoni）是这篇文章的作者，他将现代番茄几十年的发展历程称为"结果始料未及的故事"。3000亿美元的农业产业关注以效率和利润最高的方式将番茄和农产品从农场送到你的购物车中。消费者们获得廉价商品时，也会得到相应品质的产品：乏味寡淡、缺少应有营养成分的番茄、水果和蔬菜。

美国农民常用杀虫剂、除草剂和杀真菌剂来消灭害虫，这会在农产品上留下有毒物质的残留。食用这些农产品时，会加重肝脏和消化系统负担。2014年《公共科学图书馆Ⅰ》上的一项研究发现，接触农业杀虫剂"毒死蜱"（chlorpyrifos）的动物，它们肠道黏膜上的紧密连接会发生显著变化，细菌能够从中通过，转移到脾脏。[8] 从临床角度看，如果脾脏受到杀虫剂的损伤，可能导致负面健康效应的恶性循环，从酵母菌过度繁殖到贫血等血液问题。该研究还表明，这个浓度的有机磷杀虫剂可以直接从食物被吸收进入血液。如果这些效应在家畜中如此明显，那么人们食用同样的谷物蔬菜或者这些家畜时会怎么样呢？

2015年下半年，因为毒死蜱等农药的负面健康效应，美国环境保护局发出禁止使用这些农药的提议。但不幸的是，就在撰写本书时，这些农药还在使用。[9]

选择有机食品

选择有机食品意味着要和加工食品说再见，这些食品充满了名字又长又拗口、理应出现在科学课本上的添加剂、增强剂和成分。吃有机食品还意味着要用下列食物代替传统种植和养殖的水果、蔬菜、肉类和乳制品：

※ 未喷洒化学杀虫剂和除草剂的、有机种植的水果、蔬菜和谷物

※ 源于食草的、未使用抗生素和生长激素的家畜的乳制品和肉类

※ 用有机原料制成的包装食品，如亚麻籽饼干或以发芽的古代谷物制成的面包

现在要买有机食品比以前方便多了。农贸市场是我的首选，但是你也可以在一些天然连锁超市买到这样的食物。甚至一些传统连锁超市也卖起了有机农产品，世界上最大的零售商"沃尔玛"就出售有机乳制品和农产品。

但是，价格呢？正如我的朋友乔丹·鲁宾（Jordan Rubin）常说的，"你可以选择现在付钱给农民，也可以选择以后付钱给药房"。有机食品当然价格更高，比一般食品高 25%，但我认为这种健康投资最划算了。

如果有机食品的美味还不足以让你改变消费习惯，那么考虑一下有机食品有更高的营养价值。据《应用营养学期刊》(*Journal of Applied Nutrition*)上的一篇文章报道，在为期两年的时间内，比较了有机和传统苹果、梨、土豆、小麦和甜玉米的矿物质含量，[10]结果发现，有机食品比传统食品：

※ 钙含量高 63%

※ 铁含量高 63%

※ 镁含量高 118%

※ 钼含量高 178%

※ 磷含量高 91%

※ 钾含量高 125%

※ 锌含量高 60%

购买和食用有机食品是远离肠漏症最保险的方法。如果你已经开始食用有机食品了，那么你该考虑一下发酵食品的好处了。

发酵食品益处多

直到第一台冰箱于约一个世纪前问世，世人才能将农产品储存超过一周时间。那时食品谈不上很长的保质期，因为根本没有保质期可言，人们食用当季的水果和蔬菜。为了在没有收获的季节生存，人们会储存水果、蔬菜和乳制品。其中最高效、持久而且有益的储存过程就是发酵。

　　娜塔莎·坎贝尔（Natasha Campbell）博士在她的著作《肠道与心理综合征》（*Gut and Psychology Syndrome*）中描述了发酵的悠久历史："回顾每种传统文明的传统饮食时，你会发现他们都发酵食物。他们把所有东西都发酵，如奶、谷物、豆类、蔬菜、水果、肉和鱼。9 月卷心菜成熟时，他们会发酵卷心菜。也许接下来的一两个月里，他们会吃新鲜卷心菜，然后可能长达 10 个月的时间都吃发酵卷心菜。人们每天食用的大部分食物都是发酵过的。每吃一口发酵食物，同时摄入的还有上百亿有益细菌。"

　　实际上，发酵的过程非常简单。以下举个例子，说明如何将卷心菜做成益生菌丰富的"德国酸菜"。德国酸菜的制作过程被称为"实际发酵"（facto-fermantation）。所有活着的植物、水果和蔬菜的表面都存在有益菌。卷心菜表面上是乳酸菌（你可能发现这个名字在酸奶中很常见）。

　　要做德国酸菜很简单，将切碎的卷心菜、水和盐放入一个带螺盖的玻璃罐中，将盖子稍微拧开一点，以便让少量空气逸出，室温放置 3~10 天。乳酸菌会以卷心菜中的天然糖类为原料，将其转化为乳酸，乳酸是一种天然防腐剂，并让酸奶、开菲尔和德国酸菜等发酵食品产生酸味。非常简单吧？卷心菜、水、海盐再加上一个玻璃罐就够了。

　　发酵过程不仅能让卷心菜储存时间延长，而且这种泡菜中维生素 C 和维生素 B 的含量比新鲜卷心菜还高，其中活跃的乳酸菌和其他有益微生物的数量也多得多。

　　发酵过程中，细菌和酵母菌会将蛋白质分解为氨基酸，将脂肪分解为脂肪酸，将多糖分解为葡萄糖等单糖。这个过程中还会产生额外的有益化合物，包括能够滋养肠道黏膜并保持健康菌群平衡的其他益生元。

发酵不只是一种储存食物的方法，还能让食物更容易被人体吸收。以德国酸菜为例，一份德国酸菜中的维生素 C 含量是新鲜卷心菜的 20 倍。发酵过程不仅能把卷心菜转化为德国酸菜，还能把葡萄汁变成美酒，把粮食和水变成啤酒，把各种蔬菜变成开胃菜，把牛奶、山羊奶和绵羊奶变成各种发酵乳制品，如开菲尔、酸奶和奶酪。

下面来看看那些最受欢迎的发酵食品，这些都是益生菌最丰富的来源。

开菲尔

几世纪来，开菲尔一直出现在欧洲和亚洲民族医生的处方中。这是一种用牛奶、山羊奶或绵羊奶发酵制成的饮料，也是我最常食用的一种食物。我一般每周都会从当地农贸市场里买山羊奶制成的原味开菲尔，加上一点儿富含益生元的原蜜和发芽亚麻一起食用。虽然我一般会向患者推荐山羊奶开菲尔，但牛奶开菲尔也是可以接受的。绵羊奶的开菲尔非常不错，但是很难买到。如果无法适应乳制品，你可以尝试用椰奶开菲尔代替。

椰奶开菲尔由椰汁和开菲尔谷粒发酵而成。椰奶开菲尔是乳制品的良好替代品，与传统奶制开菲尔含有相同的益生菌株，只是含量较低。椰奶开菲尔也很容易在天然食品店买到，但是你在货架上找不到它，因为它必须冷藏。椰奶开菲尔口味不错，加入一点甜叶菊、水和酸橙汁后口感更佳。

　　毫无疑问，开菲尔是世界上含微生物最丰富的食物，每份开菲尔中约有高达 10~34 种的不同菌株。开菲尔与酸奶类似但是更稠厚，通常以 1 夸脱（近 1 升），即饮型瓶装，在农贸市场和天然食品商店出售。这种酸酸的、带着泡沫的饮料含有丰富的天然细菌和酵母菌，能够分解牛奶中的乳糖（所以适合乳糖不耐受者）。现在很多人都有乳糖不耐受，其中一个原因就是现代巴氏杀菌法将有益菌和酶都消灭了，但是《美国饮食协会期刊》上的一项研究显示，开菲尔能够帮助患有乳糖吸收障碍的成人改善乳糖消化和耐受情况。[11]

　　开菲尔是制作奶昔的良好主材：向搅拌机中加入 8 盎司（约 227 克）开菲尔、冷冻浆果或水果的混合物、一点儿原蜜和发芽亚麻籽，搅拌后就可制成美味的奶昔。

　　注意：选购商业品牌的开菲尔时要谨慎，这些开菲尔通常用牛奶制成，可能调味过甜，也可能含有过多添加剂，所以一定要查看配料表。

酸　奶

　　很多关于酸奶的研究早就强调了酸奶对肠道微生物群的正向改进作用和对免疫系统的促进作用，这些作用主要通过两大益生菌属（乳酸菌属和双歧杆菌属细菌）产生。多数酸奶都含有 1~3 种益生菌株，仅为开菲尔益生菌株含量的 1/10~1/4。虽然我更喜欢开菲尔，但是酸奶也有资格进入顶级益生菌食品队伍。由于广受欢迎，酸奶在美国是产值约为 70 亿美元的强劲产业。仅在去年，就有 600 多种酸奶新产品上市。

　　有了如此大的市场份额，大型酸奶公司会选择以更简单的方式生产：大多数原料都是用传统的含抗生素谷物和玉米养殖的奶牛生产的巴氏杀菌奶。最好能买到食草动物生产的酸奶，首选是山羊奶，其次是绵羊奶，再次是牛奶。我推荐的一个有机品牌是"老查塔姆牧羊公司"（Old Chatham Sheepherding Company）。

生奶酪

用食草奶牛、山羊和绵羊的奶制成的生奶酪含有极其丰富的益生菌，包括嗜热链球菌、双歧乳杆菌、保加利亚乳杆菌和嗜酸乳杆菌。

生奶酪是指用未经巴氏杀菌的奶制成的奶酪。巴氏杀菌就是将奶在 161 ℉（约 71℃）下加热 31 秒，这个过程破坏了很多益生菌和消化酶。巴氏杀菌使奶更难被人体消化，可能导致炎症性肠病，这就是我不推荐给乳制品巴氏杀菌的原因。

生奶很难买到，即使在有些合法销售生奶的州也一样。美国有 30 个州允许销售生奶，但有很多限制。不过，每个州都能买到生奶酪，因为生奶酪可以储存 60 天甚至更长时间。任何地方的天然食物商店和健康食品店都能买到生奶酪。

德国酸菜

德国酸菜拥有着悠久的历史。据说几千年前中国劳工修建长城时，德国酸菜就出现了，将切碎的卷心菜加盐发酵。现在，一般认为德国酸菜源于德国，因为"sauerkraut"在德语里是"酸卷心菜"的意思。德国酸菜是美国国内德国传统餐馆的主菜，但是很多人不喜欢它的苦味。这太糟糕了，因为这种发酵卷心菜中富含有机酸、维生素 C 和消化酶，是乳酸杆菌等天然乳酸菌的绝好来源。我喜欢从市场上买来卷心菜或黄瓜，然后自己在家做德国酸菜或发酵蔬菜。（别忘了我在 127 页分享的德国酸菜基础配方。）

正常情况下，我会推荐酸黄瓜，它是最好的益生菌食品，但是应尽量避免选购很多市售的酸黄瓜品牌（或市售的德国酸菜），因为这些食物都不是自然发酵的。相反，生产商会把蔬菜浸泡在盐和醋里来模仿德国酸菜和酸黄瓜的传统风味。这种加工过程更快更廉价，但是会损失很多人体急需的益生菌。

韩国泡菜

韩国泡菜是近年来开始流行的，是德国酸菜的远亲。韩国泡菜源于韩国，是将白菜与多种食材和调味品混合，如胡萝卜、大蒜、姜、洋葱、海盐、红辣椒片、红辣椒和鱼酱等，然后将这个混合物放置发酵 3 天至 2 周。

韩国泡菜真的很辣，但是辣味并不能阻止韩国泡菜成为韩国的代表菜。韩国人几乎每餐都有泡菜，他们认为这种腌制白菜有助于全民族战胜感染和呼吸系统疾病（泡菜中还富含维生素 A、B、C 和乳酸杆菌，这真是不错的福利）。有研究发现，韩国泡菜会降低患心脏病、糖尿病和代谢综合征的风险。2013 年《药用食物期刊》（*Journal of Medicinal Food*）上的研究显示，每天食用韩国泡菜，仅仅一周后参与者的总血糖、总胆固醇和低密度脂蛋白胆固醇（或"坏"胆固醇）水平就有所下降。[12]

韩国泡菜是我第二喜欢的益生菌食品（仅次于开菲尔）。我喜欢白菜、胡萝卜和萝卜的辣味混合。我一般会在烤有机牛肉上抹一层韩国泡菜，或在炒菜里加入韩国泡菜。韩国泡菜还适宜与野生鲑鱼搭配。

纳　豆

在日本，正餐或晚餐会用纳豆与白米饭搭配。纳豆由发酵大豆制成，含有极其强大的益生菌——枯草芽孢杆菌，很多研究都显示枯草芽孢杆菌能够促进免疫系统、心血管系统健康，强化维生素 K_2 的消化。维生素 K_2 能够促进钙质循环到需求最大的部位，如骨骼和牙齿等，从而改善骨密度。《乳品科学期刊》（*Journal of Dairy Science*）上的动物研究表明，纳豆中的枯草芽孢杆菌还可能改善免疫功能。[13]

可能要到亚洲市场或品种丰富的天然食品店才能找到日本进口的纳豆。我强烈推荐素食主义者食用纳豆，因为这种含有丰富益生菌的食物含有维生素 B_{12}，是不吃肉和乳制品的人主要的植物蛋白来源之一。

但是要注意：纳豆具有独特的味道。这种发酵大豆酱有一种让人失去食欲的气味，会让人联想到林堡干酪。

味　噌

味噌这个东西你可能很熟悉，因为美国的日本餐馆提供的汤都含味噌。味噌由发酵过的大豆、大米或大麦制成，味噌汤比纳豆更美味，但是日本人常在早餐中食用味噌，因为他们认为味噌能刺激消化系统，使身体全天都充满能量。发酵过程会产生丰富、复杂的鲜味，也叫"第五味"（其他四味分别为甜、酸、咸和苦）。

康普茶

康普茶让很多人都感到好奇，因为这个名字具有异国情调，这种黑乎乎的时尚饮品是黑茶或绿茶、少量有机糖或浓缩甘蔗汁与名叫"康普茶菇"的真菌培养物混合制成的。康普茶菇是一种平底锅形的细菌和酵母菌团块，通常会漂在冲泡后的康普茶液面上。

　　源于中国的康普茶和澳洲青苹果一样酸，富含多种益生菌、氨基酸、B 族维生素和酶，少量泡沫中带着一种苹果汁味。你如果从未尝试过康普茶，可能会对它的口味感到新奇。这种酸酸的口感需要一段时间才能适应，但是不要让这一点阻止你尝试这种发酵饮品。康普茶对健康的好处已经介绍很多了，但是它最主要的好处包括促进消化、提振元气和清除肝脏毒素。

格瓦斯

　　格瓦斯是一种源于古代东欧的发酵饮品，并不像康普茶那么流行，但是它正逐步受到人们的欢迎。源于俄罗斯的格瓦斯一般是由发酵黑麦或大麦制成的，发酵过程赋予了这种饮品淡淡的啤酒或麦芽酒风味，但并不含酒精成分。

　　近年来，出现了用甜菜生产的格瓦斯。甜菜是具有丰富营养的优秀食物，发酵过程会强化甜菜的作用，使得营养成分更容易被身体吸收。你可能需要在线订购甜菜格瓦斯或胡萝卜等其他根类蔬菜制成的格瓦斯。

　　最后，我再简单列出其他富含益生菌的食物，但一定要选购**有机发酵产品：酸黄瓜、苹果醋、番茄酱、泡姜和用于制作面包的发酵传统谷物**。这些食品发酵后含有益生菌菌落，能够强化免疫系统功能，清除血液中的废物。

未经巴氏杀菌的苹果醋

我们倾向于认为益生元存在于固态食物里，但是换成饮料呢？初始状态的未经巴氏杀菌的苹果醋含有益生元"果胶纤维"。苹果醋还有助于将抗性淀粉转化为丁酸，而丁酸对健康肠道细菌有帮助。一定要选购含有"养分之母"的品牌，即内含发酵出的纤维素和乙酸，还有丰富的蛋白质、酶和友好细菌，比如我最喜欢的品牌"百艾格"（Bragg）苹果醋。

发芽谷物更容易吸收

另一种有几百年历史的加工方法是发芽，发芽不仅让谷物和种子更容易消化，还让其中的营养更容易被人体吸收。发芽可以去除种子皮中常见的化合物"植酸"。植酸可能与矿物质结合，阻断矿物质的吸收，所以会对肠道有负面作用。植酸是天然存在于谷物、种子、坚果、豆类和蔬菜中的抗营养素代表。其他抗营养素有：

※ **多酚类化合物**：抑制铜、铁、锌和维生素 B_1 及植物中的酶、蛋白质和淀粉的正常消化。

※ **酶抑制剂**：阻止充分消化，扰乱胃肠道功能，不仅会引起消化问题，还可能引起过敏反应和心理疾病。

※ **凝集素和皂苷**：刺激胃肠道，导致关节疼痛和皮疹等免疫反应。

　　抗营养素对植物具有保护作用，能帮助植物抵抗害虫和昆虫。捕食者摄入植物中的抗营养素后会感到不适。同理，人类食用含有抗营养素的谷物、种子和坚果后，胃肠反应会影响人体消化植物中维生素和矿物质的能力。

　　为了中和植酸等抗营养素，我们可以通过发芽来使种子和谷物发酵。发芽过程中将谷物、坚果、种子、蔬菜和豆类浸湿，然后晾干，使其更容易被消化，身体得以充分吸收其中的营养。据《食品科学与营养评论》（*Critical Reviews in Food Science and Nutrition*）上发表的一篇医学研究报道称，将发芽谷物种子与未发芽种子比较，未发芽种子中"蛋白质含量较低，缺乏某些必需氨基酸，蛋白质和淀粉利用率较低，而且还存在某些抗营养素"。

　　发芽使得谷物更容易被麸质过敏人群消化。《农业与食品工业期刊》（*Journal of Agriculture and Food Chemistry*）上发表的一篇文章中，研究人员对小麦籽粒进行了长达一周的发芽处理，同时在不同阶段分析麸质浓度和营养水平的变化。[14] 结果发现发芽会显著降低麸质含量，同时增加 50% 的膳食纤维。

　　选购面包时，要在标签上寻找"发芽"字样。我不经常吃面包，但是我只要吃面包，就会选择"以西结 4:9 牌"（Ezekiel 4:9）发芽谷物面包，因为它纤维含量极高。有机酵母菌面包也同样健康而有营养。

家中到处都是毒素

　　为了让传统食品更适合商店和供应链的需求，工业化农业（或"大农业"）利用有毒杀虫剂生产出卖相完美但是口味欠佳的番茄，前面我们已经讨论过这一点了。但是除了这些毒素，过去 50 年里还有 8000 多种化学品进入了我们的生活，其中大部分都未经检测，但这些物质都是打着进步和便利的旗号出现的，这些化学品都让我们离与"土"共存更远了一步。我们用塑料袋盖住剩菜放进冰箱；买来铁氟龙（Teflon）锅，就不用再费力洗锅；用微波炉做爆米花，免去了加热油等很多麻烦。

这些化学品组合起来，每天不断微量接触毒物会在细胞、全身甚至基因水平持续积累，肠道细菌也不能幸免。还记得第 3 章提到的小患者布莱克吗？饮食对他的炎症健康问题有很大影响，但饮食并不是引起他皮肤问题和肠漏症的唯一原因，他母亲在家中使用的工业清洁剂增大了他的毒物负荷，使得他的肠道进一步弱化。

记住，不光是饮食，也包括我们所接触的物品。我们按、拍、擦或者推的所有物品都会使微生物或其他分子迅速通过毛孔吸收，直接进入血液。皮肤这个人体最大的器官是免疫系统的第一道防线，所以皮肤很容易受到化学品的攻击。

据美国环境工作组织统计，女性平均每天使用 12 种个人护理产品，男性要使用 6 种。[15] 一般梳洗程序可能用到肥皂、除臭剂、牙膏、洗发水、护发素、润唇膏、防晒霜、身体乳、剃须用品（男女）和化妆品（女性）。如果有孩子，可能还会把护臀膏、洗发水、乳液和防晒霜涂在手上，然后再为孩子涂抹。仅仅使用这些个人护理用品，女性平均每天接触的化学品就有 168 种，男性有 85 种。但是，如果打扫厨房或整个房子，你可能还会接触到洗碗剂、洗衣液、地板清洁剂、家具抛光剂和玻璃清洁剂等。接触每种化学品都让体内微生物群和肠道黏膜承受被毒素攻击的风险。

美国国家职业安全与健康研究所分析了个人护理用品和清洁用品中的 2983 种化学品，结果如下：[16]

※ 800 多种都是有毒的

※ 近 800 种具有急性毒性，会触发快速反应

※ 314 种会导致体内系统的生理突变

※ 376 种会导致皮肤和眼部刺激

※ 148 种会导致实验动物长出肿瘤

※ 218 种会导致生殖系统并发症

毒素过载是导致肠漏症的主要原因。肠道不断出现炎症，细胞紧密连接处就会退化，从消化道渗出、在全身游走的食物粒子、环境化学物质和细菌废弃物便更容易伤害身体。要把问题最大的所有家居常见毒素列出来，可能需要一本书的篇幅，所以下面只列出最常见的：

※ **十二烷基硫酸钠**（sodium laurel sulfate，SLS）和**十二烷基醚硫酸钠**（sodium laureth sulfate，SLES）：这两种物质存在于 90% 的洗发水以及很多化妆品、牙膏和护发素中。两者皆是表面活性剂，也就意味着它们可以降低产品的表面张力。这些毒素对皮肤的刺激可能长达一周，引起炎症，并破坏正常皮肤油脂。《过敏与免疫学国际档案》（*International Archives of Allergy and Immunology*）上的一项研究发现，接触表面活性剂会显著增加肠黏膜的渗透性，有效解散和分离紧密连接。

※ **对羟苯甲酸酯**（parabens）：这也是乳液、洗发水、剃须凝胶、化妆品和很多其他个人护理产品中的常见物质，很容易被吸收入体内，影响激素平衡。有科学争议和研究认为对羟苯甲酸酯可能与乳腺癌风险和男性生殖问题有联系。

※ **邻苯二甲酸盐**（phthalates）：这类化学物质能够延长化妆品、发胶、摩丝和香水的保存期限。邻苯二甲酸盐会损伤肝脏、肾脏和肺部，影响身体处理毒素的能力。每年这种化学毒素的产量约为 10 亿磅（约 4.5 亿千克）。

※ **挥发性有机化合物**（volatile organic compounds，VOC）：VOC 是常见的源于石油的化学品，具有神经毒性，存在于香水、剃须后乳液、洁厕用品、洗发水、家用清洁剂、家具抛光剂和空气清新剂中。

※ **二乙醇胺**（diethanolamine，DEA）：DEA 常作为乳化剂和发泡剂添加到洗发水、牙膏和泡泡浴中，这种化学品能够干扰激素分泌，与实验动物的胃癌和食道癌有联系。DEA 在欧洲已经禁用，但是在美国还允许使用。

※ **三氯生**（triclosan）：我们前面已经提到过这个物质。环保局已经将三氯生列为杀虫剂，但是我们知道，它还在抗菌肥皂、沐浴液和牙膏中作为"活性成分"添加。有证据表明，三氯生能够在人体组织中积累，导致肾脏和肝脏问题，但是很多产品中还是添加三氯生来减少或预防细菌污染，从厨具、家具到衣物和玩具等多种产品都含有三氯生。早在 2014 年，英国研究人员发现三氯生能使大肠杆菌 O157 在仅仅两次亚致死量的暴露后就产生抗生素抵抗（亚致死量是指能够产生伤害但是不足以致死的剂量）。大肠杆菌产生抗生素抵抗后，就

可以抵抗多种其他抗菌剂，包括氯霉素、红霉素、亚胺培南、四环素、甲氧苄啶和很多其他杀菌剂。[17]（嗯，我很好奇此后的十年中会发生什么？）

※ **氯气**：氯气常用于城市供水系统和家庭泳池消毒，很多家用清洁剂中也含有氯气。近期发表在《水研究》（*Water Research*）上的一篇研究发现，用氯处理水不仅会让抗生素抵抗在已知细菌中更加普及，还会增加新型抗生素抵抗基因的数量。对的，我们的自来水正在积极地促进抗生素抵抗的进化。

前面已经提到了，这个名单只是一部分。要知道你每天都可能接触到上述七种化学品，除了这些，还有几十种其他化学品。你的目标应该是尽量减少接触可能有害的毒素，这些毒素不仅能够伤害肠道黏膜、引起抗生素抵抗，还会影响内分泌系统，使得甲状腺、胰腺和肾上腺比以前更加脆弱、更易受伤。

用精油自制家居清洁用品

我建议患者保持清洁，只用适当而不过度的消毒用品，其中一种方法就是选用天然植物产品，如**精油**。这些芳香化合物是从植物中提取得到的，具有温和的抗菌作用。例如，迄今有 327 项医学研究证明，茶树精油（也叫白千层精油）具有温和的局部杀菌作用。取一点茶树精油与水或椰子油混合作为洗手液，这比那些药店出售的颜色鲜艳的凝胶洗手液安全多了。

精油是直接从植物或树木的树皮、花、果实、叶子、种子或根中提取出来的。水蒸气蒸馏过程将油蒸馏出来，将其与亲水性化合物分离开。仅仅一滴这样高度浓缩的精油也会有强大的健康作用。我说高度浓缩的原因是需要整整 150 磅（约 68 千克）薰衣草花才能提取到 16 盎司（约 0.45 千克）的薰衣草精油，需要 65 磅（约 29 千克）红玫瑰花瓣才能提取到一瓶 15 毫升的玫瑰精油。这么一小瓶价值可能上千美元！买一小瓶精油时，想一想这个让人难以置信的比例。

精油由小分子组成，很容易渗入细胞。这些分子与蔬菜和坚果中的脂肪油不同，脂肪油分子要比精油大得多，无法渗入细胞，所

铁氟龙：方便用品可能伤害我们

用铁氟龙或不粘锅可能损害健康。制作不粘表面的材料是全氟辛酸（PFOA），这种物质加热时会释放毒素。但是，锅具不加热怎么用呢？

实际上，铁氟龙的制造商杜邦公司已经进行了自己的研究，结果显示，将铁氟龙加热至 680 ℉（360℃）时，会释放 6 种有毒气体，其中有 2 种是已知的致癌物。如果你感觉 680 ℉这个温度很高，美国环境工作组织的检测发现铁氟龙锅在短短 5 分钟内温度就会上升到 721 ℉（约 382℃）。

为了保护你和你的家人，我推荐下列安全的锅具：

※ 不锈钢   ※ 铸铁
※ 陶瓷   ※ 玻璃烤盘

这些锅具都经受住了历史的考验。向平底锅中加入一点黄油或健康的椰子油，开始烹调吧。当然，你可能需要特别费力地处理粘在表面上的食物，但是长期而言，为了保护家人免受毒素侵扰，这是值得的。

以脂肪油没有类似的治疗作用。向皮肤上涂抹菜油时，会堵塞毛孔。相反，精油是可以透皮吸收的，会直接渗入皮肤。

请查看第 17 章中手把手教你用精油制作从牙膏到洁厕剂等所有用品的方法。一旦你发现这些用精油制作的无毒的家居和身体护理产品多么简单、令人愉悦和低成本，你会上瘾的。

如何免受环境毒素侵扰

你可以从以下几方面入手保护自己免受环境毒素的侵扰。我们将会在第二部分更详细地介绍这些方法。

- ※ **有机食品是地球上最健康的食品。**选择不用杀虫剂和除草剂的植物或不是在畜牧场里用抗生素和激素喂养的牲畜制成的食物，用这些食物填饱肚子是永远都不会出错的。
- ※ **发酵食品为肠道提供益生菌。**发酵不光是一种保存食物的方法，而且是人体吸收肠道急需益生菌的好方法。德国酸菜、腌胡萝卜和韩国泡菜等发酵蔬菜能够为肠道提供有用的微生物。
- ※ **尝试浸泡和发芽。**被浸泡或发芽后，谷物、坚果、种子和豆子会转化为维生素的丰富来源，富含维生素 C 和维生素 B_2、B_5 和 B_6。
- ※ **考虑对家居用品大换血。**你的家中原来可能到处都是个人护理和护肤产品、家居清洁产品等。将水槽下的柜子、药品柜清理出来，用美国环境工作组推荐的或天然食品商店销售的无毒品牌，来代替这些有毒产品。

　　在这个充满毒素的世界生存当然压力很大。不幸的是，压力自身就是肠漏症的一个诱因。下面我们来看看肠道中的神经系统是如何影响健康的，照顾好自己、减缓生活节奏可能是修复肠道的最好方式。

第 8 章
Chapter Eight

———

充满压力的生活
Our Stressful Lives

　　肠漏症最主要的（而且最容易被忽略的）起因就是精神和心理压力。压力让人生病，使人精神疲惫，可能让所有你能想到的健康问题恶化。实际上，有超过 75% 的就诊病例都是与压力相关的疾病，其中很多都与肠道有关。

　　这绝非巧合。身心联系不仅是哲学概念，在生物学上也是事实。肠道中的微生物会通过所谓的"肠道 – 大脑 – 微生物群轴"与神经细胞和大脑相互交流。[1] 迷走神经位于这个轴的中心，是沿脊柱分布的一大束神经，将肠道内神经系统中成千上万个神经元与大脑基底的髓质联系起来。[2] 这个联系是我们兴奋时感到"心里七上八下"或紧张时感到"胆战心惊"的基础。

　　除了这个"肠 – 脑"直接联系，上百万个肠道神经（合称为"第二大脑"）拥有自己的受体，可以与某些肠道细菌和短链脂肪酸等代谢产物相互作用。第二大脑负责分泌全身 90% 的 5- 羟色胺（能够缓解焦虑和抑郁、让人感到满足的神经递质），以及 50% 以上的多巴胺（与兴奋、学习和奖励相关的神经递质）。一旦肠道中微生物平衡被扰乱，病原微生物就可能从很多方面干扰这些神经递质的分泌，包括消耗提振情绪的营养素，或分泌有毒物质来干扰激素和维生素的合成。如果无法分泌适当水平的神经递质，我们就更容易感到高度紧张和压力，产生慢性愤怒、成瘾、焦虑、抑郁等心理问题。

这些机制运行起来，形成持续的反馈循环，有益微生物越少，积极神经递质就会越少，对压力的反应就会越明显。分泌出的压力激素越多，炎症就会越严重，这就会进一步刺激胃黏膜，增加肠漏症的发生风险，而肠漏症会导致病原菌的增加和酵母菌过度繁殖。《肠道》2014 年的一项研究发现，情绪或心理压力会极大增加患肠漏症和炎症性肠病的风险。[3] 即使短时压力也会触发肠漏症或使肠漏症恶化。在一次实验中，研究人员监控了参与者对压力事件（本实验中是指公开发言）的反应，测定了参与者的皮质醇水平，然后评估了他们的肠道健康。结果发现，应对压力时释放皮质醇最多的人，肠道渗透性的改变也最大。[4]

我认为我母亲患乳腺癌和肠漏症主要的原因之一就是长期承受压力。她是 3 个孩子的母亲，每周工作 5 天，为有特殊需要的儿童授课。作为一名有献身精神的妻子和母亲，她每天都要送我们去参加课外活动，大多数晚上都要为我们准备晚餐，还要做家务。

现在回忆起来，我不知道她是如何完成这么多工作的。因为母亲繁忙的日程和情绪压力，她总是感到疲倦，经常累得精疲力竭。

直到癌症复发时，她才开始接受我的建议，调整饮食和生活习惯，减少压力。除了花更多时间在室外做她最喜欢的两项活动（以"土"为中心）——骑马和园艺，母亲还做了这些事情：

※ 减少工作时间，最终转换为每周工作 20 小时的兼职工作

※ 周日休息

※ 每天运动 30 分钟

※ 接受按摩疗法

※ 去大自然中散步

※ 和父亲一起看喜剧电影

对于我的母亲而言，让自己减压需要跨越一个很大的心理障碍。但是，一旦全身心地投入到自我照顾中，回归自然，偶尔脱离这个高节奏的世界，她的健康就有了全面的改善。

慢下来可能很难。（相信我，我知道的！）我们都想拥有高效的生活，但是一不小心就很容易把自己推向崩溃的边缘。肠道实际上是身体感受压力破坏作用的第一个部分，而一旦肠道黏膜受到破坏，其导致的炎症可能使下一次压力反应进一步恶化。让我们来详细了解压力是如何影响肠道健康的。

我们的身体经常处于备战状态

虽然慢性压力对健康有害，但是身体内部的压力反应是我们赖

以生存的机制。我们的祖先通过战斗或逃离等方式对威胁做出反应，所以他们才能存活繁衍下来。没有压力，我们会像恐龙一样灭绝。

对威胁做出反应会引起"下丘脑－垂体－肾上腺"（hypothalamus-pituitary-adrenal，HPA）系统释放应激激素，帮助人体准备好"战斗"。压力激素"肾上腺素"和"皮质醇"会充满人体；血压、呼吸和心率会升高；身体会向血液中释放葡萄糖准备能量。所有消化和免疫系统功能都会受到抑制或进入待命状态，让人体全身心地处理当前的情况。

如果处于实实在在的危机中，你的举动能充分利用这些反应。无论是斗争还是逃跑，这些强体力活动都会消耗肾上腺素和皮质醇，利用过量的葡萄糖产生速度爆发。威胁一旦平息下来，身体就会释放多巴胺，这是从挑战中存活下来的奖励。接下来，你享受着胜利的成就感，可能舒服地休息或者与所爱的人共度美好时光，这些举动都会帮助你恢复代谢和激素平衡。

对现代很多人来说，"战或逃"已经不再是应激生存机制，而成了人体默认的运行模式。我们认为有压力时可能表现更好或能够努力按时完成任务，所以名副其实地成了"吸食"肾上腺素的"瘾君子"，沉迷于急剧升高的、有激励作用的去甲肾上腺素，以及随后释放出的多巴胺。很快，在危险更小或更少的情况下，人体也会激活祖先在真正威胁生命的情况下才会触发的生理反应。堵车、排着长长的队、参加冗长的会议或接孩子放学快要迟到等情况下，压力激素都会充满身体。

最终结果就是人体不断地处于备战状态，但是我们很少消除那些压力激素或采取恢复措施，让自己恢复平静和重获平衡。我们不会在压力事件后安慰自己或休息，相反我们会转战下一个压力活动，这样人体会得到信息，认为我们生活在持续、低水平的紧急状态中。

　　具有这种模式，不仅因为习惯不好或缺乏积极应对技能，就某些人而言，从出生或未成年时就已形成了。早期生活创伤可能会让身体为应对压力释放更多的皮质醇，动物研究显示，这种创伤可能从生命早期就建立起肠道渗漏模式（甚至将病原菌转移进肝脏和脾脏）。对于一些人，即使生命早期微生物群的微小转变也可能会破坏下丘脑－垂体－肾上腺轴线或脑与身体联系的正常发育。当这个系

用印度人参调节压力

　　印度人参（ashwagandha）是一种阿育吠陀医学中具有调节功能的常用草药，在降低皮质醇和平衡甲状腺激素方面有明显疗效，这些激素与压力相关的肠漏症有着紧密联系。在印度，印度人参被称为"千里马的力量"，因为它常被用于强化病后免疫系统。

　　有 200 多项研究对印度人参的功效进行了调研[5]，发现它可以：

※ 缓解焦虑和抑郁　　　　　　　※ 减少脑细胞退化
※ 对抗压力的影响　　　　　　　※ 稳定血糖
※ 提高耐力和持久力　　　　　　※ 降低胆固醇
※ 预防和治疗癌症　　　　　　　※ 提高免疫力

　　也许印度人参对肠漏症患者最有帮助的是它对甲状腺问题的治疗作用。印度人参对甲状腺功能亢进和减退的患者都有帮助，既能支持桥本氏甲状腺炎患者退化的甲状腺，也能改善甲状腺反应过度或格雷夫斯氏病患者的健康。对于压力过大、精力不旺盛、肾上腺素超载或有甲状腺问题的人，我推荐每天补充一两次、每次 500 毫克的印度人参。你也可以考虑具有类似效果的草药，如盛罗勒、人参和红景天。

统无法完全成熟时，就可能终身改变脑与内分泌系统以及与免疫系统之间的灵敏反应。相反，对于那些人生早期家庭压力更少或微生物群更平衡的人，能够学会更轻松地处理压力；而那些童年家庭生活混乱或婴儿期肠道中充满有害细菌的人，成年后终身都会对压力释放更多的皮质醇，产生更严重的炎症。

　　话说回来，如果童年过得很平静，肠道内存在有益微生物，那就安全了吗？当然这些人产生慢性压力的可能性会比较小，但是生命中任何时候的神经系统反应都有可能发生转变。除了由压力引发的化学反应能够影响肠道渗透性，使用抗生素或任何其他损害肠道的因素都可能破坏肠道中的微生物平衡，导致失调的压力反应。不要忘记，迷走神经一直在保持警惕，使大脑与微生物不断相互作用和交流。任何精神压力（例如演讲恐惧），不论是长期的还是短期的，都可能改变肠道中的细菌组成，有利于"紧张"菌株的生长。

　　这就是为何压力生活事件（如家人去世、失业、离婚或其他创伤）常常会触发自身免疫疾病。有无数研究显示，抑郁与健康问题相关，如肠道易激综合征、慢性疲劳综合征、纤维肌痛、慢性疼痛、成瘾、胰岛素抵抗和肥胖等。急性压力触发的激素改变会刺激病原细菌的繁殖，减少益生菌，导致肠漏症发病率升高，让那些让人紧张的微生物扩散到全身各处。[6]

　　这些机制会不断循环。我们已经了解到一个压力重重的时期怎样对健康习惯产生多米诺效应。当我们有压力时，我们通常渴望垃圾食品，没有摄入足够营养。一切垃圾食品都会破坏肠壁和微生物群。我们可能难以入睡，这对免疫系统有毁灭效应，会导致炎症增加。炎症能够产生有毒代谢产物，直接影响大脑功能，这有可能让人感

微生物会改变人类行为

　　所有微生物都会学习、生长、适应，这种适应实际上有控制人类行为的作用。它们控制权最大的是人类对食物的渴望。细菌不是被动地接受食物，而是影响人类选择最适于细菌生长的食物，从而帮助细菌自身生长。[7] 有些细菌喜欢脂肪，其他细菌喜欢糖。细菌有能力通过改变通过迷走神经传递的神经信号控制人体的感受和渴望。通过这种方式，肠道实际能够教我们吃什么，改变味道受体，释放让人感到不适的毒素，用让人感到舒适的化学物质奖励我们，而这些都为它们自己的生存和种群扩大服务。

到更加紧张不安、焦虑和与他人相处不来。血液中过量的皮质醇会大幅降低盐酸和消化酶的释放，有效阻断肠道吸收营养物质的能力。[8] 肠道中的神经细胞通常产生全身 95% 以上的 5- 羟色胺，这些细胞会失去滋养，无法提供原料来合成让人感到舒适的神经递质。好细菌纷纷饿死，病原菌数量激增；消化过程遭到破坏，人感觉非常糟糕，甚至可能感到压力更大。

　　压力 – 炎症 – 肠漏症循环的各种类型，不论从何处开始，都会不停地循环重复、自我驱动，除非我们学会阻止这个循环。所幸很多类似机制都能够逆转，我们只需要简单地选择破坏循环的位置。记住，肠道 – 大脑交流渠道是双向的：肠道会与大脑交流，大脑也会与肠道交流。我们可以从这个渠道的任何一端开始解决问题。

　　压力减少之后，微生物群的组成会更加平衡，这有助于修复肠道黏膜，进而减少炎症、压力和焦虑。随着有益菌的增多，心情和

益生菌有助于减肥

益生菌益处多多，其中有几种被证实有助于人们减肥。其中最有发展潜力的是鼠李糖乳杆菌（Lactobacillus rhamnosus）。《英国营养学期刊》（*British Journal of Nutrition*）上一项令人振奋的研究发现，与对照组相比，补充鼠李糖乳杆菌的超重女性减肥期间脂肪重量和病原菌有显著减少。研究人员发现，减肥研究结束后，这些补充益生菌的女性依然会继续减少体重和脂肪重量，而没有补充益生菌的女性体重会开始反弹。[9] 选择益生菌增补剂时，要尽量找到含有较高菌落数并含有几种菌株的增补剂——如果你想要减肥，鼠李糖乳杆菌肯定没有坏处。

态度就会有所改善，让人选择更健康的习惯和对肠道更友好的食物。然后，这种积极的反馈环路会获得动能，继续强化自己。

打破压力 – 炎症 – 肠漏症循环

强化好的微生物是破坏循环的一种方法。研究证明，通过食用发酵食品或服用益生菌增补剂增加长双歧杆菌，确实可以减少焦虑和压力。[10] 研究显示，婴儿双歧杆菌 35624 能提高血液中的色氨酸水平，色氨酸是 5- 羟色胺的前体。酸奶中能产生乳酸的细菌还能产生伽马氨基丁酸，而伽马氨基丁酸所能激活的受体与安定和其他苯二氮卓类抗焦虑药物相同。《国家科学会论文集》上发表的一篇引人入胜的文章发现，食用相当于一杯酸奶含量的鼠李糖乳杆菌后，小鼠皮质醇水平会下降一半。服用益生菌后，小鼠接受焦虑 – 刺激测试时，表现得更加大胆，不再那么紧张，与小鼠服用抗抑郁药物后的表现相同。[11]

自 2011 年该文章发表后，研究人员已经在人类身上发现了同样的结果，通过改变微生物群，益生菌对所有人群都有减轻痛苦的作用，从肠绞痛的婴儿[12]到面临压力工作任务的人[13]再到严重自身免疫疾病患者。2015 年发表在《精神药理学》（*Psychopharmacology*）上的文章发现，就连益生元，也就是为肠道生长有益菌提供养料的食物和增补剂，都对压力控制有类似的作用。连续三周每天早上服用益生元增补剂的女性，与实验开始时相比，皮质醇水平有所降低。[14] 行为测试也发现这些女性不那么紧张了，看到一串词语时，她们会更加关注积极词语，而对消极词语的注意较少。这种效应再清楚不过了：滋养肠道就是滋养心智。

另一种打破循环的方法是从源头对抗压力，有意识地抚慰受伤的神经。负责大脑 – 肠道交流的迷走神经也直接通向副交感神经系统，也就是"休息和消化"系统。副交感神经系统负责帮助身体从"战或逃"的反应中恢复，降低皮质醇水平和血压，指挥血液回到消化道。其实我们人类处于副交感神经系统模式的时间应该更多才对。这种模式能够让人感到平静的满足，与所爱的人产生愉快的联系。

只要选择那些支持副交感神经系统的活动，如专注地锻炼、冥想和祷告，我们就可以安抚整个神经系统，教会身体降低慢性压力反应。通过有意识地转换到内在安宁状态，我们不仅可以减少当前的压力，还能增强心智力量和加固神经系统，以应对未来的挑战。研究发现，调节副交感神经系统有助于降低类风湿性关节炎等自身免疫疾病的炎症反应。[15]

其他放松活动也有助于调节副交感神经系统。长长的深呼吸和身体接触（如给亲密的朋友大大长长的拥抱）都会触发迷走神经，有助于支持副交感神经系统的功能。研究显示，甚至我们逗小宝宝常做的一个动作，即用手指在上嘴唇发出"吧啵，吧啵，吧啵"的声音，也会激活副交感神经系统！[16]

能让你充满安全、平静和满足感的任何放松活动都有用。定期（最好每天）都利用任何疗愈方法或任何你能做到的方式来调用副交感神经系统，可以逐渐教会你的神经系统从压力中更快地恢复回来，增强身体、情绪和精神的恢复力（下节列出了更多抚慰压力反应的方法）。

我理解压力是无法避免的，它经常毫无征兆地闯入我们的生活。很多时候我都感觉压力在肩并肩地陪我共度余生。我必须做出调整，你也可以的，控制压力的关键在于掌握自己的生活方式、情绪和处理问题的手段。只有你积极采取措施、挪动自己压力表上的指针，肠漏症才会离开你。只要慢性压力逐渐开始消失，你就会发现自己慢慢不再把压力作为动力，从而更有可能寻找其他更健康的方式来保持专注力。

释放压力，从今天开始

第 10 章中会介绍更多释放压力的方法，但是请从今天开始采取下列或其他释放压力的方法。

※ **用薰衣草油和泻盐沐浴。**排毒沐浴是释放压力最好的方式。向热水中加入 20 滴薰衣草油和一杯泻盐，在沐浴中度过愉快的 20 分钟。然后小口品味一杯暖暖的洋甘菊茶。喝洋甘菊、荨麻叶和蒲公英等草药茶有助于平静和放松。

※ **每天锻炼至少 30 分钟。**参与普拉提、瑜伽、举重训练、单车运动、间歇训练、跑步、散步或游泳等运动，这些都是释放压力的好方法。为了获得动力，可以约好时间与家人、朋友一起锻炼。锻炼的社交部分与体力消耗一样有益。

※ **每天静坐 10 分钟以上。**让身心通过冥想、祷告或形象化练习来缓解压力。你可以选择这些活动的任何指定形式，也可以自己发明。列出生命中的所有美好事物来感恩，也会对健康产生深远的益处。

※ **偶尔休息一下并挤出时间去社交。**正如你会在特定时间去上班，你每周也需要安排出"娱乐时间"或"放松时间"。很多积极进取的人都没有充足的休息，这对肝脏不利。要确保每周安排出一整天来休息，如周六或周日。

※ **去大自然中散步深呼吸。**户外散步 30 分钟以上，同时有意地深呼吸，吸入新鲜空气。深呼吸方法为：通过鼻腔吸气 5 秒钟，保持 3 秒钟，然后用嘴呼气 5 秒钟以上。

※ **不要试图做太多的事。**我建议尽量放慢节奏。当然这并不意味着你要坐在公园的长椅上，静观世界变化，而是短期地从"生活"中放松一下，这样做一段时间后就会有巨大的健康红利。给自己休息和充电的时间，你的大脑（和肠道）会感谢你的。

※ **考虑补充额外的营养。**当你在一段时间内一直把自己推向崩溃

边缘时，你的身体可能缺乏帮助你应对这些事务的几种关键营养。可以考虑每天添加一些维生素 D、维生素 B_{12} 和 Ω-3 脂肪酸等增补剂。身体在慢性压力期间会需要更多营养素，所以补充每种营养素都可能在改善抑郁、压力和焦虑等方面起到一定作用。不要忘记通过增加室外时间来同时补充维生素 D 和尘土。

降低压力水平，会让所有事情都简单一些。随着"快乐"肠道细菌和副交感神经系统的恢复，你可能发现更容易适应那些自我照顾的习惯，这就会让你感觉更好。我希望你能花一些时间在室外，重新获得已经遗失的但对健康有极大影响的人与自然的联系。下一章中，我们将讨论现代药物是如何让我们远离通常更为有效、对肠道菌群也更为友好的传统疗法的。

第 9 章

用药泛滥的时代
Medication Time

6 岁时，本被妈妈带来我这里就诊，他已经被诊断为学习障碍和自闭症。他的妈妈琼告诉我，本在 2 岁前发育一直很正常，直到 2 岁时他得了耳部感染。

此后一年中，他大剂量地使用抗生素，但是没能控制住感染。

到本 6 岁时，他总共只能说出 3 个单词："是"，"不"和"妈妈"。

看着本将自己的玩具车排列在检查台上时，我提出了一些建议，并与琼讨论。琼带着我的建议离开了，两周后前来复诊时，琼非常兴奋。

她说："实行这个方案没几天，有个下午，我走进他的卧室，他转过来，说出了他一生中第一个完整的句子。他讲话了，真的讲话了，过去两周里，他从 2 个词进步到了能说 40 个词。"

　　本的治疗是一个持续的过程。由于感官问题，他的饮食局限性很强。第一次见我时，他只吃炸鸡块这一种食物，而且要求是特定品牌的炸鸡块。

　　我们做的第一件事就是将他的食物转换为不含麸质／不含乳制品的饮食。由于本饮食的局限，这需要一个适应过程。但是琼坚持下来了，我们用有机鸡肉和杏仁粉"面包屑"制成了炸鸡块。他还可以吃法式炸薯条，所以我们逐渐将法式炸薯条改为用椰子油和海盐烹调的红薯条。本还开始喝奶昔，这真的太好了，因为我们可以在他不知晓的情况下向奶昔中添加一些不同的食物。我们用水果、胶原蛋白粉、益生菌粉和椰汁制成奶昔。偶尔，他还会勉强喝掉一些带有胡萝卜的鸡骨汤。

　　虽然这个食谱并不丰富多样，但本摄入的营养远多于从前，所以我们认为这是一种胜利。比他所吃下的东西更重要的是，他不再吃的东西：损害肠道的麸质和乳制品。

　　当他能容忍吞下药丸后，我们就开始进行益生菌胶囊、消化酶、鱼油和复合 B 族维生素的疗程。琼坚信"吃土"的观念。她用精油制成的清洁剂代替了以往的家用清洁剂。她家里还有一台精油扩散器，我们一起制成各种混合物，为本创造出更平静的环境。我们还用乳香、岩兰草、洋甘菊和雪松制成一种精油混合物，每天上学前，琼都会在本的脖子上涂抹这种混合物，帮助他保持平静并集中注意力。

　　我对本的治疗持续了 5 年。最近我在超市遇到了琼，她告诉我本很好。他已经从中重度自闭症转变为高功能自闭症／艾斯伯格综合征的子类型。他从特殊教育学校转学到附近的一般学校，而且完全可以融入普通班。琼说："如果现在遇到他，你可能只会认为他有一点儿古怪。"

但是我永远都不会忘记，在治疗中琼一度情绪崩溃，她向我坦诚，在本耳部感染那一年，儿科医生和耳鼻喉科专家有多让她失望。她含着泪问："他们怎么会不知道！我告诉他们我很担心，我告诉他们本的改变。他们怎么还是给他开那么多抗生素，而且不考虑可能的后果！"

处方药正在破坏我们的身体

现在谈到的是五大肠道炸弹的最后一种，可能也是最糟糕的一种。

你可能感到惊奇，但是肠漏症的罪魁祸首就是现代医学体系。现代医学最大的武器就是处方药，处方药会耗尽人体的营养，破坏肠道黏膜。这就是为何所有合成药物都会以某种方式导致肠漏症。

人们没有意识到，一些最流行的药物会剥夺身体的必需维生素、矿物质、抗氧剂和益生菌等，会导致疲劳、抑郁和疼痛等常见症状，甚至会导致更严重的疾病，进而需要再一轮的处方药。

健康螺旋式下行最生动的例子，也许是美国正在流行的处方止痛剂成瘾。通常人们会为了缓解自身免疫疾病引起的慢性疼痛而服用这些药物，如慢性肌痛、狼疮或多发性硬化症。这些药物会在体内多处（包括肠道）的阿片受体上起作用，影响肠道蠕动，阻断消化酶的释放，产生消化系统并发症。[1]服用阿片类药物的人容易产生胃食管反流、胃酸反流和便秘，最后导致他们长期使用轻泻剂。[2]

　　让所有这些情况恶化的是，这些十分危险的药物并不能长期有效。丹麦一项研究对 11 000 多名患者进行了分析，发现阿片长期使用者生活质量降低的可能性较大，他们可能失去工作，健康状况不佳，在保健方面会花费更多的时间和金钱，而且他们认为自己患有中重度至极重度疼痛的概率更大。[3]

　　《药物盗贼》（*Drug Muggers*）一书的作者、注册药师苏西·科恩（Suzy Cohen）认为美国批准的一半以上处方药都会剥夺人体某些特别的营养物质。她将这种现象比作很多人都没有意识到的"盗窃"，就像在地铁里被偷了一样。科恩认为，处方药可能通过以下方式对人体实施盗窃：

　　※ 改变胃内酸度
　　※ 给肝脏增加过重负担
　　※ 破坏肠道黏膜
　　※ 抑制将营养物质转化为更可用物质的酶

　　某些药物需要特定的营养物质才能起作用，这就可能导致营养不足。研究证明，问题最严重的药物有非甾体抗炎药 [如布洛芬（Advil）、萘普生（Aleve）和西乐葆（Celebrex）]、质子泵抑制剂 [如奥美拉唑（Prilosec）、兰索拉唑（Prevacid）]、甲状腺药物和（你可以猜到的）抗生素。

　　下表列出了一些最常见的药物及其能够减少或完全清除的维生素、矿物质、营养素和有益菌：

药物类型	药物举例	减少或清除的营养物质
制酸药	法莫替丁、奥美拉唑、西咪替丁、雷尼替丁、拉索拉唑	钙、叶酸、铁、维生素 B_{12}、维生素 D、锌
抗生素	阿莫西林、盘尼西林、磺胺、红霉素	两歧双歧杆菌、嗜酸乳杆菌（友好益生菌）、维生素 B_1、B_2、B_3、B_6、B_{12}、维生素 K、镁、钾
抗抑郁药	多塞平、去甲替林、阿米替林、丙咪嗪	辅酶 Q10、维生素 B_2
抗糖尿病药	乙酰苯磺酰环己脲、格列本脲、妥拉磺脲、二甲双胍	辅酶 Q10、维生素 B_{12}
抗炎药	阿司匹林、布洛芬、萘普生、酮洛芬、双氯芬酸钠	叶酸、铁、钾、维生素 C
抗炎药（作用更强）	可的松、地塞米松、氢化可的松、泼尼松	钙、叶酸、钾、硒、维生素 C、维生素 D、锌
降压药	布美他尼、依他尼酸、呋塞米	钙、镁、钾、钠、维生素 B_1、维生素 B_6、维生素 C、锌
降胆固醇药	西伐他汀、氟伐他汀、阿伐他汀、洛伐他汀、辛伐他汀	辅酶 Q10
激素替代疗法	共轭雌激素、共轭雌激素与甲羟孕酮	镁、维生素 B_6、叶酸、维生素 C、锌
口服避孕药	乙烯雌二醇、炔诺酮 – 美雌醇、炔雌醚、左炔诺孕酮	叶酸、镁、维生素 B_2、B_3、B_6、B_{12}、维生素 C、酪氨酸、锌
甲状腺替代疗法	左甲状腺素	钙
镇静药	氯丙嗪、甲硫哒嗪、盐酸氟非那嗪、氟哌啶醇	辅酶 Q10、维生素 B_2

处方药不仅导致营养素流失和肠漏症，还可能使发炎等症状恶化。注意我们这里不仅在讨论处方药，阿司匹林、布洛芬和解酸药等非处方药也可能导致小肠损伤，而我们服用非处方药时常常不够谨慎。想防止非甾体抗炎药对小肠产生严重伤害，最保险的方法就是停止服用这些药物。

不幸的是，处方药的风险远比肠漏症更严重。在《美国医学协会期刊》上发表的一篇社论中，约翰霍普金斯卫生与公共健康学院的芭芭拉·斯塔菲尔德（Barbara Starfield）博士报道称，每天有 290 人，也就是每年约 106 000 人，死于非过失性药物副作用。斯塔菲尔德博士强调，这个只是死亡数据，还没有包括药物致残和致病的副作用数据。[4]

我们可以将这个数据与美国两大死亡原因做比较。据美国疾病控制与预防中心统计，2013 年有 611 105 人死于心脏病，548 881 人死于癌症。

所有这些让人极其忧心的数据带来了另外一个问题：每年有多少人因服用营养增补剂、草药或精油而死呢？

答案：据美国中毒控制中心协会的年度报告，2013 年为零。[5] 考虑到全美人民 2013 年服用的维生素和矿物质总量高达 600 亿次，这个统计结果真的让人感到惊奇。

实际上，据美国疾病控制与预防中心统计，很多年来美国都没有因服用营养增补剂致死的病例。这就意味着没有人因为服用钙、镁、铬、锌、硒、铁和银增补剂或采用蓝绿藻、药用蘑菇、褪黑素和各种顺势疗法而死亡，也没有人因服用紫锥菊、牛至、人参或白果等草药产品而死亡。

人们有时会对天然疗法产生反应吗？毫无疑问，会的。我们摄入的所有物质都可能让我们人体产生反应，不论是受控的麻醉药、蜂花粉胶囊，还是一整个小麦百吉饼！但是，除了将所有希望都寄托在力量强大的药物上，我认为还需要扩展对"药物"的理解。

用药物破坏肠道菌群的各种方式中，目前最具毁灭性的是过量使用处方抗生素。当你因为感染流感、咳嗽不停或其他一些呼吸系统小病预约看家庭医生时，你很可能带着一张阿莫西林或头孢氨苄的处方离开诊室。抗生素处方是无处不在的，而且数量在全球范围内不断增长。2014 年美国国立卫生研究院、比尔与梅琳达·盖茨基金会和普林斯顿大学资助了一项调查，对 71 个国家的抗生素处方情况进行了分析。他们发现 2000~2010 年，全球抗生素消耗量增长了 35% 以上。[6]

我的成长过程也没有什么不同。每年 1 月寒流袭击俄亥俄州中部时，我一般都会咳嗽，似乎迫切需要抗生素。我母亲和其他上百万父母一样，要依靠传统的医疗体系来保证我们的健康。不幸的是，据美国疾病控制与预防中心估计，为上呼吸道感染开具的抗生素处方中有 50% 都是不正确的。[7]2015 年发表在《肠道》上的一篇报道称，抗生素滥用有 3 个主要常见后果：

※ 肠道中有益微生物被清除，其中有些永远都不会恢复了
※ 人体组织和器官遭到破坏，尤其是小肠、大肠、胃和肝脏
※ 人体产生抗生素耐药性，使得未来的感染更加难以治疗

虽然抗生素是对抗威胁生命的严重细菌感染的重要武器，能够将很多患者从肺炎、外伤中拯救过来，但是我们现在知道，不加选择地广泛使用抗生素会使人体消化道更容易受到更多微生物的攻击，

同时还促进了耐药性的传播。细菌可以在几天甚至几小时内就发生突变。有如此大量的细菌，发生着如此快速的改变，难怪有些基本而古老的抗生素对这些细菌无效了。一旦任何一株病原或中性细菌繁殖过快，它们就会产生群体感应。

群体感应是导致抗生素耐药性的原因。各种细菌会联合建立对策来支撑细菌数量的增长，改变基因代码，不再受到某些抗生素的伤害。在过去 50 年里，细菌对抗抗生素的能力在不断增长。现在有些感染几乎已经无法治愈了，其中最严重的是艰难梭状芽孢杆菌感染，这种细菌已经获得了完整的耐药性。每年有超过 15 000 人死于艰难梭状芽孢杆菌感染。大多数病例都是在广谱抗生素疗程后感染的，如喹诺酮类、头孢菌素类、克林霉素和盘尼西林，这些抗生素清除了肠道中除了艰难梭状芽孢杆菌之外的大量其他细菌。[8] 其他细菌被清除，给艰难梭状芽孢杆菌留下充足的生长条件，艰难梭状芽孢杆菌群体呈爆炸式增长，袭击肠道，产生攻击肠道黏膜的毒素。

每年，美国医生为抗生素无法治愈的疾病开具约 1000 万份抗生素处方。[9] 这个现象的部分原因是有 36% 的美国人错误地认为抗生素可以治愈一般感冒或流感等病毒感染。[10] 在美国，一般儿童到 2 岁时就已经接受过 3 个左右的抗生素疗程（自闭症儿童到 3 岁时平均有过 12 个疗程）。这与向身体某区域扔一颗手榴弹非常类似，虽然知道这样做能杀死一些坏细菌，但同时人体自己的士兵也会被消灭。

现在我们应该理解得更深刻了，我们能够做得更好。我们需要开始"吃土"，不仅为了自己的健康，也是为了全世界的健康。我们做到这一点的方法之一就是有意识地用益生菌增补剂代替依旧遗失的益生菌老朋友。

粪便移植竟可解除抗生素耐药性

极其讽刺的是，最有潜力解除抗生素耐药性危机的方法是"排泄物微生物移植（fecal microbiota transplant，FMT）"，也就是粪便移植。

虽然这个疗法听起来很粗野，但是这个过程实际上非常简单而且"干净"。排泄物是肠道菌群最丰富的来源，其中多达一半都是细菌组成的。移植前，排泄物捐赠者会首先进行疾病和感染筛查，然后开始"捐赠"，也就是将样本引入患者体内，可以通过结肠镜管道或通过 30 个肠溶胶囊经口摄入。

一个剂量的排泄物微生物移植对 92% 的艰难梭状芽孢杆菌再感染有效，几天就可见效。[11] 这些曾经濒临死亡的患者离开病床、痊愈，也就是一夜之间的事情。实际上，一些科学实验不得不被叫停，因为排泄物移植非常有效，研究人员认为不让对照组获得同样拯救生命的干预疗法是非常不人道的。

目前美国食品及药物管理局还在进行更多类似实验，医学界对这种疗法拯救生命的潜力抱有很大希望。一些药品公司已经开始争相人工合成排泄物，因为服用排泄物可能会有"心理障碍"。他们毫无疑问地看到了这种疗法的经济前景。但是，我们还没有吸取教训吗？如果大自然为我们提供了如此安全有效的方法，我们就不能停下来，就不能越过心理障碍来保护自己的健康吗？

用益生菌增补剂代替药物

益生菌是一剂良药。它们不仅负责保护胃肠道，还能支持肝脏的解毒作用、肾脏的净化作用和肠道的清除作用。有益微生物会制造维生素、矿物质、脂肪酸等人体必需营养物质和帮助消化系统分解食物的消化酶。它们会影响重要的神经细胞，这些神经细胞负责感受营养成分、测定酸度并触发蠕动波将小肠中已消化好的食物推向大肠，从而使废物经由大肠被排出体外。然而，当有益微生物营养不足或繁殖速度不够时，它们最终可能消失，使免疫系统容易受到攻击。

在很多方面，益生菌增补剂可以代替药物和处方药，或帮助保护人体内在生态系统免受药物引起的附带损害，尤其是在以下领域：

※ **消化健康**：位于美国加利福尼亚州南部的兰德公司分析了 82 项关于益生菌缓解腹泻能力的研究，结果发表在《美国医学协会期刊》上。[12] 研究人员发现，益生菌能够将与抗生素相关的腹泻风险降低 42%。耶鲁大学医学院 2014 年发表的另一篇综述发现，益生菌能够缩短儿童的腹泻周期，减少成人腹泻的发生概率。[13]

※ **维生素 B 和维生素 B_{12} 水平**：益生菌能够提高 B 族维生素水平，尤其是极其重要的维生素 B_{12}。斯坦福大学医学院发表在《胃肠道外科学期刊》(*Journal of Gastrointestinal Surgery*) 上发表的一篇研究显示，短短 3 个月后，与对照组相比，服用益生菌增补剂患者的维生素 B_{12} 水平高 50%。[14]（就像我常常告诉患者的，你不是你所吃的东西，而是你所吸收的东西。）

※ **呼吸系统感染**：将马萨诸塞州弗雷明翰州立大学的近 200 名学生分成两组，在流感高发期，给一组学生服用安慰剂，另一组学生服用含有益生菌菌株的混合粉末。研究人员发现，虽然两组学生发生感冒或流感的概率基本相同，但是比起对照组，服用益生菌增补剂的学生有以下现象：[15]

· 感冒病期短 2 天（4 天对 6 天）

· 症状严重程度低 34%

· 教室缺勤率较低（比对照组少一半）

※ **心理健康：**细菌还能够通过改变迷走神经中的神经信号来控制我们的感受和渴望。迷走神经是由几亿神经细胞组成的，从肠道延伸至大脑的大型神经束。荷兰莱顿大学莱顿大脑与认知研究所进行了一项研究，表明益生菌能够改善心情，可能是对抗焦虑和抑郁的好方法。[16, 17] 研究人员称，他们的研究结果指出益生菌可以作为抑郁症的治疗方法或预防方法。

※ **减肥：**我行医过程中已经见证很多次了。益生菌能够减弱肠道壁的渗透性，这就意味着有更少的分子进入血液引起炎症，炎症可能是肥胖症和 2 型糖尿病的一个诱因或风险因素。《英国营养学期刊》上发表的一篇文章称，加拿大魁北克市拉瓦尔大学的研究人员发现，在饮食相同的情况下，服用益生菌增补剂的女性平均体重降低 9.7 磅（约 4.4 千克），而服用安慰剂的女性只减少了 5.7 磅（约 2.6 千克）。[18] 研究总结显示，肥胖个体肠道中的微生物群可能与较瘦人群不同，这可能是由于富含脂肪而纤维素较少的饮食促使某些细菌迅速增殖，杀死了其他细菌。

※ **认知功能：**加州大学洛杉矶分校的研究人员发现，核磁共振成像扫描显示，定期通过酸奶摄入益生菌的女性前额皮质内连接更加紧密，前额皮质是大脑的执行控制区域，能够帮助人制定计划、组织、控制情绪和自我管理。[19]

※ **妇科健康**：女性的阴道是好坏细菌保持着微妙平衡的生态系
  统，约 55 种以上种群中的一系列细菌寄居在此。特别是在
  健康女性的阴道中，益生菌乳酸杆菌属细菌是最常见的。但
  是当平衡被打破，通常都会导致让人不适的酵母菌感染或细
  菌性阴道病。《感染性疾病的跨学科视角》（*Interdisciplinary
  Perspectives on Infectious Diseases*）发表的一篇文章显示，乳酸
  杆菌菌株能够扰乱细菌性阴道病和酵母菌的发展，抑制泌尿
  生殖病原体的生长。[20]

※ **肠漏症**：发表在《国际体育营养协会期刊》（*Journal of the
  International Society of Sports Nutrition*）上的一篇关于男性运动员
  的文章发现，补充益生菌的男性肠漏症有显著改善，而且蛋
  白质氧化水平也较低，这就会缩短他们的康复时间。[21]

如何选择益生菌增补剂

　　为了获得益生菌的各种好处，饮食中添加更多富含益生菌的食
物是非常必要的。美国文化中，我们经常逃避食用益生菌食品，因
为这些食品通常有酸味，有的甚至有苦味。相反，我们的味蕾已经
被训练得渴望甜味和咸味食品了。是时候去接受酸味的力量和苦味
的好处了，因为这些味道代表益生菌、有机酸和其他有利于肠道微
生物生长的物质。

　　不论你的健康处于何种状态，通过增补剂来保证自己获得适当
的营养支持都是个不错的主意，增补剂能为你提供当天饮食所没有

的浓缩营养物质。好的益生菌增补剂能在肠道内繁荣起来，将致病细菌、病毒和酵母菌挤出肠道。2013 年发表在《食品科学与营养评论》上的一篇文章发现，内服或外用益生菌都有很大潜力，能够预防和治疗湿疹、特应性皮炎、痤疮和过敏性炎症，还可以治疗皮肤过度敏感和紫外线导致的皮肤损伤，并能促进伤口保护。[22]

选购一款优秀的益生菌营养增补剂时，要注意有很多不同类型的益生菌菌株。每种微生物菌株对健康的好处可能各不相同。某些益生菌和微生物菌株能够提高免疫力，有些能够改善消化，有些甚至能帮助人体燃烧脂肪和平衡激素。

虽然很多公司都在生产益生菌，但其中大多数都是无效的，原因有两点。第一，这些益生菌是在需氧环境下用牛奶制成的，而大多数肠道细菌都是厌氧的。第二，现在大多数益生菌增补剂都会被胃酸破坏，它们根本无法到达消化道。

选购时要做的第一件事就是读产品标签，标签会显示益生菌或微生物所属的菌株、种和属。产品还会给出生产时所含的菌落形成单位（CFU）。要知道，大部分益生菌在高温下都会死亡，所以了解生产商是否采取了适当冷藏和冷却步骤也是很重要的。选购益生菌增补剂时要考虑以下 5 点细节：

※ **品牌质量**：选择经过有机认证的品牌
※ **高 CFU 数**：购买具有更高益生菌数量的品牌，介于 150 亿 ~1000 亿
※ **菌株多样性**：选择含有 10 个以上菌株的益生菌或微生物增补剂，其中不仅含有益生菌，最好还含有土壤源微生物、酵母菌、真菌和藻类

※ **生命力**：选择植物乳杆菌、枯草芽孢杆菌、布拉氏酵母菌、真菌菌丝体、噬菌体和其他培养物或配方，确保益生菌到达肠道时的存活率和生存能力

※ **做功课**：寻找含有适合自己特殊需要的菌株品牌。查找这些菌株的资料，看看其中是否有菌株能满足自己的需要（多数益生菌增补剂都是几种菌株的混合物）

　　服用益生菌增补剂可能感觉跟服药一样，因为益生菌是以胶囊的形式递送的，这与药物十分类似。对"药物"的信赖可能是我们信任胶囊的原因。但是，那些自然提供给我们的疗法也一样有效，那该怎么看呢？我希望通过"吃土"达到的一个关键目标就是鼓励所有人接受一些自然疗法的力量，虽然这些疗法无法用西方医学理论来解释。毕竟，植物是我们最原始的药物，精油是与古代治疗实践联系最真实、最具体的疗法。

最常见的益生菌及其治疗作用

　　下面列出几种最常见的益生菌菌株及其已经验证的治疗作用。

　　两歧双歧杆菌：婴儿体内和大肠中最占优势的益生菌。支持肠道中维生素的产生，抑制有害细菌生长，支持免疫系统反应，还可预防腹泻。[23]

　　长双歧杆菌：支持肝脏功能，减少炎症，清除铅和重金属。[24]

　　短双歧杆菌：有助于健康肠道菌群的建立和排挤出有害细菌。[25]

　　婴儿双歧杆菌：缓解肠易激综合征、腹泻和便秘。[26]

　　干酪乳杆菌：巩固免疫功能，抑制幽门螺旋杆菌，协助战胜感染。[27]

　　嗜酸乳杆菌：缓解胀气和腹胀，改善乳糖不耐受。经实验证实，能将大肠杆菌减少 61%，降低胆固醇水平，[28] 产生维生素 K。对肠道相关淋巴组织的免疫强化也有重要作用。

　　保加利亚乳杆菌：一种能够对抗入侵消化系统有害细菌的强大益生菌菌株，十分稳定，能够耐受胃部的酸性消化液环境，还能够中和毒素，生成天然抗生素。

　　短乳杆菌：能在肠道中存活，促进细胞免疫，强化自然杀手细胞的功能，消灭幽门螺旋杆菌。[29]

　　鼠李糖乳杆菌：保持细菌平衡和皮肤健康，协助对抗尿道感染和呼吸道感染，通过减少压力激素和多巴胺神经递质受体来缓解焦虑，[30] 还可以在肠道中存活。

　　枯草芽孢杆菌：这是耐热的内生孢子型益生菌，能够引起有效的免疫反应，并支持肠道相关淋巴组织，[31,32] 能抑制沙门氏菌等坏细菌和病原体的生长。

　　凝结芽孢杆菌：这也是耐热的内生孢子型益生菌，能够改善营养吸收，还可以减少炎症和关节炎的症状。[33]

　　布拉氏酵母菌：这是酵母类益生菌，有助于大肠和小肠中自然微生物群的恢复，改善肠道细胞的生长状况，能够有效治疗克罗恩病等炎症性肠病。[34] 它还具有抗毒素、[35] 抗微生物和减少炎症的作用。[36]

各种精油的疗愈力量

　　我们已经讨论过用不同方式使用精油，比如家居清洁剂、个人护理产品，甚至精油可以用来创造一个平静的环境。但是，在第 6 章已经提到过，精油是人类较为古老的治疗方法之一，也是非常有效的方法之一。关于精油的抗菌和抗真菌作用记载非常详细，所以一些医疗机构还在继续使用精油。很多外用精油可以促进伤口愈合，治疗烧伤、刀伤或擦伤等皮肤问题。其他精油可以促进免疫系统功能，改善失眠和消化。

所有精油都有其独特的组成和功效，多种精油组合使用时会产生多重好处和独特的协同效应。虽然我建议咨询注册草药师或自然疗法医生来建立适合你自身的精油混合方法，但我还是想和读者分享"土"中所含的广泛而神奇的力量！下面介绍一些最常用的精油和我给患者使用的方法。

注意：使用精油的关键在于"适合"——闻到精油的气味或涂在身上时是否感觉更好了？不要仅仅因为看中精油的功效而强迫自己使用某种精油。这就是精油的美好之处——总是有其他选择，你总是可以选到自己最喜欢的类型。我保证！（如需更多关于精油的资料，请访问我的网站，DrAxe.com。）

※ **雪松精油**：被所罗门王称赞为提高智慧的香料，近期也有研究证明了这点，发现雪松精油能够改善注意力和记忆力。

※ **洋甘菊精油**：洋甘菊是一种雏菊样的花朵，常用于熬制汤药，对人体有镇静作用，有助于平衡激素和改善消化。洋甘菊温和舒适的性质还有助于改善经期痉挛、焦虑和失眠，由于性质舒缓，可以用于各个年龄段的儿童。

※ **鼠尾草精油**：对激素平衡最有益处的精油，可以用于缓解经前综合征。这种精油还能够使头发稠密，有助于平衡雌激素水平。

※ **丁香精油**：源于印度尼西亚、印度和斯里兰卡产的芳香花朵，具有抗菌、抗原虫和抗氧化的保护作用。肉桂油也有类似作用，但肉桂油还可以平衡血糖。

※ **丝柏精油**：能够改善血液循环，缓解静脉曲张，有助于骨折的愈合。

※ **桉树精油**：能够改善支气管炎、鼻窦炎和过敏等呼吸系统问题。这种清爽的精油能够净化人体，有助于感染痊愈。

※ **乳香精油**：能够提高免疫力，减少炎症和老年斑，增强灵性意识，具有强大的抗癌作用。

※ **老鹳草精油**：能够平衡干燥和油性皮肤，非常适用于湿疹、皮炎、痤疮和牛皮癣。这种精油具有提神的花香，能够减少皱纹和炎症。

※ **姜精油**：以其独特的香味和辛辣味闻名，能够减少炎症、强化关节、改善消化、缓解恶心。

※ **西柚精油**：西柚是一些家庭的早餐必备食物，能够促进新陈代谢，与椰子油混合外用可以减少脂肪。

※ **蜡菊精油**：蜡菊是主产于南非的一种开花植物，有助于细胞再生、修复受损神经组织。这种精油具有抗炎作用，有助于肿胀、瘀青和伤口的愈合。

※ **薰衣草精油**：有助于放松和入睡，可以降低血压、改善情绪、加速烧伤和刀伤的愈合。

※ **柠檬精油**：能够改善淋巴引流、净化人体，适合加入自制的清洁用品中。柑橘类精油（如橙皮油和佛手柑油）也有类似益处。

※ **柠檬香草精油**：能够净化淋巴系统，可以作为天然除臭剂和家具清洁剂，也是天然的驱虫剂。

※ **没药精油**：一种天然的杀虫剂，能够预防和减少感染。没药还有护肤作用，可以减少妊娠纹、改善激素平衡。

※ **牛至精油**：一种多年生植物，具有强大的抗微生物作用，有助

于消灭真菌和感冒的康复。

※ **薄荷精油**：有助于消化，能够改善注意力、提高能量，改善发烧和头痛症状，缓解肌肉疼痛。

※ **玫瑰精油**：一种特别的精油，可以减少皮肤炎症、改善情绪，还具有提神的香气。

※ **迷迭香精油**：能够改善记忆，让头发自然变得浓密，所以非常适合添加到自制的洗发水中。

※ **檀香精油**：一种天然壮阳药，具有改善性欲的作用，还能够提高活力。檀香还有抗皮肤癌和支持男女激素平衡的作用。

※ **甘松精油**：《圣经》中提到过多次这种精油，能够减少压力、缓和皮肤炎症、刺激免疫系统、降低胆固醇，还能够提高精神意识。

※ **茶树精油**：一种天然杀菌剂和抗真菌剂，能够减少不良气味，有助于促进免疫功能。

※ **百里香精油**：能够自然改善黄体酮水平，黄体酮对男女都是必需的激素。这种著名的精油还有益于免疫系统和呼吸系统。

※ **岩兰草精油**：岩兰草是产于印度的一种丛生禾草，有助于镇定神经系统，研究已经证明其能够有效治疗注意力缺失紊乱 / 注意力缺陷多动障碍、帕金森综合征、失眠、大脑损伤和神经组织损伤。

※ **依兰精油**：能够镇定神经、滋养肝脏和胆囊。这种产自菲律宾的热带树木"依兰树"的精油可用来改善情绪，有助于释放挫败感等压抑情绪，还可以作为壮阳药。

要乐于尝试，陶醉在这种"脏兮兮"的治疗方法中。还要记住：不同精油可以混合到一起增强对健康的好处，也可以与基础油（如椰子

芳香疗法的健康益处

你是否曾经走进一间水疗室，被那里让人平静下来的橙子花或薰衣草香气包围？

如果有过这样的经历，那你就已经接受过芳香疗法了，1928 年法国化学家雷恩 – 莫里斯·盖特佛塞（René-Maurice Gattefossé）用薰衣草精油治好了自己手上的烫伤，所以创造出"芳香疗法"这个名词。受到这一成功的激励，盖特佛塞研究了薰衣草油治疗其他皮肤感染、外伤和烫伤的疗效。

芳香疗法对健康有多种好处，现在作为一种理想的非入侵性疗法用于治疗各种疾病。范德比尔特大学医院等传统医院用精油和芳香疗法治疗焦虑、抑郁和感染。《围麻醉期护理学》（Perianesthesia Nursing）上发表的一篇文章发现，与对照组相比，术前接受薰衣草精油芳香疗法的患者对手术的焦虑情绪有显著降低。此外，传统医学也将檀香精油、橙花精油和薰衣草精油等用于帮助患者控制焦虑情绪。[37]

助产士还会用某些精油帮助产妇缓解分娩期间的恐惧和焦虑情绪。《替代和补充医学期刊》（Journal of Alternative and Complementary Medicine）上发表的一篇文章表明，分娩时使用芳香疗法的产妇总体疼痛程度更低，使用止痛剂的量也较少。[38]

油）混合到一起作为按摩油、沐浴凝胶或身体乳（具体配方见第 17 章）。你越习惯于用含有精油的自制产品代替工业产品，就会有越多的老朋友回到你的肠道，以后就会享受到更大的健康连锁反应。

回归自然的疗愈方式

抗生素及其他强力药物的滥用把我们带到了十字路口。我们要么冒着悲惨命运的风险继续沿着化学药物的道路走下去，要么认识到自己的荒唐，努力逆转回去。回到更简单的时代，与人体内的微生物群和谐相处，让自己（和肠道）以自然的方式痊愈，这种痊愈方式印证了我们与地球的联系。请记住，选择权永远握在我们手中。

※ **少服用化学药品**：能够降低患肠漏症的风险。要善于发现潜在的风险、副作用和替代品。如果你能找到非药物的替代品，请努力探索吧，你的肠道会感激你的！

※ **益生菌**：和很多主流药物一样有效，但是益生菌的副作用明显更小或者根本没有。疗效非常明显，而副作用基本可以忽略，益生菌产生副作用的发生率只有抗生素的50%。

※ **精油**：这是一种原始药物，几千年来一直在帮助人类治愈疾病。到了认识精油的力量和多样性的时候了，我们应该像祖先那样尊重精油的疗效。尝试不同的精油混合配方，找到最适合自己的。

我们已经描述了现代生活对肠道的毁灭方式。现在，我们把所有解决方法汇总为一个完整的方案，以便你能开始治愈自己的肠道和身体。

第 10 章
Chapter Ten

————

吃土方案
The Eat Dirt Program

现在你已经认识到，大多数的健康问题都始于肠道，你可能正在与肠道渗漏做斗争。为了帮助人们，从今天起我们就开始修复渗漏的肠道，让它恢复到最佳的生理状态，我已经制定好了方案，这就是简单的五个步骤：

※ 丢掉有害食物
※ 重新播种益生菌
※ 恢复肠道健康
※ 快速释放压力
※ 重新封闭肠道

如果你根据指引成功过了一两周，就可以直接阅读第 11 章了，其中针对每种类型的肠漏症提供了进一步的方案。一个小测试就可以帮你确定你最主要的问题是什么，而相应的策略会告诉你哪些具体类型的"土"（食物、增补剂和生活方式）对你这种类型的肠漏症最有效。

很多人都发现，刚开始实行"吃土"方案时准备一个笔记本很有帮助。你可以用任何自己喜欢的方法来使用笔记本，记录血检结果或购物清单，也可简单记录自我省思的问题。我建议至少在前一两个月，用笔记本作为食物日志，同时记录自己的情绪和生理状况。这样做的目的是更好地意识到自己对某些食物（或少了某些食物）的生理和情绪反应，由此开始对食物的挑选更加谨慎。我发现这种做法能让患者找到让他们选择食物的习惯、口味和偏好，同时还能

测一测你的微生物群

想知道自己肠道中的细菌多样性吗？怎么才能知道这五大步骤是否真的见效了？根据以往经验，两周内就能发现消化系统的变化（如排便更频繁），精力更加充沛是"内在土壤"恢复生气和活力的另一个标志。

如果你想知道更多的细节，了解自己体内微生物平衡的具体信息，可以考虑采用实验室检测来测定自己的微生物群。我已经有过与 uBiome 公司（www.ubiome.com）成功合作的经历，也向患者推荐这家生物技术公司。粪便采样非常简单，只需要 89 美元。将样本寄过去，几周后就可以收到一份实验报告，上面包含着你体内微生物中所有细菌的信息。

帮助他们更加清醒地选择食物，减少被动情绪。要确保记录好自己的消化习惯、皮肤的外观和感觉、情绪类型或能量水平的改变，还有自己的精力有多充沛、满足感有多强。（如果有足够强的意志力，还可以记录粪便的外形、色泽和频率，因为这些记录能为你和你的医生提供大量关于整个胃肠道健康状况的信息。）

首先，我们来回顾一下"吃土"方案的五个步骤，它们能帮助你恢复健康，让更多有益细菌返回肠道。

第一步：丢掉有害食物

你可能还记得，在第 5 章中，"吃土"方案的第一步就是扔掉正在损害健康的食物，如麸质、加工食品和乳制品等。你的重要使命是根除所有剥夺身体真正滋养成分的抗营养素。仔细检查厨房，扔掉任何出现在下列名单中的食物。人们无法保持健康饮食习惯，原因有一半就是自己食品柜里的各种诱惑。拿出一个垃圾袋，扔掉这些食品：

※ **小麦和其他谷物**：含有麸质和凝集素等抗营养素，能够损害肠道黏膜，导致肠漏症。2013 年欧洲的一项研究发现，小麦和其他谷物可能触发肠漏症及其导致的促成发炎的免疫反应，进而加剧慢性炎症或使患炎症风险增大。

※ **商业牛奶**：巴氏杀菌改变了牛奶的成分，破坏了重要的酶类，使乳糖难以消化。据发表在《临床与实验免疫学》（*Clinical* *and Experimental Immunology*）上的一篇研究，乳制品的加工过程改变了酪蛋白，产生了类似麸质的分子，进而导致炎症性反应。

※ **糖**：有助于坏细菌和酵母菌的生长，破坏平衡，对消化系统产生严重伤害。糖会导致葡萄球菌和幽门螺旋杆菌等微生物数量超过有益菌的数量，并产生破坏小肠的毒素。

※ **氢化植物油**：包括菜籽油、大豆油、玉米油和植物油，会导致肠道炎症，而肠道炎症既是肠漏症的诱因，也是肠漏症的后果。这些油在很多超市销售，而且存在于很多标榜"天然"的食物中，如沙拉酱、调味品、汤包和薯片都含有氢化植物油。

※ **有毒化学物质**：经常出现在加工食品和饮料中，会破坏肠道有益细菌。阿斯巴甜和三氯蔗糖等人造甜味剂会改变肠道内的微生物组成。杀虫剂、激素、抗生素、食品染色剂和防腐剂都是食物中最危险的成分。市政自来水也会让人接触过量的氯和氟，这两项化学物质可能与肝脏和肠道损伤有关。

替代食物清单

不吃……	试着换成……
面包	古代发芽面包（用籽粒苋、藜麦、荞麦或斯佩尔特小麦等制成）和旧石器时代面包（用椰子粉和杏仁粉制成）
早餐麦片	用发芽杏仁、胡桃、鼠尾草籽、葡萄干、椰片、肉桂、原蜜和海盐制成的坚果麦片

（续表）

不吃……	试着换成……
奶酪蛋糕	自制腰果奶酪蛋糕
薯片	"活力四射牌"（Alive and Radiant）羽衣甘蓝脆片、"杰克逊的诚实薯片牌"（Jackson's Honest Chips）红薯片和烤西葫芦脆片
咖啡（加糖）	草药茶或加椰奶的有机咖啡
市售一般肉制品	100% 用草饲养的有机牛肉、羊肉和鹿肉，散养的家禽肉，不含硝酸盐的腌火鸡肉，有机牛肉肠
脆饼干	"玛丽走了牌"脆饼干（Mary's Gone Crackers）和"莉迪亚的无谷物牌"脆饼干（Lydia's Grain-Free Crackers）
调味酱	鹰嘴豆泥、莎莎酱和牛油果酱
能量棒	胶原蛋白棒、"拉拉棒牌"（LäraBar）含有大枣和坚果的能量棒或自制蛋白棒
能量饮料	椰子水、康普茶或加甜叶菊的绿茶
养殖鱼类（如大西洋鲑鱼和罗非鱼）	野生鲑鱼及大比目鱼、金枪鱼、沙丁鱼和石斑鱼等其他野生鱼类
快餐汉堡	用发芽谷物面包制成的野牛肉汉堡
炸薯条	用椰子油烤成的配上海盐的红薯条、炸茄子和炸萝卜
炸鸡	洋蓟烤鸡肉（做法请见第 308 页）
果汁或柠檬汁	用 100% 真正草莓和柠檬汁制成的果汁，"圣培露牌"（San Pellegrino）气泡水加柠檬汁，椰子水
冰激凌	椰子冰激凌或腰果冰激凌
午餐肉	食草牲畜肉制成的有机午餐肉、有机火鸡肉和草饲牛肉肉干
蛋黄酱	牛油果、蛋黄和苹果醋混合而成的酱料

（续表）

不吃……	试着换成……
微波炉爆米花	用火炉做的爆米花或 Pipcorn 牌爆米花
牛奶	不加甜味剂的椰奶和杏仁奶
牛奶巧克力	有机黑巧克力（可可含量 70% 以上）
奶昔	热巧克力奶昔（做法请见第 287 页）
意大利面	西葫芦面条、藜麦面条和"以西结 4:9 牌"意大利面
花生酱	"蓝山有机牌"（Blue Mountain Organics）的发芽杏仁和藜麦黄油
比萨	以发芽玉米饼为基底的自制比萨
加工奶酪	山羊或绵羊奶制成的生奶酪
精制燕麦片	鼠尾草籽布丁和无麸质酵头发芽燕麦
沙拉酱	橄榄油、意大利黑醋、鹰嘴豆泥、椰醋、布莱格沙拉酱和苹果醋
高钠调味品	海盐、大蒜、迷迭香、姜黄、香菜、罗勒和黑胡椒
汽水（传统或无糖）	加甜叶菊的草莓柠檬水、康普茶、椰奶开菲尔、加甜叶菊或原蜜的草药茶
糖或人造甜味剂	甜叶菊、原蜜、大枣和肉桂
墨西哥饼 / 卷	生菜、椰子卷、"以西结 4:9 牌"墨西哥饼和"以西结 4:9 牌"发芽玉米墨西哥饼
蔬菜油和菜籽油	椰子油、橄榄油和酥油（液态黄油）
乳清蛋白粉	有机乳清蛋白粉、胶原蛋白粉和发芽素食蛋白粉
白小麦粉	椰子粉和杏仁粉
白面包或小麦面包	"以西结 4:9 牌"面包或纯发酵面包
酸奶或酸奶油	山羊奶开菲尔和自制酸奶

母亲便秘的治疗方案

我前面提到过我母亲多年来一直受到便秘的困扰，很多方法都没有见效。真正改善她消化道的方法是依照我的建议开始进行布维食疗，这种食疗方法是 20 世纪 50 年代一位名为约翰娜·布维（Johanna Budwig）的德国生物化学家开发出来的。

布维食疗是一种流行的自然健康疗法，可用于对抗癌症和细胞疾病。作为整体治疗的一部分，我母亲每天都会喝这种饮料。下面就是配方（她一般用搅拌器将这些材料混合到一起）：

※ 6 盎司（约 175 克）山羊奶开菲尔（未加工、有机）

※ 3 茶匙发芽亚麻籽粉

※ 2 茶匙亚麻籽油

※ 加适量甜叶菊调味

我母亲的慢性便秘很快消失了，因为这种益生菌开菲尔和益生元亚麻籽的完美组合，再加上舒缓肠胃的亚麻籽油，她的消化功能、解毒功能和肠道总体健康状况都得到了改善。

第二步：重新播种益生菌

只要将最伤害肠道的食物从食谱中排除，肠道就会得到一点儿休息。现在是良好时机，可以向肠道中播种微量有益菌来保护肠道。

这些活菌、真菌和酵母菌对保持肠道健康有着极其重要的作用，因为这些微生物不仅能够与肠道中已经存在的共生者联合起来，还能有效减少或预防消化系统中有害细菌的生长。

土壤源益生菌增补剂是修复肠漏症最重要的增补剂（完整介绍见第 6 章和第 9 章）。不幸的是，大多数益生菌增补剂都不含有活的土壤源微生物，所以要确保买到的增补剂品牌含有一些耐性更强的菌株，而且性质稳定。要记住肠道需要巨大的益生菌菌株多样性，因为每种微生物的作用都不相同。一些菌株能强化免疫功能，另一些菌株能保护肠道黏膜免受伤害，还有些菌株能破坏危险细菌。

不要忘记同时用其他方式在肠道中播种良好的"土"：

※ 赤脚在外面走一走

※ 在当地农贸市场买些新鲜农产品

※ 与狗一起玩耍或骑马

※ 每天食用一茶匙当地产的原蜜

※ 在花园里挖土

※ 在海里和淡水湖里游泳

※ 每天食用两份发酵食品

※ 食用香菇等药用蘑菇和螺旋藻等绿藻

这些微量接触"土"的机会都有助于不断滋补每日更新的细菌，让它们繁荣生长起来。

第三步：恢复肠道健康

当我们放弃种植、准备和食用食物的传统方式时，实际上是给我们自己和肠道帮了一个大倒忙。幸运的是，改变这些后来形成的习惯，也能逆转某些现代健康危机。

我们可以通过食用以下食物来恢复肠道功能：

※ **有机水果、蔬菜、肉类、坚果和其他产品：**证据不容置疑，我们必须努力为自己和家人尽量购买有机食品。虽然这些食物价格有点高，但它们的益处远大于花费（记住这句格言：现在少付农民钱，以后就要付钱给药师！）。认识到这些努力正在帮助我们的后代重新恢复土壤，我们也能得到一些安慰。

※ **骨头汤：**当患者处于"吃土方案"的恢复阶段时，我建议他们停喝骨头汤 3 天，为渗漏的肠道提供"重新启动"和修复的时间。煲牛肉或鸡肉骨头汤的过程会让骨头和韧带释放出胶原蛋白、脯氨酸、甘氨酸和谷氨酰胺等有愈合作用的化合物，这些物质具有促进免疫、帮助肠道修复的功能。

　　骨头汤中组成胶原蛋白和明胶的氨基酸是愈合肠道的关键营养物质，这些氨基酸能够修复受损小肠黏膜，保护肠道免受进一步伤害，还是促进小肠细胞新陈代谢的燃料。内布拉斯卡大学医学中心进行的一项研究发现，鸡汤（用的是自制鸡汤）能通过改善免疫功能来改善消化、过敏和哮喘。

　　自己制作骨头汤很容易。我在第 18 章中介绍了一个不错的骨头汤配方，也分享了很多美味的食谱，每种都是针对特定的肠漏症类型的。

※ **未加工的发酵乳制品：**开菲尔、酸奶和生奶酪含有较高水平的维生素 B_{12}、钙、镁、叶酸、酶和益生菌。我特别推荐你尝试

开菲尔，这种具有扑鼻香气、冒着泡的奶油状发酵乳饮料富含嗜酸乳杆菌和双歧杆菌等健康微生物。

我非常推崇传统自制酸奶（不是市售版），因为发酵过程中产生的健康细菌能够有效改善肠道内的微生物平衡。这与市售的牛奶和奶酪等一般乳制品有很大不同。一般乳制品可能导致肠漏症，而有机发酵乳制品、山羊奶制成的酸奶和开菲尔中含有大量的健康脂肪和有益菌。

※ **发酵蔬菜**：德国酸菜、腌蔬菜和来自亚洲的味噌和韩国泡菜都富含纤维、有益菌和促进消化的酶。这些传统发酵食品含有大量有助于平衡胃酸分泌的乳酸菌。

※ **发酵饮料**：苹果醋（加水）、格瓦斯和康普茶都富含乳酸和葡萄糖醛酸，还含有酶和益生菌等帮助消化的物质。

※ **椰子食品**：椰奶、椰子油、椰子粉、椰子酱和椰子水等一系列椰子食品都对肠道有好处。椰子中含有的中链脂肪酸比其

DIY 益生菌

我非常喜欢开菲尔、酸奶、德国酸菜、韩国泡菜、康普茶和味噌对健康的益处，也欣赏腌胡萝卜、甜菜和黄瓜对免疫系统的调节和强化作用。

如果你是那种回归自然、亲力亲为的人，当然可以自制发酵食物和乳制品。制作开菲尔用的是农贸市场买来的生牛奶，只要有嗜热链球菌和保加利亚乳杆菌的"种子"，就可以自己制作酸奶了。康普茶是一种发酵蘑菇茶，可以用厨房常用的大玻璃容器发酵。如果对自己发酵食品感兴趣，希望了解更多，可以访问我的网站：DrAxe.com。

他脂肪酸更容易吸收，尤其适合肠漏症患者（特别适合有长期胆囊问题的人）。本类食品中的"全明星产品"是椰奶开菲尔，因为它含有大量维持消化系统健康的益生菌。

务必要试试用椰子油烹调，因为它能够帮助调节免疫系统，适合在各种温度下烹调。椰子油含有的月桂酸能够减少白色念珠菌，对抗坏细菌，创造不利于病毒生存的环境。椰子油有助于脂溶性维生素、钙和酶的吸收，还能够缓解胰腺压力。中链脂肪酸能够缓解胆囊疾病的症状。《杀菌剂和化学疗法》（*Antimicrobial Agents and Chemotherapy*）上的一项研究发现，椰子油中的月桂酸和癸酸都是治疗念珠菌和酵母菌感染的有效天然成分。[1]

※ **野生鲑鱼**：海上捕捞的鱼富含维生素 D、维生素 B_{12} 和 Ω-3 脂肪酸。《美国营养学会期刊》（*Journal of the American College of Nutrition*）上发表的一篇报道称，Ω-3 脂肪酸能缓解肠道炎症，与养殖鱼相比，野生鱼含有较高比例的 Ω-6 脂肪酸，会促使身体发炎。该研究凸显了食用鲑鱼、马鲛鱼和鳕鱼等野生鱼有多重要。[2]

2014 年英国莱斯特综合医院进行的一项研究发现，Ω-3 脂肪酸还能降低发炎症性肠道疾病和溃疡性结肠炎的风险。有机牛肉、羊肉、野味、核桃和某些种子中都含有 Ω-3 脂肪酸。[3]

※ **发芽种子和高纤维食物**：鼠尾草籽和亚麻籽都非常适合加到奶昔中，尤其是发芽以后更容易消化，而且发芽种子是纤维的极好来源，纤维能作为益生元为有益微生物的生长提供能量。不要忘记西蓝花、芦笋和菠菜等适合蒸熟的蔬菜，这些蔬菜含有有

可溶性纤维帮助肠道有益菌生长

　　益生元是促进肠道有益微生物健康的食物和增补剂。全书中讨论了几种不同类型的益生元，包括原蜜、药用蘑菇和螺旋藻等蓝绿藻。然而，培养有益微生物最简单的方法就是老人们所说的"粗粮"——老式的好纤维。

　　这种纤维是植物细胞中人类无法消化的部分，存在于水果、蔬菜、全谷物、坚果、种子和豆类中，分为可溶纤维和不可溶纤维两种类型，其作用可以分别简单理解为"冲"和"刷"。可溶性纤维能溶于水，可以通过消化系统帮助排出毒物，这就是"冲"；不可溶纤维不能溶于水，可以通过擦洗消化内膜帮助排出毒物，这就是"刷"。

　　含有大量可溶性纤维的食物，我们吃起来要充分咀嚼，放慢进食速度，从而感到更饱、吃得更少。当可溶性纤维让消化放缓时，营养就会更加均匀而缓慢地被人体吸收，但是它还有一个更大的好处，就是为消化道清除毒素、杀死念珠菌等坏细菌。

　　有了下列食物，你就为肠道提前装满了营养物质，既可滋养肠黏膜，也为身体提供了燃料，还有助于肝脏解毒。正因为具有这些特性，可溶性纤维才被称为"可发酵纤维"，可以发挥益生元的作用，刺激消化道中有益微生物的生长。要食用多种蔬菜、浆果和种子，以便获得合适比例的可溶性和不可溶性纤维。（不要忘记：如果向饮食中添加纤维，要确保喝更多的水来帮助这些东西通过身体！）

　　这些食物富含发挥益生元作用的可溶性纤维：苹果、芹菜、燕麦片、洋蓟、鼠尾草籽、洋葱、芦笋、甘蓝、梨、牛油果、黄瓜、豆类、无花果、南瓜、蓝莓、亚麻籽、树莓、西蓝花、大蒜、芝麻、豆芽、卷心菜、胡萝卜、羽衣甘蓝、扁豆、菠菜、草莓。

　　益微生物喜欢的各种类型的纤维。（注意：患有严重肠漏症的人应在一段时间内避免食用种子，而选择熟蔬菜作为纤维来源。请与医生或营养师一起探讨最适合自己的饮食。）

第四步：快速释放压力

　　肠漏症最主要的诱因就是情绪和精神压力。2014 年《肠道》期刊上的一项研究发现，情绪或心理压力会大幅增加患肠漏症和炎症性肠病的风险。[4] 下面列出了速效减压、愈合肠道的 6 种方法：

※ **接受按摩或反射疗法：**压力和紧张很容易在肌肉中积累，包括颈部和肩部。一次愉快的放松按摩或足底反射治疗在减少压力方面有巨大作用。已有证据表明，适度压力的按摩能降低皮质醇水平、缓解纤维肌痛和类风湿性关节炎的疼痛、改善副交感神经系统功能。核磁共振研究还显示，按摩能使大脑与压力反应有关的区域产生持续性变化。[5]

※ **活跃地动起来：**远足、骑车、室内攀岩都可以。如果有关节问题，可以找一个泳池，做些水中有氧运动。运动能促进血液循环，从而自然地改善精力，还能使身体释放更多的"好心情激素"，也就是内啡肽。

※ **傍晚喝一杯温暖的洋甘菊茶：**让身体准备好一整晚放松的睡眠。洋甘菊能放松全身，是一种天然解痉剂，能够缓解颈部、肩部甚至肠道的压力。近期有研究显示，洋甘菊能缓解消化肌痉挛，如胃痛等，还能够减少肠易激综合征的症状。

※ **阅读令人振奋的文章：**无论是你最喜欢的小说家的作品、鼓舞人心的回忆录、自助书籍，还是灵性方面的书籍都可以，每天晚上不要头昏脑涨地坐在电视机前，而要让头脑专注于提振心情、缓解压力的内容。

※ **使用精油**：如薰衣草、岩兰草、罗马洋甘菊、香草、橙油和
依兰等精油。你可以试着在颈部和额头涂抹精油，还可以买
一个扩香器，一天到晚在家里扩散香气。精油含有治疗物质，
有助于缓解焦虑、改善心情。在参与者包括因在重症监护室
中接受治疗而压力重重的 60 名患者的对照实验中，护士发现
精油芳香疗法能改善患者的睡眠质量、减少焦虑感。[6]

※ **服用镁增补剂**：有助于舒缓紧张的肌肉和减少疼痛感。每天服
用约 500 毫克，同时食用更多牛油果、南瓜子、菠菜、无花
果和酸奶等富含镁元素的食物。

※ **听音乐**：每天至少 10 分钟。如果还想进一步降低压力水平，那
就唱歌吧！唱歌能让身体释放深层压力，据在《老年病学专家》
(*Gerontologist*) 上的研究报道，唱歌还能改善记忆力、注意力和情绪。[7]

※ **进行"森林浴"**：在森林里进行一次短途散步，多做深呼吸，
有意识地将树木的芬芳吸入肺中。这种形式的芳香疗法在日
语中被称为"森林浴"。研究人员发现，吸入的树木精油含有
能杀灭微生物的有机物，名为"植物杀菌素"(也叫"芬多精")。
这些植物杀菌素能降低血压和皮质醇水平，强化免疫系统功
能，稳定神经系统活动。[8]

第五步：重新封闭肠道

"吃土方案"的最后一步，就是完成整个方案的最终目的：愈合
渗漏的肠道，并用接触尘土的良好方式，让肠道的封闭性保持更长

时间。首先，应尽量避免服用任何非必需的药品。如果正在服用维持病情的药物，或者短期效果不如预期的药物，可以找到一位自然疗法医生或其他医护人员，讨论是否有其他选择。

传统西方医生有时容易"处理完就忘掉"，写好一份处方，然后把患者打发走。但是如果你已经知道药物对肠道（和整个人体）毁灭性的伤害，下次接受处方前，也许应该花些时间真正了解一下药物的机制和对身体其他部分的风险。增补剂是"吃土方案"的一部分，处于食物和药物的中间地带，增补剂比食物显效快一点，但是它的潜在风险和副作用却比药物小得多。下面推荐几种有助于重新封闭肠道的增补剂：

※ **益生菌**：益生菌是重新封闭肠道过程中最重要的部分。高品质的活性益生菌增补剂能通过恢复细菌平衡加速肠道的愈合（关于益生菌的详细介绍见第 9 章）。

※ **消化酶**：这些营养素能够完全分解蛋白质、脂肪酸、多糖和淀粉，从而减少肠道炎症。要寻找含有全部以下几种消化酶的增补剂：

- · 蛋白酶，能分解包括麸质在内的蛋白质
- · 淀粉酶，能分解淀粉
- · 脂肪酶，能分解脂肪
- · 乳糖酶，能分解乳制品中的乳糖

※ **L- 谷氨酰胺**：这是一种具有抗炎活性的必需氨基酸，还有包括修复肠道黏膜在内的多种好处。据发表在《杀菌剂和化学

疗法》上的一篇文章报道，经常服用 L- 谷氨酰胺的另一个好处是它有助于增加细胞膜厚度，抵御金黄色葡萄球菌感染。L- 丙氨酰谷氨酰胺是质量最好的，因为小肠更容易吸收这种谷氨酰胺。[9]

※ **甘草**：甘草是我最喜欢的调理身体机能的草药之一（也就是能帮助身体适应压力的草药），它能够保护肾上腺、辅助胃部功能和皮质醇代谢、调节碳水化合物代谢和免疫系统，还能够维持血压。甘草尤其适用于由精神压力导致的肠漏症患者。

※ **胶原蛋白**：骨头汤具有愈合能力，背后的秘密就是胶原蛋白，这种蛋白可以制成粉状，能强化皮肤、骨骼、软骨和肌腱。胶原蛋白含有脯氨酸和甘氨酸，这些氨基酸都是修复受损肠黏膜所必需的。用胶原蛋白粉补充胶原蛋白有助于恢复黏膜的完整和健康。

※ **乳香**：2015 年发表在《公共科学图书馆 1》上的一篇文章发现，乳香能保护肠道的紧密连接免受炎症的损害。[10] 乳香精油和乳香粉都能有效治疗肠道渗漏症。

※ **其他有用的增补剂**：初乳粉、红榆、芦荟汁、洋甘菊和有机硫化物"二甲基砜"，都对肠漏的愈合有帮助。

　　如果我的患者愿意全心全意地将"吃土方案"坚持上几个月，那么他们全身所发生的变化会让我感到惊奇。当你秉持"吃土"哲学迈步向前时，我对你最大的希望，就是你能更加意识到自身健康的方方面面，以及你的行为、习惯、选择和信念如何与自己的身体和生活中的所有系统相互联系，从而共同决定了你的人生走向。

***

　　"吃土方案"的基础步骤已经到达了尾声。我希望这些步骤已经给你的健康创造出了真正的改变。但是，如果你认为还有更严重的健康问题需要解决，或者单纯想让治疗效果更好，那么你可以开展"吃土方案"的下一步，即深入研究你所特有的肠漏症类型。下一部分，我会分享发现这些肠漏症类型背后的故事，以及我如何体会到我也需要学会接受自己的建议！

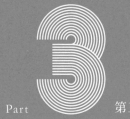

Part 第三部分

不同的肠漏症类型，
不同的解决方案
Heal For Your Gut Type

第 11 章

Chapter Eleven

五种肠漏症类型

Healing the Whole Body

　　至此，我们已经详细讨论了肠漏症的发生、发展和治疗方法。我希望现在读者已经开始在自己生活中推行"吃土方案"的部分原则，比如，食用更多的有机农产品和发酵食品，管理好自身的压力，多去室外活动。但是，如果你还是消化不良、疲惫不堪或者体重居高不下，如果你的肠道问题似乎没有完全解决，该怎么办呢？

　　我们知道人体的各个器官和系统之间有难分难解的联系，一个部位的健康既有赖于其他部位，又对其他部位有影响。肠漏症就关系到全身多个系统。追踪这张精妙网络上的每条线，正是诊断过程的一部分，可以帮助我们辨认出肠漏症。一旦确诊，我们就可以把注意力转回到这张导致肠漏症的网上，并在治疗中对每条线各个击破。

　　多年来，我已经治疗了上千名患者，见证了每个人健康故事的独特性。对一些患者来说，肠漏症的根源可能是念珠菌过度繁殖；而对另一些患者来说，可能是免疫系统功能紊乱。当人体某一特定系统功能失常时，治疗方法可能有细微差异。如果你能锁定自己体内哪里出现问题，发现薄弱环节，就能从源头解决全身问题了。

如果"吃土方案"的基础步骤已经对你有了一些帮助，那真是太好了。但是如果你发现可能还需要一点儿帮助，或者想将"吃土方案"进一步个性化，你就需要对 5 种肠漏症类型有更多了解。本章结尾处有一个测试，可以帮助你确定最能反映自己情况的肠漏症类型。一旦确定了自己的类型，你就可以翻到第三部分的相应章节，根据肠漏症类型修改和细化核心方案，你会发现这些详细的指南正是你所需要的。

谈到这些肠漏症类型，我深有感触，因为我正是在自己身体最差的时候发现了自己属于哪个类型。在我的职业生涯早期，也就是开始帮助很多人治疗肠漏症时，我尚未真正拼凑出这种神秘疾病的全貌，也尚未就方案的细微之处改善，直到我自己也得了肠漏症。（嘿，有时我们都需要一点帮助哈！）

医生，先治好自己的病吧

开始临床行医前，我在佛罗里达的那不勒斯实习了 6 个月，所以需要短期租房。到实习期结束时，我出现了消化问题，面部出现潮红。我还注意到，每次我食用某些食物（如鸡蛋和乳制品等），就会开始流鼻涕。我从未经历过类似情况，因此不确定是什么导致了这些症状。

　　我快要离开那不勒斯时，在出租屋更换空气过滤器时发现导管内有霉菌。我认为霉菌毒素可能是导致皮肤炎症、消化问题和食物过敏的原因。几周后，我搬到纳什维尔开健康诊所，这段时间是我一生中最繁忙的时光。

　　我每周工作 6 天，一般每天工作 12 小时。这段时间里我的诊所扩展很快，不久便发展为全国较大的功能医学诊所之一。与此同时，我还利用上班前或中午的时间参加了铁人三项训练，那是长达两小时的游泳、跑步和骑车。

　　在这段体力消耗大和充满压力的时间中，我继续受到皮肤炎症和各种食物过敏的困扰。我下决心找出自己的身体未能从霉菌中毒中完全恢复的原因，所以我为自己预定了一系列检查：

　※ 有机酸检测，显示我缺乏维生素 B_{12}、锌和铁。
　※ 免疫球蛋白 G 检测和免疫球蛋白 E 检测，都显示我有食物过敏。
　※ 粪便检测，显示我肠道中好、坏微生物失衡，有很明显的酵母菌过量和乳酸菌类益生菌缺乏。

　　这些结果让我震惊。因为我的饮食富含有机食品，所以我一直自认为非常健康。不过，看到这些结果后，我开始服用消化酶和益生菌，每天喝一碗自制骨头汤。我们在第 6 章提到过骨头汤，它营养丰富，富含谷氨酰胺和胶原蛋白，有助于肠道健康。

　　后来的一整年里，我的身体状况改善了 70%。发红脱屑的皮肤有了显著改善，但是我的健康问题还是没有完全解决。我知道，要让肠道恢复百分百健康，还缺失了某些细节。

为了找到答案，我上网查阅了一些我最喜欢的医疗资源，偶然发现一篇论文，讨论了传统中医在处理类似症状的良好效果。受到这篇文章启发，我联系了一位曾经接受过该领域培训的同事吉尔·本－奥米医生（Dr. Gil Ben-Ami），他是一位出生于以色列的针灸师和草药师。

我向吉尔医生咨询如何更好地理解中医的核心理论。除了很多其他吸引人的细节，吉尔医生解释了中医最常用的两种诊断方法：舌诊和脉诊。后来我回到家，发现自己舌苔发红、边缘有缺口。我很快就认识到，这是肝胆热盛气滞的迹象。

以前的学习告诉我，肝脏有压力时，脂肪会消化不良，给小肠带来压力，最终导致肠道渗漏。我研究了最能改善肝脏功能的食物，发现酸味和苦味食物是最能补肝的，还有绿色和"活"的食物，如沙拉、芽菜和青苹果。这个过程还让我注意到一个非常重要的问题：我必须想办法降低生活压力，尤其是每天工作时间不能太长。中医理论中，压力是所有疾病的根源，与饮食同样重要，也许甚至更加重要。

我为自己制定了一份减轻压力的方案，包括周六、周日完全不工作，把手机调成静音模式（我承认做到这点很难）。我在一周的工作时段中安排了更多的闲暇时间，甚至开始读小说当消遣。要知道，从大学英语课结束后，我就再没读过小说了。

30 天后，大多数症状都消失了。不到 3 个月，我就感到自己的肠漏症已经痊愈了。

这种罹患肠漏症的亲身经历，帮助我更加深刻地理解患者的感受——我绝对能够体会他们的挫败感！同时我也知道，我应该把刚发现的知识应用到工作中去，进一步完善"吃土方案"，好应对像我这样更加顽固而棘手的病例。

东西合璧，疗效更好

随着我对中医认识的深入，我将疾病视为一种不和谐、不平衡，而不是用药物就能简单解决的问题。东方医学已经发展了几千年，其间对上百万病例进行了个性化研究。西方医学则不同，对不同的人所患的同一种病施以同一种疗法。与西医当前的千篇一律相比，中医这种有高度针对性的方式让我感到更加真实和有用，也反映了我自己正在践行的方式。

现代西方医学倾向于将人体划分为几个系统，将消化过程与其他生理过程分开对待。发生消化问题时，大多数医生或专家都会试图用处方药"解决"某种症状或"治疗"某个器官。但是，中医认为，各个系统之间都是相互联系、相互影响的。消化过程对健康具有核心作用。明朝名医张介宾曾写过："医者要养身，必先补脾胃。"[1]

中医认为，人体由木、火、土、金和水"五行"组成，每个人都是受五行综合影响形成的独特综合体。我第一次读到五行学说时，心想这是不是有点太奇怪了？但是，随着持续展开病例研究和研究中医核心理论，我开始发现，五行与我在个人行医经历中发现的一些最常见的模式，两者之间具有非常清晰的相关性。

中医认为，五行中的每一行，都与人体某些器官的健康、某个颜色、五味的某种味道、一年中的某个季节，以及某些情绪相联系。五行帮助我们理解了人体结构和系统是如何相互依存的。

※ **木**：与肝和胆相关，喜绿色和酸味，与春季相关，与挫败和愤怒情绪相关。

※ **火**：与心、小肠和神经系统相关，喜红色和苦味，与夏季相关，
与恐惧和愉悦情绪相关。

※ **土**：与胃、脾和胰腺相关，喜黄色和甜味，与仲夏相关，与
思虑情绪相关。

※ **金**：与肺和大肠相关，喜白色和涩味，与秋季相关，与悲伤
情绪相关。

※ **水**：与肾脏和膀胱相关，喜黑色和咸味，与冬季相关，与恐
惧情绪相关。

　　五行学说在很多方面都与麦尔斯 - 布瑞格斯人格类型量表
（MBTI，Myers-Briggs Type Indicator）或 DISC 人格测试这些 20 世
纪开发出的人格测试类似。所有这些方法都是经过多年（中医经过
的是几个世纪）的仔细研究和模式识别才开发出来的。

　　读到中医的各种评估手段后，我发现自己与木性体质最接近，
与肝胆功能相关的木会影响肌腱、韧带和颈部。五行属木的人喜欢
酸味这一点真的很有趣。早在小时候和家人一起去快餐店时，我就
开始喜欢在汉堡里加酸黄瓜了。自从我开始实行更健康的饮食，我
就深受酸味的开菲尔、德国酸菜、豌豆、芝麻菜和青苹果的吸引，
这些食物都是鲜绿色的（绿色一直是我最喜欢的颜色！）。

　　木元素中，肝胆是一对阴阳器官，阴阳两部分组合起来形成一
个整体。这些器官合作产生和储存消化脂肪的分泌液。

　　我发现中医理论与我治疗肠漏症的方法非常契合，能补足我从
西方和功能医学中所了解的一切，还延伸出了一个有待探索的新面
向。通过学习中医理论，我将肠漏症分为五种类型。我又兴奋又着迷，

因为对这五种类型的定义帮助我精确阐述了患者健康的迥异面向，那是我之前未能理解到的。我一下子对肠漏症有了统一的核心参考框架，还能为每位患者提出更加具体细致的饮食和生活方式建议。

五种肠漏症类型

请通读下文，找到与自己健康状况类似的肠道类型。你能从以下某一类描述中发现自己的情况吗？

※ **念珠菌型肠漏症**：与酵母菌过度繁殖有关，成因通常是避孕药、高糖饮食以及会导致肠道"湿气"的食物，例如牛奶制品、香蕉和小麦。念珠菌型肠漏症与中医的土和火相关。

※ **压力型肠漏症**：成因是情绪压力、过量糖和碳水化合物摄取导致肾上腺、肾脏和甲状腺压力过大，会进一步导致肠漏症。压力型肠漏症与中医的水相关。

※ **免疫型肠漏症**：成因是服用抗生素和处方药、摄入导致发炎的食物以及经历悲伤、抑郁和失望情绪，会进一步导致免疫力低下、食物过敏和炎症性肠病。免疫型肠漏症与中医的金相关。

※ **胃病型肠漏症**：成因是慢性消化不良、解酸药和营养吸收障碍（不利于肠道维持健康），会进一步导致小肠细菌过度繁殖、胃酸反流、腹胀或胀气。胃病型肠漏症与中医的火和土相关。

※ **毒素型肠漏症**：成因是食用富含不良脂肪的食物以及肝胆的毒

素负担过重，会进一步导致中毒、胆囊疾病和皮肤问题。毒素型肠漏症与中医的木相关。

有哪种类型一下子就让你对号入座了？人们一般都会对最适合自己的类型有一种"本能反应"。为了帮助读者确定自己的肠漏症类型，请访问 www.draxe.com/gut-type-quiz。在线测试的算法十分成熟和复杂，本书中无法完全复制出来，所以我建议读者使用在线工具。下面我们对测试中的几个问题先睹为快吧！

你属于哪种肠漏症类型

你对以下这些问题的回答，不论是单独来看还是结合来看，都有利于这一测试逐渐瞄准某一特定的肠漏症类型。虽然以下这些问题并不能帮助你做出判断，但是它能帮助你看到与肠漏症相关的症状和迹象有多么广泛。

※ 是否特别渴望糖或烘焙食品？

※ 是否有食物过敏？

※ 是否有过念珠菌或其他酵母菌、原虫或真菌过度繁殖？

※ 是否存在腹泻、便秘或炎症性肠病等消化问题？

※ 是否有胆结石、肝病或胆囊问题？

※ 饭后是否经常腹胀或胀气？

※ 生活中发生不顺利或处于逆境时，你感受到的最大的情绪是什么？

·不堪重负 / 充满压力 / 疲惫不堪

·心烦 / 沮丧

·焦虑 / 担忧

·紧张 / 激动

·挫败 / 愤怒

※ 是否有甲状腺问题等激素失调，或因代谢过慢而无法减肥？

※ 是否已经确诊或怀疑患有桥本氏甲状腺炎、乳糜泻、胃炎、慢性疲劳综合征、纤维肌痛或多发性硬化症等自身免疫疾病？

※ 是否接触过任何导致你健康问题的毒物？

※ 是否有高胆固醇或高血压等心脏相关问题？

※ 是否摄入碳水化合物后舌头上有白苔？

※ 是否睡眠充足后仍然感到疲惫，或者是否患有肾上腺疲劳？

※ 是否有消化不良、小肠细菌过度繁殖等问题，或者是否每周有一次以上的胃酸反流现象？

※ 是否经常感到中高水平的精神压力？

※ 是否有皮肤发红、干燥、痤疮、湿疹或牛皮癣等皮肤问题？

谨记：为了确定肠漏症类型，请一定要访问 www.draxe.com/gut-type-quiz，接受更深入的测试。完成测试后，你将得到一份全彩的结果报告和相应建议，同时还能确定你的次生肠漏症类型。（完整线上测试的文字版本请见本书附录一。）

该肠漏症类型测试的目的在于帮助你弄清自己可能经历哪些症状，以及哪些器官已经受到了影响。但是，这个测试只是一个指南，并不是绝对的准则。这些问题的设计初衷是帮助测试者确定能滋养某一器官的特定饮食方案，帮助测试者根据自身特点解决肠漏症。如果你强烈认为自己属于另一种肠漏症类型，请遵循这种类型的方案。虽然大多数人都只有一种主要肠漏症类型，但是重复测试一次可能会发现你还有第二种肠漏症类型。如果是这样，你可能想把这种肠漏症也一并解决掉，那么就可以将两种类型的建议根据自己的生活和喜好结合起来。

下面五章中，我为每种肠漏症类型都创造了个性化治疗方案。虽然我建议所有人都从核心"吃土方案"做起，但是如果你在完成之后发现未能得到预期结果，或者单纯想要强化已有效果，这些个性化食谱、增补剂和生活方式方案都会帮助你解决肠漏症的特定根源。

直接翻到与自己的肠漏症类型相对应的章节前，要考虑以下几件事：

※ **虽然肠漏症类型测试显示你可能属于某种类型，但是倾听身体的声音也很重要。**注意自己进食后的感觉，哪些食物让你感觉更好，哪些食物会引起身体问题。我建议开始做饮食日志，记录自己对不同食物和增补剂的反应。

※ **随着身体状况的改善或未来接触到不同的应激源，同一方案的效果可能会改变。**人体在不断地反应和改变，所以很可能现在是一种肠漏症，一年后，生活压力改变后，肠漏症又变成了另一种类型。随着身体状况的改变，就需要改变方案，用不同方式保护特定的器官和系统。

※ **记住，情绪会导致器官功能障碍。**每个人每天都会经历各种情绪，

但是如果最近经历了大型创伤，如家人去世、严重事故、失业等，产生肠漏症就不足为奇了。首先要努力放松和释放压力，要对自己有耐心，因为身体的恢复需要一段时间。

那么，准备好开始了吗？如果你知道了自己的肠漏症类型，就可以直接跳到相应章节，仔细阅读其中的治疗方案，开始调整饮食、增补剂和生活方式了。随着肠漏症的逐渐改善，你很有可能发现健康的许多方面都有了重大改善。

第 12 章
Chapter Twelve

———

念珠菌型肠漏症

Healing Candida Gut

念珠菌型肠漏症处方	
起因	高糖饮食、抗生素和慢性焦虑
合适的饮食	低糖、富含益生元的食物
合适的增补剂	益生菌、牛至精油和保哥果茶
合适的生活习惯	避免白糖、红糖、咖啡、酒精和谷物

念珠菌型肠漏症是白色念珠菌引起的，白色念珠菌是最常见的口腔、肠道和阴道酵母菌感染，通常会影响到肠道、皮肤和其他黏膜。如果体内有酵母菌过度繁殖，某些细菌和酵母菌产生的毒素会使肠道黏膜上的紧密连接退化，导致肠漏症。如果在皮氏培养皿上观察酵母菌，你会注意到酵母菌有很长的根（名为复生菌丝体）。白色念

珠菌感染发展到晚期，这些真菌菌丝会沿着肠壁延伸，把肠壁细胞相互分开。[1]

念珠菌型肠漏症还与体内的"湿"有关。湿是中医的一个概念，是指病理性液体在体内聚集的状态。念珠菌感染是一种真菌感染，会在潮湿环境中旺盛繁殖，消化道中的湿是念珠菌型肠漏症产生的主要原因。念珠菌型肠漏症的主要体征是舌苔厚白，流鼻涕和咳嗽有痰也是体内有湿的表现。湿停于肠道的表现是体重增加、代谢缓慢和便溏。最容易产生湿的两种食物是乳制品和含有精炼糖的食物。小麦也是一种能够产生湿的食物。

经常食用产生湿的食物会削弱消化系统、破坏健康，对于居住在潮湿环境中的人，这种情况会更严重。受到这类饮食影响最大的三个器官有脾脏、胰腺和小肠，因为念珠菌非常善变，它会从没有侵略性、使糖分发酵的酵母菌变成真菌，产生能够透过肠壁的长条根状结构。

引起念珠菌过度繁殖的原因有以下几点：

※ 长期使用抗生素

※ 避孕药

※ 含糖食物和精制谷物

※ 乳制品

※ 寒性食物

※ 糖尿病

※ 癌症治疗

※ 负面情绪

与抗生素不同，避孕药并不会直接引起酵母菌感染或念珠菌过度繁殖综合征，但是如果与高糖饮食相结合，避孕药就能够对身体产生负面影响，导致念珠菌感染。一些女性发现，虽然最初的念珠菌感染已过去很久，避孕药仍会引发酵母菌感染。

糖会为念珠菌和坏细菌的生长提供养分。1 型和 2 型糖尿病患者体内糖分高，所以风险更大。记住，精制谷物会迅速分解为糖，为酵母菌提供养分，促进真菌过度繁殖。最糟糕的含有精制谷物的食物有椒盐脆饼干、咸饼干、干麦片、含有大量白面的食物，以及啤酒。麸质会加速念珠菌型肠漏症的发展，尤其是对本来就对麸质过敏的人。含有乳糖的牛奶、奶酪和奶油都会为念珠菌提供养分。开菲尔和酸奶会更好一些，因为发酵除去了大部分乳糖。

根据中医理论，不同的情绪会影响不同的器官。例如，脾和胃最容易受到焦虑和忧虑的影响，这两种情绪会增加念珠菌的易感性。

念珠菌型肠漏症的警示信号包括：

※ 筋疲力尽和重度疲劳

※ 食物过敏

※ 嗜甜食

※ 口臭

※ 舌苔厚白

※ 脑雾（注意力不集中、身体不协调、难以坚持做完事情、记忆力减退）

※ 激素不平衡（雌激素占优势）

※ 关节疼痛

　　※ 性欲减退

　　※ 慢性鼻窦炎和过敏问题

　　※ 胀气和腹胀

　　※ 尿路感染

念珠菌型肠漏症解决方案

　　念珠菌型肠漏症患者体内的好坏细菌比例是失衡的。一旦有害细菌超过了 15% 这个限度，这些有害细菌就会减缓或阻止免疫系统的正常工作，开启一系列连锁反应，引发疾病，干扰食物消化和营养吸收，甚至对基因活性产生负面影响。

　　尽快抑制念珠菌过度繁殖是非常重要的，因为免疫系统不能正常发挥功能时，念珠菌感染可能会转移到身体的其他部位，包括心包膜等。为了从体内清除念珠菌，治愈肠漏症，必须开始用更适宜的饮食和生活方式来保护小肠和脾脏。

　　根据中医理论，凉性食物会伤脾（脾是产生红细胞的主要器官之一）。大多数人都认为饮用奶昔和冷蔬菜汁、食用大量健康蔬菜制成的沙拉对身体有益。这些东西是有益处，但对于念珠菌型肠漏症患者却不是这样。这些患者最好饮用温暖的饮料，例如茶和用室温状态的配料打成的奶昔。

　　例如，对于念珠菌型肠漏症患者，最好的一餐包括温暖的骨头汤、温热的德国酸菜或韩国泡菜等发酵蔬菜，同时饮用温茶。向骨头汤中加入西葫芦或冬南瓜有助于抑制念珠菌型肠漏症患者对甜食的嗜好。加甜叶菊的保哥果茶能够改善脾脏功能，有助于从体内清除念珠菌。我建议每天喝 2~3 杯保哥果茶。

另外，苦味食品吃得越多越好。可以买一些羽衣甘蓝、蓝莓和蔓越莓。开菲尔和酸奶对念珠菌型肠漏症患者非常有好处。想吃甜点，可以用烤箱烤个苹果，加上肉桂、胶原蛋白粉和室温椰奶打成奶昔。

治愈念珠菌型肠漏症的四步法

回顾一下念珠菌型肠漏症的定义，并持续钻研其起因和症状，然后按本节介绍的自然疗法来治疗。过程中，请注意观察舌苔，如果白苔有所减少，那就是健康改善的良好征兆。

1. 排除诱因：对小肠和脾脏有毒的食物

※ 避免摄入麸质和加工谷物、所有含糖食物和饮料。

※ 避免摄入咖啡因，咖啡因会刺激消化，导致食物通过小肠的速度过快，营养无法完全吸收。咖啡因还会加快心率，这种现象值得关注，因为念珠菌型肠漏症患者常有心血管问题。

※ 避免摄入酒精，从根本上说酒精也是一种糖，而且能够迅速促进酵母菌和真菌感染。

※ 排除能够引起湿的食物：牛奶、冰激凌、奶酪、蛋类、糖、人造甜味剂、小麦、面包、意大利面、精制面粉、豆腐、猪肉培根等肥肉、果汁、咖啡、啤酒、油炸食品、花生、坚果酱、香蕉、生水果和豆浆。

2. 食用具有治疗作用的食物

※ 苦味食物是治疗小肠疗效最好的食物。

※ 根据中医理论，食用少量温性的、含淀粉的蔬菜能协助脾脏从身体中清除念珠菌。温性的蔬菜有红薯、山药、豌豆、绿豆、扁豆、蚕豆、红豆、胡萝卜、甜菜、玉米、冬南瓜、西葫芦、小青南瓜、绿皮西葫芦、香蕉西葫芦、芜菁甘蓝和南瓜。但是，这些蔬菜不能过量食用，因为它们含有一定量的碳水化合物。每天上午或中午食用 2~3 份即可。

※ 晚上要摄入较少的淀粉，应以非淀粉性蔬菜、汤和有机肉类为主。

※ 德国酸菜和韩国泡菜等发酵蔬菜能补充人体所需的有益菌，继而控制酵母菌繁殖，让肠道中的有益菌恢复原样。

※ 草饲牛肉、羊肉、鹿肉、鸡肉、鸭肉、火鸡肉、野生动物肉、野生鱼类、鸡肝和牛肝等有机肉品，都是极好的蛋白质来源。不要忘记牛骨汤也是非常有用的。

※ 推荐用慢炖锅将西蓝花、花椰菜、卷心菜、羽衣甘蓝和甜菜等非淀粉性蔬菜煲成汤品。

※ 吃坚果和种子类食物时，少量摄取即可。粉碎的亚麻籽、鼠尾草籽和南瓜子都有助于维持健康的血糖水平，并且含有锌和 Ω-3 脂肪酸。

※ 用椰子油烹调，用橄榄油拌沙拉。这两种油都含有能阻止念珠菌繁殖的抗微生物剂和抗氧剂。

※ 甜叶菊是最好的甜味剂，可以加到茶里，因为它不含糖。也可以加少量（1 茶匙）麦卢卡蜂蜜。

　　※ 草药茶推荐保哥果茶、印度茶和甘草茶。

　　※ 餐中用温暖的茶水代替冰水。

3. 服用增补剂

　　※ 寻找含有益生菌的增补剂，这些增补剂有助于保持肠道有益菌群的势力。

　　※ 服用天然抗真菌或抗酵母菌产品。牛至精油、半纤维素、小檗碱、辛酸和百里香精油都是极好的来源，疗效非常显著。

　　※ 为了补脾，可以选择含有龙胆草、人参、黄芩、黄连、栀子和甘草的增补剂。

　　※ 可以尝试补硒，硒能够缓解氧化压力。

　　※ 大蒜能消灭真菌并改善免疫系统功能。

　　※ 西柚籽提取物能有效减少念珠菌。

4. 转变生活方式

　　※ 根据古代中医理论，念珠菌型肠漏症患者容易对所有事情产生担忧、焦虑和心神不宁等情绪反应。这类人要努力减少生活压力，一种好的减压方式就是与亲密的朋友共度美好时光。

　　※ 设定界限。亨利·克劳德（Henry Cloud）和约翰·汤森德（John Townsend）的著作《过犹不及：如何建立你的心理界限》（*Boundaries: When to Say Yes, How to Say No*）能够很好地教会你如何设定界限。读一读这本书，开始在生活中设定界限。

　　※ 下次想要硬撑过身体的极限时，提醒自己这样做是如何让自己感觉精疲力竭的。例如，又有人要求你去社区活动帮忙，

你可以试着拒绝。

※ 是时候简化你的生活、房子和责任了。拿出一张纸，写下你在生活中正在做的好事和特别好的事。然后把注意力集中在特别好的事上。

※ 念珠菌型肠漏症的人容易产生同理心，也有强烈的责任感。但是，仅凭你一己之力是无法拯救世界的。学会找到自己的局限，不要再为自己无法改变的人或事担心了。

※ 同时，不要让自己与世隔绝。朋友的陪伴和社交活动具有很好的治疗效果，尤其是朋友善于倾听时。

※ 放空大脑。冥想、祈祷或在舒服的沙发上静坐，每天至少一次。走进大自然，花点时间呼吸呼吸玫瑰的芬芳。即使像园艺和耙树叶这些枯燥的苦差事，都会对你产生意想不到的帮助。

※ 放轻松……看一场最喜欢的浪漫喜剧、读一本搞笑的书或者整理一下自己的数码相册。

※ 尝试针灸疗法。针灸对念珠菌型肠漏症是一种不错的自然疗法，特定类型的针灸会滋补脾脏和小肠。针灸用于治疗念珠菌感染和增强脾脏功能已经有几千年的历史了。

※ 用没药、薰衣草和洋甘菊精油泡一次疗愈身心的药浴。

念珠菌型肠漏症患者日常作息时间

早上 7:00　起床

花 10~20 分钟时间读一本积极向上的、有正能量的书。

上午 8:00　早餐和增补剂

享用低糖、对肠道有益的早餐。装好午餐和零食（如果前一晚没有完成这件事的话），服用第一轮益生菌增补剂和草药。

中午 12:00　午餐

午餐量可以少，但一定要含有温性蔬菜和有机肉类。

下午 15:00　草药茶

喝一杯 8~16 盎司（约 226~453 克）的温暖草药茶。保哥果茶是最好的选择，能够有效滋补脾脏。

下午 17:00　运动

参加愉快的团队锻炼，如普拉提或爆发力训练。也可以在附近骑车或快步走。

晚上 18:00　晚餐和增补剂

要确保晚餐有几份温性蔬菜和有机肉类。服用益生菌增补剂和草药茶。

晚上 20:00　睡前按摩或记日记

请伴侣为自己做按摩或记日记。也可以用泻盐和薰衣草精油来沐浴放松。

晚上 22:00 或 22:30　入睡

安静地沉思内省。忍住上社交网络或与朋友外出晚归的诱惑。放松下来，或者读一本积极向上的书，好好休息。

念珠菌型肠漏症患者适用的滋补食物清单

肉 / 蛋白质（**每份 3~5 盎司，约 85~141 克**）

开菲尔（未加工的、有机的）	瘦牛肉
酸　奶（经过 24 小时以上发酵	鹿　肉
的山羊奶）	火鸡肉
野生鱼类	骨头汤
羊　肉	胶原蛋白粉（粉末状骨头汤）
野牛肉	

蔬　菜（**熟的**）

芦　笋	韩国泡菜
西蓝花	洋　葱
冬南瓜	南　瓜
胡萝卜	德国酸菜
花椰菜	意面南瓜
芹　菜	菠　菜
甜　菜	萝　卜
大　蒜	香蕉西葫芦
羽衣甘蓝	绿皮西葫芦

水　果（**每天最多 1 份**）

蓝　莓	柠　檬
蔓越莓	青　柠
青苹果	

谷　物（发芽的）

籽粒苋　　　　　　　　　　　藜　麦
薏苡仁　　　　　　　　　　　玉　米

豆　类

红　豆　　　　　　　　　　　红扁豆

脂　肪／油

椰子油　　　　　　　　　　　亚麻籽油
橄榄油

面　粉

椰子粉

草　药

砂　仁　　　　　　　　　　　欧　芹
肉　桂　　　　　　　　　　　姜　黄
丁　香　　　　　　　　　　　百里香
人　参　　　　　　　　　　　牛　至

甜味剂

麦卢卡蜂蜜（1 茶匙）　　　　甜叶菊

饮　料

室温柠檬水　　　　　　　　　草药茶

种　子 / 坚　果（每份 1 茶匙）

鼠尾草籽　　　　　　　　　　　　　南瓜子

亚麻籽

危险食品

乳制品　　　　　　　　　　　　　　精制谷物

含有酵母菌的产品（如面包）　　　　糖

生　食

———

第 13 章

压力型肠漏症
Healing Stressed Gut

压力型肠漏症处方

起因	情绪问题、甲状腺问题、肾上腺疲劳和高皮质醇水平
合适的饮食	营养丰富的低糖食物
合适的增补剂	维生素 B_{12}、硒、甘草和印度人参等调节人体机能的草药
合适的生活习惯	学会释放生活中的压力

你知道肠道细菌能知晓你什么时候压力过大吗？人在因堵车而恼火、为心爱的人担忧或在忙碌一天中压力渐趋升级时，身体就会释放出一对压力激素：皮质醇和肾上腺素。这些激素不仅会抑制有益菌的生长，还会引起酵母菌的过度繁殖，这些酵母菌会扰乱微生物平衡，直接导致肠漏症。精神紧张和焦虑也会损害肾脏、肾上腺

和甲状腺，进而影响体内的所有激素。

　　压力型肠漏症是由压力精神状态激发出的一种肠漏症，其症状包括：

※ 营养吸收受阻

※ 器官供氧量下降

※ 消化道血流量下降 4 倍

※ 肠道中的酶减少 2 万多倍！

　　肾上腺是位于肾脏正上方的一对拇指大小的器官，能够协助分泌 50 多种激素，这些激素几乎与所有人体功能相关。每个肾上腺都由两种不同的结构组成：肾上腺外部被称为肾上腺皮质，内部被称为肾上腺髓质。肾上腺皮质分泌的激素是生命所必需的，会影响人体所有生理功能、器官和组织。肾上腺髓质则分泌肾上腺素和去甲肾上腺素，直接与压力水平相关。

　　人有压力或忽然发现自己身处战或逃的情境中时，肾上腺髓质就会分泌肾上腺素，提高血糖（迅速产生能量），将血液驱赶到肌肉和大脑（提高反应速度）。去甲肾上腺素会使血管变窄，导致血压升高。肾上腺皮质释放糖皮质激素（包括皮质醇）来调节血压、提高心血管功能、管理免疫反应、抑制发炎。如果同时患有肠漏症，肾上腺就会尽全力处理炎症反应，努力跟上对手进展。不幸的是，这场战役一般都以失败告终。随后，肾脏、脾脏和甲状腺就会负担过重。为应对这种情况，免疫系统会产生一些抗体，这些抗体会破坏甲状腺细胞，干扰甲状腺分泌关键激素的能力。这就可能导致桥本氏甲状腺炎，这种自身免疫性甲状腺疾病占现在甲状腺疾病总数的 90%。

面对冲突时主要会感到恐惧、犹豫或迟疑的人，往往容易产生压力型肠漏症。而那些有强大的意志力、坚定的决心或谨慎的为人处世态度的人，也容易产生压力型肠漏症。这些人通常都喜欢沉思，不断从各个角度分析问题，以确定最好的对策。

很多压力型肠漏症患者都是 A 型人格，意图成就一番事业。当身处逆境时，他们会躲进自己的天地，变成下班后也无法转换状态的工作狂。他们在晚餐后还在回邮件、写报告或准备演讲，直到满身疲惫地上床休息。话说回来，很多压力型肠漏症患者也重视家庭和朋友，会与亲朋好友保持联系，这就会产生一种拉锯式的压力：既想做一个孤独的工作者，还想与他人在一起。

压力型肠漏症患者面临的挑战是，既要在生活中充分发挥创造力，又要控制好恐惧和犹豫情绪。若无法应对这种挑战，他们就会在无意间不断把压力强加给肾上腺、肾脏和甲状腺，导致消化问题和肠漏症。所以，压力型肠漏症患者通常还会有泌尿问题、性欲减退、不孕不育和其他与激素相关的问题。

所爱之人故去、离婚或接受重大手术等让人伤心痛苦的事件，也会导致压力型肠漏症。财务有困难、关系不和谐和失业恐惧会增加肠道内的压力。这些问题都是非常实际的。到了最后，压力型肠漏症患者情绪出现波动，这种内化的困难会产生压力过大的感觉。特别是困境已经内化于心后。

当肾上腺无法再承受下去时，肾上腺疲劳就出现了。肾上腺疲劳也会影响小肠和脾脏等其他器官，最终导致营养吸收障碍。当肾上腺无法有效产生激素时，所有生理功能都会受到影响，可能产生以下症状：

　　※ 早晨疲劳或难以醒来

　　※ 性欲减退

　　※ 抑郁

　　※ 肌肉无力

　　※ 注意力不集中

　　※ 骨质疏松

　　※ 炎症

　　※ 过敏增多

　　※ 难以入睡

　　※ 疲劳

　　※ 嗜糖

　　※ 头发稀疏或脱发

　　※ 体重增长

　　※ 肌肉紧张

　　如果有上述任何一种症状，就可能有压力型肠漏症。

压力型肠漏症解决方案

　　对于压力型肠漏症，最首要的问题就是饮食和生活方式。最容易诱发压力型肠漏症的食物中，有两种就是咖啡因和酒精。

　　咖啡因会干扰睡眠周期，使肾上腺无法从休息不足中恢复。如果非要喝咖啡或含咖啡因的饮料，上午喝一小杯产生的伤害会小一些。

可以尝试用草药茶代替咖啡因，我推荐洋甘菊茶或圣罗勒茶。因为圣罗勒茶可以调理身体机能，降低皮质醇水平，促使身体放松。[1]

另一种导致器官疲劳、引起压力型肠漏症的因素是酒精。当然，周末喝一杯并不会引起什么问题。但是，如果每周喝两次以上、每次喝几杯的话，就可能刺激身体发炎。啤酒和烈酒都一样。尽量限制每周喝一次、每次喝一杯。

谷物和糖的过量摄入是压力型肠漏症最常见的原因，因为这些物质会给甲状腺和肾脏增加负担。避免食用谷物、糖、面包和意大利面，能够帮助身体从压力型肠漏症中自然恢复。

能够促进肠漏症愈合的食物都富含维生素 B_{12}，如有机牛肉、野生鲑鱼以及开菲尔或酸奶等发酵乳制品。过去我治疗过很多患压力型肠漏症的素食患者。我并不认为压力型肠漏症患者选择素食（无论做法是否严格）是一个好主意。

治愈压力型肠漏症的四步法

精神压力会导致甲状腺问题、肾上腺疲劳和皮质醇水平升高，进而导致压力型肠漏症。压力引起的细菌失衡也可能导致免疫功能障碍，提高感染或生病的风险，如果置之不理，最终就会产生自身免疫疾病。回顾一下压力型肠漏症的定义。哪些在你身上说得通？你是否感到自己正在承受精神或情绪压力？

1. 排除诱因：对肾上腺、肾脏和甲状腺有毒的食物

※ 高糖食物会导致血糖波动（血糖波动本身就是压力源）和情绪波动；应努力建立"糖让我感觉更糟"的信念。用水果或茶来解决对糖的渴望。

※ 早餐麦片中的谷物和所谓"健康"的营养棒能够迅速转化为糖，使身体承受过大压力。应严格限制饮食中的谷物（尤其是高度精制的加工谷物）。

※ 咖啡因会刺激肾上腺，损害甲状腺，也会增大肾脏和肾上腺的压力。限制每天只喝一杯含咖啡因的饮料。

※ 酒精是一种镇静剂，会影响我们的思维、感受和行动，促使焦虑的产生。饮酒并不是控制压力的积极方式。

※ 摄入生冷食物，如喝冰水或经常吃沙拉，可能加重消化系统负担。应该在一天当中喝一碗温暖的骨头汤或鸡肉蔬菜汤以及一杯温暖的茶水。

2. 食用有治疗作用的食物

※ 咸味食物和深色食物（如紫色、黑色或蓝色的食物），是压力型肠道愈合的关键。

※ 健康的咸味食物，如甘蓝脆片、味噌汤、菜蓟、南瓜子和鹰嘴豆泥。

※ 紫色、黑色或蓝色的深色食物，如蓝莓、李子、紫甘蓝、茄子和紫葡萄。花青素是赋予紫色食物颜色的植物营养成分，能够缓解肠道炎症。

※ 富含 B 族维生素的食物，如有机牛肉、家禽肉、啤酒酵母菌

和绿叶蔬菜，都有助于调节情绪。

※ 富含钙质的食物，如不加甜味剂的有机酸奶或野生鲑鱼，都
能够缓解焦虑。

※ 富含镁的食物，如坚果、牛油果和海菜，都能够缓解紧张情绪。
对于缺乏镁元素的人，这些食物能帮助他们恢复体内元素平
衡。

※ 富含蛋白质和氨基酸的食物，如骨头汤、牛肝和鸡肝、草饲
野牛肉和草饲食用牛肉、家禽肉、野生动物肉和野生鱼类，
都能促进新陈代谢和激素平衡。

※ 富含 Ω-3 脂肪酸的食物，如野生冷水鱼、有机肉类、发芽的
种子和坚果都能缓解炎症，有助于稳定情绪。

※ 容易消化、营养密集并且具有治疗作用的食物有椰子、橄榄、
牛油果、十字花科蔬菜（西蓝花、花椰菜、豆芽等）、南瓜子、
鼠尾草籽和亚麻籽。

※ 巴西果这种零食富含硒元素，能够滋养肾上腺。

※ 选择电解质丰富的海盐，而不是常见的碘盐。往肉类或蔬菜
上撒一点海盐，有助于水合作用。

3. 服用增补剂

※ 维生素 B_{12} 能够恢复肾上腺功能，减少同型半胱氨酸（一种
有毒的氨基酸），提高精力。

※ 调节人体机能的草药，如印度人参、红景天、圣罗勒、人参
和甘草提取物中的营养物质都有助于压力型肠漏症的恢复。
印度人参能够提升脱氢表雄酮水平，这是一种由肾上腺分泌、

帮助睡眠的激素。

※ L-谷氨酰胺粉对压力型肠漏症有多方面的治疗作用。这种氨基酸有助于保护、愈合和修复肠黏膜，同时能够缓解压力和抑郁。

※ 益生菌能够缓解焦虑，对补足肠道所需的有益微生物而言非常重要，因此能够支持肾上腺。

※ 硒能够缓解氧化压力，支持甲状腺，是压力型肠漏症患者经常缺乏的元素。

※ 富含 Ω-3 脂肪酸的鱼油有助于改善肾上腺功能。

4. 转变生活方式

※ 压力型肠漏症患者在生活中遭遇困难时容易担忧、焦虑、心神不宁。请认真看待减少生活压力这件事。不要只用一种方法，多用几种方法，但是一定要减少糖和酒精的摄入，这是压力型肠漏症的核心治疗方法。

※ 为了克服各种挥之不去的情感创伤，可以通过加入宗教社团或寻找可靠的好朋友来从情感层面帮助自己。

※ 写下那些长期以来闷在心中的情绪，或者干脆完全释放出来。

※ 尝试原谅自己。根据过往诊治患者的经验，我认为无法对以前做的事释怀、带着低自尊生活,会使压力型肠漏症久治不愈。

※ 少与消极的人交流（我们生活中的压力很可能来自这些人）。写下前五个人的名字：他们或从你身上吸走能量，或瞧不起你，或批评怀疑你做的每一件事。主动想办法减少与这些人接触的机会。

※ 相反，写下最能鼓励、倾听和支持你的五个人。经常安排时间与这些人相处和交往，他们会帮助你变得更好。

※ 向理疗师、牧师或可信赖的朋友咨询。每个人都有需要帮助的时候，在需要的时候寻求帮助，并不会对你的声誉产生不利影响。

※ 找到三种对自己有效的缓解压力的方式。这些方式可能包括站起来深呼吸几次、到附近散步、跑跑外勤，或在充满压力的一天结束后，计划一些你喜欢做的事。

※ 还有，找到适合自己的活动。可能是一节健身课，或与自己爱好相关的新项目。（我母亲业余时间喜欢骑马和跳爵士舞，在她癌症复发和产生肠漏症时，这些都对她的健康有巨大帮助。）

※ 注意自己的体态。压力可能让你的背都驼起来了。你要振作起来，挺直脊梁，抬起下巴，自信地前行。

※ 脱离一定要把所有事情做完的思维定式，让自己从与世隔绝的工作旋涡中转移出来，投入到社交活动中。每周都需要像安排工作一样安排娱乐和放松时间。

※ 锻炼是缓解压力的最好方式。每天或隔一天给自己安排30分钟以上的锻炼，找一个锻炼伙伴有助于你坚持下去。

※ 如果你像我一样喜欢海滩，想象自己在岸边迎着海风、听着海鸥的叫声，闻着防晒霜的香气，把这些都吸进身体里面。

※ 排毒药浴也是缓解压力的好方式之一。晚饭后，向热水中加一杯泻盐和20滴薰衣草精油，沐浴20分钟。然后喝一杯温暖的洋甘菊茶。

压力型肠漏症患者日常作息时间

早上 7:00　起床

醒来后花几分钟时间深呼吸。一定要计划一天结束时做一件自己喜欢的事。

上午 8:00　早餐和增补剂

享用一份低糖、有益于缓解压力型肠漏症的早餐。装好午餐和零食（如果前一天晚上没有完成这件事的话），服用第一轮增补剂：益生菌、维生素 B 和其他能够支持肾上腺、愈合肠漏症的增补剂。

上午 10:00　上午休息

喝一杯 8~16 盎司（约 234~468 克）的温暖草药茶，如圣罗勒茶或甘草茶。

中午 12:00　午餐

午餐最好有一碗暖暖的骨头汤和加牛油果的生菜沙拉。

下午 17:00　运动

确保自己能完成下班后的计划。参加愉快的团队锻炼，如普拉提或爆发力训练。也可以在附近骑车或散步。

晚上 18:00　晚餐和增补剂

晚餐应选择含有丰富 B 族维生素的食物，如羽衣甘蓝或菠菜等绿叶蔬菜和有机牛肉。服用第二轮增补剂：益生菌、维生素 B、支持肾上腺的增补剂、印度人参和圣罗勒等调理身体机能的草药。

晚上 20:00　睡前

到了用一次放松沐浴犒劳自己的时间了。放一盆热水，加点泻盐和 20 滴薰衣草精油，沐浴 20 分钟。

晚上 22:00 或 22:30　睡觉

睡前 1 小时关闭电视。忍住上社交网络的诱惑。读一本积极向上的书，使自己放松下来。睡个好觉，好好休息。

压力型肠漏症患者适用的滋补食物清单

肉 / 蛋白质 （每份 3~5 盎司，约 85~141 克）

开菲尔（未加工的、有机的）	瘦牛肉
酸　奶（发酵 24 小时以上的	肝　脏（鸡肝或牛肝）
山羊奶）	火鸡肉
野生鱼类	骨头汤
野牛肉	胶原蛋白粉（粉末状骨头汤）

蔬　菜 （熟的）

芦　笋	花椰菜
西蓝花	甜　菜
豆　芽	茄　子
胡萝卜	羽衣甘蓝

蘑　菇	菠　菜
德国酸菜	螺旋藻
海　藻	荸　荠

水　果（每天最多 1 份）

牛油果	树　莓
黑　莓	无花果
蓝　莓	草　莓
蔓越莓	

谷　物（发芽的）

藜　麦	菰　米

豆　类

黑　豆	蚕　豆

脂　肪 / 油

牛油果	酥　油（精炼黄油）
椰子油	

面　粉

椰子粉

草　药

罗　勒	海　盐
玛卡根粉	百里香
鼠尾草	姜　黄

甜味剂

原　蜜（每天最多 1 茶匙）　　　　甜叶菊

饮　料

荨麻茶　　　　　　　　　　　　　圣罗勒茶

种　子 / 坚　果（每份 1 茶匙）

杏　仁　　　　　　　　　　　　　鼠尾草籽
黑芝麻　　　　　　　　　　　　　南瓜子
巴西果　　　　　　　　　　　　　核　桃

危险食品

酒　精　　　　　　　　　　　　　精制谷物
含有咖啡因的饮料（包括咖啡）　　糖

第 14 章

Chapter Fourteen

—————

免疫型肠漏症

Healing Immune Gut

免疫型肠漏症处方	
起因	食物过敏、麸质和乳制品
合适的饮食	牛肉骨头汤、鸡肉蔬菜汤，选择不含谷物的食谱
合适的增补剂	消化酶、益生菌和 L- 谷氨酰胺
合适的生活习惯	听从身体的反应，要知道过敏反应有可能在 48~72 小时后才会发生

　　有好消息也有坏消息。先说坏消息：最严重的肠漏症类型就是免疫型肠漏症。好消息是这种肠漏症有治愈的希望。如果你已经被诊断为自身免疫疾病，或者溃疡性结肠炎、克罗恩病、肠易激综合征等炎症性肠病，那么免疫型肠漏症的治疗方案将扭转你饱受痛苦折磨的生活。这种方法的主要目的是减少免疫反应，为人体提供容

易消化的食物。

各种食物过敏、食物敏感和不耐受都是免疫型肠漏症最明显的警示特征。大部分人一生中会吃掉 25 吨以上的食物，但是并不是所有这些食物都能被身体很好地吸收。[1]

如果未被完全消化的蛋白质和脂肪从肠道黏膜渗透入血液中，身体就会认为这些东西是外来入侵者，进而产生过敏反应。你可能并不会打喷嚏或出皮疹，脑雾、疲劳和血糖下降都是不耐受的表现。过敏有时很难发现，在一些病例中，对过敏原的反应在 48~72 小时以后才会出现。

※ **食物过敏**：对免疫球蛋白 E 抗体产生的严重的即发型免疫反应。

※ **食物敏感**：对免疫球蛋白 G 抗体产生的较温和的迟发型免疫反应。

※ **食物不耐受**：缺乏消化特定食物的消化酶或其他消化障碍导致的代谢反应或胃肠反应。

无论反应是否严重，继续食用这些食物都可能会引起肠漏症之外更严重的健康问题，如炎症性肠病、肠道易激综合征、关节炎、湿疹、牛皮癣、抑郁、焦虑、偏头痛、肌肉疼痛或慢性疲劳等。现在找到过敏原的最好办法就是食物排除法。尽管过敏原测试可能靠不住（而且无法测试敏感和不耐受），但食物排除法被证实能够发现引起肠道不良反应的食物。

根据古代中医理论，因为免疫型肠漏症患者面对冲突时的基本情绪反应是不安、忧伤和缺乏自信，所以才会产生这些症状。具有完美主义倾向的人也是免疫型肠漏症的易感人群，因为他们无法放弃做"正确的事"的执念。此外，免疫型肠漏症患者失去所爱的人或经历深重忧伤情绪时，肠道就会产生问题。

为了治愈免疫型肠漏症，必须妥善处理这些情绪和其他源于自己强烈个性的致病诱因。你需要对改变有更多接纳，优雅地放下过去，否则就会给肠道施加更大的压力。

免疫型肠漏症解决方案

要缓解肠漏症，就必须避免摄入可能伤害肠道黏膜的抗营养素。我建议做一个饮食日志，写下所有入口的食物，同时也应该记录所有喝下的东西。做一个完整详细的记录是了解和控制食物敏感或过敏的最好方式，同时还要注意身体的反应。如果吃了乳酪蛋卷会流鼻涕，或者吃了丹麦点心后会关节痛或极度疲倦，那么就记录在日志中，这有助于改变你的生活。

免疫反应不一定在吃过食物后立即发生。有时副作用会在 24 小时或 2~3 天后才会出现。通过不断记录自己的感受，就可以找到与每天感觉好坏相关的模式。

根据我的临床经验，我发现在成长期使用过多抗生素类处方药是免疫型肠漏症的主要原因之一。抗生素会清除肠道中的好坏微生物，随着时间的推移，身体就会受害。最终，坏微生物会提高到一定水平，使得肠道对食物敏感，引起炎症性肠病。

如果做过肠漏症类型测试，发现自己可能是免疫型肠漏症，我建议你做的第一件事就是接受免疫球蛋白 G 检测，确定食物的不耐受情况。如果发现有食物不耐受问题，你就很有可能是免疫型肠漏症。

免疫球蛋白 G 检查能为你提供一份敏感食物清单，其中的食物都是不应该食用的。不论有多难，你都必须从饮食中排除这些食物。你的长期健康已经处在危急关头了，近期的健康也是同样。仅仅喝骨头汤、吃熟蔬菜和有机鸡肉就可以开始治愈肠漏症了。还有一点很重要，要吃有机蔬菜，因为免疫型肠漏症患者通常都会对一般农产品中的杀虫剂和除草剂产生不良反应。

我希望你向食谱中添加的第一种食物就是骨头汤。每当有人问我，"什么对免疫型肠漏症最好？"我的答案永远都是骨头汤。

可以用牛骨或鸡杂碎做骨头汤。如果要用后者，我喜欢去当地的农贸市场，买来鸡脖子、鸡骨架和鸡爪，然后把这些东西放进慢炖锅里，加水和苹果醋炖 24 小时。我还会加点大蒜和两个洋葱。这些都是一碗美妙鸡汤的基础。

牛骨汤当然也是不错的选择。你可以在线订购牛骨邮寄到家，也可以去全食或天然食品店买来一包有机散养牛的骨头。

每天至少喝一份骨头汤。你也可以向骨头汤中添加冬南瓜、意面南瓜或小青南瓜等蔬菜，那会让汤更加美味。

我希望你能有一点危机感，因为如果这样恶性循环下去，你的身体就会产生更加严重的免疫反应，最终导致更加严重的自身免疫疾病。但是，如果遵循这个方案，我相信你很快就能见到免疫问题有所改善。

治愈免疫型肠漏症的四步法

免疫型肠漏症患者首要解决的问题是紧跟免疫或自身免疫作用而来的肠道炎症。食物敏感（通常都是对麸质和乳制品敏感）是免疫型肠漏症背后的起因，而最根本的原因一般都是以前服用过抗生素类处方药、避孕药、类固醇或皮质类固醇，这些药物都会消灭肠道中的有益菌。你应该做一次免疫球蛋白 G 检测，确定自己是否有食物敏感或过敏，同时咨询胃肠科专家，看看你是否有炎症性肠病。

1. 排除诱因：导致肠道炎症的食物

※ 尝试用"食物排除法"来确定潜在的食物敏感，发现哪些食物可能触发免疫型肠漏症症状。可以从以下 10 种最常见的食物过敏原开始排除：

- 牛奶（因为其中含有 A1 酪蛋白和乳糖）
- 蛋白
- 小麦
- 谷物（尤其是含有麸质的谷物）
- 大豆
- 贝类
- 花生
- 木本坚果，如杏仁、巴西果、腰果、栗子、榛子、胡桃、开心果和核桃
- 糖，尤其是白砂糖
- 酒精

※ 停止食用清单里的食物至少 4 周，然后每隔 3 天重新恢复食用其中一种食物。

※ 每次恢复食用一种食物，就要持续记录 2 天自己的感觉。

※ 每种食物都要遵循同样的步骤。如果一种食物引起了反应，如脑雾、头晕目眩和皮肤瘙痒等症状，那么就不要再吃这种食物。然后等上 2 天，再开始恢复食用下一种食物。

※ 含糖的美食，如松饼、甜甜圈、蛋糕和纸杯蛋糕，甚至早餐麦片或能量棒，它们带来的麻烦可能会翻倍，因为这些食物中含有大量的精制白面（麸质）和糖。糖具有高度致炎性，你应该不惜一切代价避免摄入它。

※ 酒精在体内带来的反应与糖类似，也会引起炎症。酒精还是一种镇静剂，会影响人的思维、感受和行为，引发焦虑。应避免摄入酒精。

※ 摄入生冷食物，如喝冰水或经常吃沙拉，可能加重消化系统负担。应该在一天当中喝一碗温暖的骨头汤或鸡肉蔬菜汤以及一杯温暖的茶水。

2. 食用有治疗作用的食物

※ 预先规划饮食会有很大帮助。骨头汤是免疫型肠漏症饮食中的重要部分，而制作骨头汤需要提前准备，并在慢炖锅里炖一天以上，周末抽一天时间来购买原料，你就会从容很多。

※ 早上喝一份益生菌奶昔，用有益于肠道的山羊奶开菲尔和发芽亚麻籽制作，可以有效促进肠道中有益微生物的生长。注意：一些免疫型肠漏症患者开始补充益生菌时，应该温和缓

慢地进行，以避免组胺反应过度。为了安全起见，先从半茶
匙益生菌食物吃起，再逐渐增加食用量。

※ 容易消化的熟蔬菜有各种南瓜、西蓝花、卷心菜、花椰菜、
芦笋、胡萝卜、芹菜、甜菜、菠菜、羽衣甘蓝和洋葱。

※ 富含蛋白质和氨基酸的食物也很有帮助，包括骨头汤、牛肝
和鸡肝、草饲野牛肉和草饲食用牛肉、家禽肉、野生动物肉
和野生鱼类。涂上蜂蜜烤野生鲑鱼，下面垫上生菜或芝麻菜，
会是免疫型肠漏症患者的理想食物。

※ 富含 Ω-3 脂肪酸的食物，如野生冷水鱼、有机肉类、发芽种
子和坚果都能缓解肠道中的炎症。

※ 健康脂肪有橄榄油、椰子油、酥油（精炼黄油）和亚麻籽油。

3. 服用增补剂

※ L-谷氨酰胺有助于保护、治疗和修复渗漏的肠道，也能够支
持免疫系统。

※ 消化酶能够帮助肠道充分分解食物，改善通常与食物过敏相
关的消化不良。

※ 为了补足肠道所需的好菌，益生菌非常重要，但是很多标准
益生菌都是以乳制品为基质培养出来的，请一定要选择土壤
源益生菌，它们对免疫型肠漏症尤其有效。请从小剂量的土
壤源益生菌开始服用，再逐渐增量。

4. 转变生活方式

※ 为了战胜肠漏症，你必须有意识地重视享受生活这件事。免

疫型肠漏症患者大多是完美主义者，非常自律、有条理、尽责而独立。如果听起来和你很像，请允许自己放松放松，让快乐重新回到你的生活中。请安排休息和复原时间，放下一定要把所有事情做完的思维定式，每周计划中都安排一些"娱乐时间"，与自己所爱的人共度欢乐时光。

※ 如果正在经历人生的某一低谷或遇到重大损失，要密切注意身体对不同食物的反应。正在经历悲伤或创伤的人处于炎症易发期，更容易罹患免疫型肠漏症。

※ 我建议你，从早上起床到晚上休息都一直要保持"感恩的态度"。一种训练自己学会感恩的方式就是每天早上大声说出你感恩什么。这样做可能需要一些努力，尤其是刚开始时，但是要给自己一个迅速恢复活力的机会。

※ 在日记中记录自己的感恩：个人生活中要感恩什么？工作中要感恩什么？是谁在你人生关键时刻庇护了你、让你受惠？

※ 同时，也要给悲伤之事留下空间。如果生活中某一方面有些困难或不愉快，不妨把这些都发泄出来。有时对自己大声承认——生活并不如你所愿，面对当前的困难，你生气了、伤心了或受挫了——这样做会让你感激自己已经拥有的东西。

※ 让身体动一动，特别是因为免疫型肠漏症而无法运动的时候。你最喜欢的健身活动是什么？你没必要去训练铁人三项，散步半个小时怎么样？如果你早就想去健身房或参加运动课程，现在就是最好的时机，但是要循序渐进地开始，以免受伤或引起发炎。

※ 跳舞既可以让你动起来，还不会给关节带来太大压力。人们之所以喜欢跳舞，就是因为自己编排并跳出那些舞步时的愉

悦。让自己享受这份快乐吧！

※ 上视频网站看一场喜剧电影。听音乐也有助于缓解压力。如果在通勤的路上，请听一些舒缓的音乐，不要听那些让人血压升高的新闻频道。

免疫型肠漏症患者日常作息时间

早上 7:00　起床

醒来后花几分钟时间深呼吸。我相信，阅读一段《圣经》或励志书籍，安静地开始一天的生活，是很重要的。

上午 8:00　早餐和增补剂

享用一份有益于免疫型肠漏症的早餐，如加了胶原蛋白粉的暖暖的梨子奶昔，胶原蛋白粉实际上就是粉末状的骨头汤。一定要记录自己吃下的食物。服用第一轮增补剂：消化酶、土壤源益生菌、含 L- 谷氨酰胺的可修复肠漏症的肠漏症增补剂。

中午 12:00　午餐

喝一碗温暖的鸡肉蔬菜汤。别忘了记录吃下的食物和身体进食后的反应。

下午 17:00　运动

参加愉快的团队活动，如普拉提或爆发力训练。也可以在附近骑车或散步。

晚上 18:00　晚餐和增补剂

晚餐一定要有一份温暖的蔬菜，以及草饲牛肉或散养鸡肉。服用第二轮增补剂：消化酶、土壤源益生菌、含 L- 谷氨酰胺的可修复肠漏症的增补剂。

晚上 20:00　睡前

是时候用一次放松的沐浴犒劳自己了。放一盆热水，加点泻盐和 20 滴薰衣草精油，沐浴 20 分钟。聆听有表现力但是舒缓的音乐，放松下来。回顾自己的饮食和感受，寻找食物和身体反应之间所有可能的联系。

晚上 22:00 或 22:30　睡觉

睡前 1 小时关闭电视。忍住上社交网络的诱惑。读一本积极向上的书，让自己放松下来。睡个好觉，好好休息。

免疫型肠漏症患者适用的滋补食物清单

肉 / 蛋白质（每份 3~5 盎司，约 85~141 克）

野牛肉	羊　肉
骨头汤	瘦牛肉
胶原蛋白粉（粉末状骨头汤）	火　鸡
鸡　肉	野生鱼类
鸭　肉	酸　奶（发酵 24 小时以上的山羊奶）
蛋　黄	开菲尔（未加工的、有机的）

蔬　菜（熟的）

小青南瓜	胡萝卜
芦　笋	花椰菜
西蓝花	芹　菜
冬南瓜	甜　菜
黄　瓜（去皮）	德国酸菜
大　蒜	意面南瓜
羽衣甘蓝	南瓜类蔬菜
洋　葱	绿皮西葫芦
南　瓜	

水　果（每天最多 1 份）

苹　果（熟的）	柠　檬
牛油果	青　柠
蓝　莓	芒　果
樱　桃	梨

谷　物（发芽的）

当你有免疫型肠漏症时，不应食用任何此类食物

豆　类

当你有免疫型肠漏症时，不应食用任何此类食物

脂　肪 / 油

牛油果	酥　油（精炼黄油）
椰子油	橄榄油
亚麻籽油	

面 粉

椰子粉

草 药

茴 香   薄 荷
姜   姜 黄
甘 草

甜味剂

原蜜（每天最多 1 茶匙）   甜叶菊

饮 料

洋甘菊茶   葵蜜饯茶
茴香茶   薄荷茶
姜 茶   加柠檬的温水

种 子 / 坚 果（每份 1 茶匙）

鼠尾草籽   亚麻籽（发芽的）

危险食品

酒 精   精制食品
乳制品   包装食品
生 食

第 15 章
Chapter Fifteen

————————

胃病型肠漏症
Healing Gastric Gut

胃病型肠漏症处方	
起因	咀嚼不充分、进食过多、消化系统迟缓
合适的饮食	大量水果和蔬菜（包括发酵蔬菜），减少饭量
合适的增补剂	含有胃蛋白酶的盐酸、麦卢卡蜂蜜、苹果醋和消化酶
合适的生活习惯	走出自己的舒适区，尝试德国酸菜、韩国泡菜和味噌等发酵食品

你刚刚在一家豪华餐厅美餐了一顿，而且是一顿非常健康的美味。从草饲肋眼牛排到藜麦、芝麻菜、牛油果沙拉，都是有机食品。

但是，饭后不到一小时，你的胃就开始胀起来了，感觉食物要上升到胸口了，让你有灼烧的感觉。眼下发生的是胃酸反流再次发作，这是一种严重的消化不良，指饭后酸味或苦味液体向上流到喉咙或口腔。

如果胃酸反流变成慢性问题，就会发展为胃食管反流。该疾病的生理描述如下：吞咽时，食道底部的肌肉力量减少，使得食物和胃酸上升至口腔。如果放任不管，胃食管反流就可能导致食道疼痛出血，增加患食道癌的风险。

乔纳森·莱特（Jonathan V. Wright）医学博士在其著作《为何胃酸对你有好处》（*Why Stomach Acid Is Good for You*）中写道，50 岁以上的美国人有一半胃酸不足，无法充分消化食物。你可能感到很奇怪，毕竟埃索美拉唑、兰索拉唑、奥美拉唑和雷尼替丁等解酸药品做了许多广告宣传。所有美国公众多年来都被告知胃酸过多是各种胃病（如胃酸反流和胃食管反流）的根源，而事实恰恰相反。

胃酸反流和胃食管反流都是胃病型肠漏症明显而确定的特征。腹胀、肠积气和小肠细菌过度繁殖都是胃病型肠漏症的症状。小肠细菌过度繁殖如果不加以治疗，可能导致严重的并发症和营养缺乏，如缺乏维生素 B_{12} 可能导致永久性神经损伤。

导致胃病型肠漏症这种严重问题的原因主要有：

※ 胃酸较少，消化系统迟缓

※ 服用解酸药

※ 咀嚼习惯不良

※ 进食过多

※ 情绪反应过激

上述任何一种或几种因素都可能导致胃、脾和胰腺功能障碍。

过度劳累是人们产生胃病型肠漏症最主要的原因。你是否对工作过分投入、经常加班？是否正在努力让自己刚刚开创的事业运转起来？是否争分夺秒地开门迎客？如果是这样的话，你所感受到的压力已经让你处于罹患胃病型肠漏症的风险中了。

得了胃病型肠漏症，消化系统的工作速度会减缓，也就是食物在胃中会滞留更长时间。随着时间的推移，胃部压力会不断升高，进而导致幽门螺旋杆菌感染。这种细菌会导致胃黏膜或小肠上部产生溃疡。

健康的消化系统中，小肠中的细菌水平较低，细菌数量最多的位置是结肠。但是，当坏细菌入侵小肠时，就会产生小肠细菌过度繁殖，引起营养吸收障碍，进而导致胃病型肠漏症。心脏病和高血压等心脏问题也可能随之产生，但胃酸反流和胃食管反流等胃部问题是最明显的外部表现。

改变生活方式和高度紧张的情绪，对治疗胃病型肠漏症具有绝对重要的意义。根据中医理论，胃病型肠漏症与火和土相关，患者往往个性暴躁。如果你在生活中情感投入较深、情绪反应强烈，那么你更容易发生胃病型肠漏症。做任何降低压力、使情绪恢复平静的事情，都可以减轻胃病型肠漏症的症状。最好的方式就是记日记，或醒来后读一篇励志文章。

从饮食角度看，仅仅充分咀嚼食物就会对你产生巨大帮助，因为咀嚼不充分或未经咀嚼的食物会增大胃部的压力。不要狼吞虎咽地吃三明治或沙拉。放松专注地咀嚼食物，每一口食物要咀嚼 30 次以上，唾液中的酶才能将食物初步分解。如果咀嚼充分，食物也会更加美味，因为干燥的舌头是无法尝出食物有多美味的。

在吞咽前把食物咀嚼几十次的时间里，胃就会分泌胃酸，为分解进入胃部的食物做准备。胰腺也会开始分泌分解食物的消化酶。

脾脏在消化过程中也起到重要作用。中医理论认为脾主运化，将食物转化为人体能够利用的能量，还会协助修复小肠黏膜。但是如果有肠漏症使肠道负担过重，脾脏修复肠黏膜的工作量就会增加。至于胰腺，这个器官在有肠漏症的情况下无法生成消化酶，有时则是因为长期疲劳、慢性疾病、饮食不当、情绪波动，甚至老化。

过量进食也是引起胃病型肠漏症的原因。过量进食会使胃容量增大，导致食物不能及时进入小肠。为了让食物从胃部通过，胃就会分泌出更多的胃酸，而胰腺要分泌更多的消化酶，几乎到了胰岛素受体难以为继的地步，这是糖尿病即将发生的征兆。

当你感到有七八分饱时，就应该放下餐具了。如果你认为自己可能有胃病型肠漏症，我建议你少食多餐。可以考虑按这个时间表进食：上午 9 点、中午 12 点、下午 3 点和晚上 6 点。早上喝蔬菜汁，中午和一天中晚些时候喝骨头汤。间歇性禁食也会有帮助，也就是在 4~6 小时的时间内吃掉所有食物，其他时间什么都不吃。

苦味食物非常好，因为它们能够帮助胰腺分泌更多的酶。羽衣甘蓝、西蓝花、花椰菜、豆芽、甜菜、萝卜和芝麻菜都是苦味蔬菜；柠檬、青柠、葡萄柚和橄榄都是酸味水果；洋甘菊、薄荷和蒲公英都是苦味草药。这些食物都对胃病型肠漏症有帮助。

胃病型肠漏症患者可以选择喝矿泉水。要是往一杯起泡的圣培露矿泉水中加一茶匙苹果醋、苦味草药汁或柑橘皮精油就更好了。但是，用餐时不要喝汽水或任何液体，最好在餐前和其他时间喝一点水。

胃病型肠漏症解决方案

治疗胃病型肠漏症有几条基本原则。

首先，每 3 个小时左右少量进食一次。经常吃发酵蔬菜也是个好主意。晚上 7 点以后一定不要再进食了。最好能在中午 12 点和晚上 6 点之间进食 3 次。

饭前喝一杯加了一茶匙苹果醋的温水。因为醋带有天然的酸性，能够降低胃中的 pH 值。如果你有喝咖啡的习惯，量要逐渐减少。只可以在两餐之间喝饮料。坐下用餐之前，提醒自己每一口食物都要充分咀嚼。

每周制定好饮食计划，以便按照胃病型肠漏症的饮食原则进食。这就意味着你要拟一份简短的购物清单，事先购买三餐和零食所需的原料。

用有益于肠道的山羊奶和发芽亚麻籽做成奶昔，早上喝一杯来促进肠道有益菌的生长。午餐简单喝一碗骨头汤，非常健康。晚餐可以考虑做我最喜欢的慢炖牛肉加根茎类蔬菜汤（见 284 页）。因为这是一份慢炖菜谱，很容易多做一些，留作下一餐使用。就制定饮食计划而言，下一餐已经准备好了，压力就小了不少。

治愈胃病型肠漏症的四步法

胃病型肠漏症主要的起因是胃酸过少、服用非处方解酸药物、咀嚼不充分和进食过多，这些因素都会加重胃、脾和胰腺的压力。

你现在是否处于情绪压力之下呢？不如把精力专注在你能控制的事情上，也就是咀嚼习惯、过量进食和使用解酸药物。超重和缺乏锻炼也是胃病型肠漏症的主要原因；确保每周锻炼几次。不锻炼的日子，要散步 30 分钟以上。感到焦虑、恐惧情绪或将自己推至体力极限，都使人容易产生胃病型肠漏症。

1. 排除诱因：对胃、脾和胰腺有毒的食物

　　※ 油炸食品和过多的加工油都很难消化，可能会加速或减缓消化过程，导致腹泻或便秘、腹胀、胀气和消化不适。最糟糕的加工油是菜籽油、大豆油和棉花籽油。

　　※ 含麸质的谷物中富含身体难以消化的植酸。麸质还会导致肠道发炎，使胃病型肠漏症恶化。

　　※ 含有"是拉差辣椒酱"（sriracha sauce）或辣椒的辛辣食物会使胃病型肠漏症恶化，引起腹泻和便溏。

　　※ 传统乳制品中不含酶，所以会加重胰腺负担。传统乳制品还含有激素、抗生素和药物，都会伤害肠道。

　　※ 避免食用柑橘、番茄、奶酪、黑巧克力和酒精等酸性食物。

2. 食用有治疗作用的食物

　　※ 新鲜的有机蔬菜和水果含有大量的酶和抗氧化剂，很容易消化。不论生吃还是做熟，它们都是胃病型肠漏症患者饮食的基础。

　　※ 苦味蔬菜和草药，包括西生菜、羽衣甘蓝、芝麻菜、萝卜、蒲公英、豆瓣菜、芥蓝、橘皮、李子、树莓、草莓、大黄、欧芹、姜和姜黄，都对胃病型肠漏症非常有帮助。

　※ 根茎类蔬菜，如红薯、胡萝卜、甜菜、洋葱、姜和大蒜，都
　　对胃非常有好处。

　※ 草饲牛肉、散养鸡肉、鹿肉、鸭肉、火鸡肉和野味等有机肉
　　类都能缓解胃病型肠漏症。野生鱼类也是极好的蛋白质来源。

　※ 用牛骨或鸡骨制成的骨头汤非常有益处。

　※ 有机开菲尔和酸奶是最好的两种乳制品，能够促进有益菌生
　　长、安抚胃部。

　※ 卷心菜汁和德国酸菜能够平衡胃酸水平。

　※ 进餐时要限制水的摄入，以防止胃酸被稀释。

　※ 不要在精神压力下进食，同时要避免高纤维食物。

3. 服用增补剂

　※ 消化酶会分解食物微粒，确保食物被充分消化。每餐开始时
　　服用一两粒消化酶胶囊。

　※ 食物中有肉类时，应该服用含有胃蛋白酶的盐酸（含有胃蛋
　　白酶的甜菜碱盐酸，这种酸能在胃里分解蛋白质）。开始只吃
　　一粒，然后逐渐加至每餐一粒，到了胃中产生温暖的感觉之
　　后，再将剂量减少到一粒。如果不食用肉类，就可以不服用
　　这种增补剂，否则胃部会产生不适。

　※ 服用含有胃蛋白酶的盐酸有几个注意事项：不要与布洛芬或
　　对乙酰氨基酚等抗炎药和皮质类固醇同时服用。这些药物会
　　破坏胃肠黏膜，增大胃溃疡风险。

　※ 麦卢卡蜂蜜具有抗微生物的特性，能够破坏胃中的幽门螺旋
　　杆菌。每天可服用 1~3 茶匙。

※ 苹果醋能促进消化酶分泌。餐前喝 1 杯水，水中加 1 茶匙苹果醋。

※ 服用含有 L- 谷氨酰胺、姜、甘草根和滑榆树皮的可疗愈肠漏症的增补剂。

※ 含有土壤源微生物的活性益生菌增补剂有助于平衡肠道菌群，同时改善消化。

4. 转变生活方式

※ 根据中医理论，胃病型肠漏症患者容易产生消化问题的原因是，他们面对冲突的基本情绪反应太过夸张或猛烈。

※ 有胃病型肠漏症的人是社交动物，他们有趣、讨人喜欢、令人兴奋。但是在人际往来时，一旦各种情绪都高涨起来了，问题也就来了——在事情进展顺利时，种种情绪相处愉快；但如果事情不如所愿，各种情绪就会产生冲突。为了让胃病型肠漏症痊愈，请务必在生活中管理好自己的情绪，用理智清晰的思维面对生活。

※ 如果你性情热烈，对生活和他人充满热情，那么你的情绪会是幸福和愉悦占主位。但从反面来看，如果你遇到失恋或有不愉快的事情，那么挫败、嫉妒、悔恨和忧伤就会占主位了。

※ 当失望或悲伤时，那些容易产生同理心的"有心人"容易伤及胃、胰腺、脾脏和小肠功能。生活中的失望常常会诱发消化问题（包括肠漏症）。

※ 欢笑是世界上最有效的药物。安排时间与让人欢笑的朋友相

处，让朋友帮你打起精神。轻松愉快的友谊具有神奇的滋补
效果。

※ 表扬他人，让他们知道你对他们工作的感激。有时我们很容
易专注于自身和自身的问题，但是当你看到周围有人需要鼓
励，帮助他们打起精神也对自己有帮助。

※ 尝试太极拳、瑜伽或其他放松的运动来让自己恢复平静。

※ 用一次全身按摩来犒劳自己，这对舒缓身心有奇迹般的效果。

胃病型肠漏症患者日常作息时间

早上 7:00　起床

醒来后，花几分钟回顾一下使自己感恩的事物。然后花 5 分钟时间读
一本励志书籍。

上午 8:00　早餐和增补剂

早餐前，喝一杯加了苹果醋的水。然后喝一份开菲尔和亚麻籽制成的
奶昔，或是吃一份简单的早餐。装好午餐和零食（如果前一晚没有完
成这件事），然后服用第一轮增补剂：消化酶和其他增补剂。

中午 12:00　午餐

午餐可以少吃一些，喝一碗温暖的骨头汤，吃一些牛油果生菜沙拉。
用餐时不要着急，一定要充分咀嚼。服用一两粒消化酶胶囊和其他增
补剂。

下午 17:00　运动

参加愉快的团队锻炼，如普拉提或爆发力训练。也可以在附近骑车或散步。

晚上 18:00　晚餐和增补剂

晚餐前，喝 1 杯加了苹果醋的水。用推荐的食材做 1 份少量但有营养的晚餐，晚餐后加 1 份健康的零食或甜点。提醒自己慢慢咀嚼，每口咀嚼 30 次，享受美味。服用一两粒消化酶胶囊和其他增补剂。

晚上 20:00　睡前

到放松时间了。用愉快的沐浴犒劳自己。热水中加 1 勺泻盐和 20 滴薰衣草精油，沐浴 20 分钟。然后观看电视节目或电影让自己放松下来。

晚上 22:00 或 22:30　睡觉

睡前 1 小时关闭电视。忍住上社交网络的诱惑。读一本积极向上的书，使自己放松下来。冥想几分钟让头脑放松下来。睡个好觉，好好休息。觉睡得好，身体会产生褪黑素和催乳素，这两种激素会帮助肠道中的有益菌生长。

胃病型肠漏症患者适用的滋补食物清单

肉 / 蛋白质（每份 3~5 盎司，约 85~141 克）

野牛肉　　　　　　　　　　　　蛋白粉（有机的）

骨头汤　　　　　　　　　　　　火　鸡

胶原蛋白粉　　　　　　　　　　野生鱼类

鸡　肉　　　　　　　　　　　　野生动物肉

开菲尔（未加工的、有机的）　　肝　脏（鸡肝或牛肝）

瘦牛肉　　　　　　　　　　　　酸　奶（发酵 24 小时以上的山羊奶）

蔬　菜

芝麻菜　　　　　　　　　　　　酸黄瓜

芦　笋　　　　　　　　　　　　萝　卜

甜　菜　　　　　　　　　　　　西生菜

白　菜　　　　　　　　　　　　芜菁甘蓝

卷心菜　　　　　　　　　　　　德国酸菜

胡萝卜　　　　　　　　　　　　意面南瓜

芹　菜　　　　　　　　　　　　菠　菜

芥　蓝　　　　　　　　　　　　南瓜类蔬菜

羽衣甘蓝　　　　　　　　　　　红　薯

韩国泡菜　　　　　　　　　　　豆瓣菜

水　果

苹　果　　　　　　　　　　　　木　瓜

猕猴桃　　　　　　　　　　　　梨

芒　果　　　　　　　　　　　　菠　萝

谷　物（发芽的）

茉莉香米

豆　类

鹰嘴豆（鹰嘴豆泥）　　　　　　豌　豆

绿　豆

脂　肪／油

椰子油　　　　　　　　　　　酥　油（精炼黄油）
亚麻籽油　　　　　　　　　　橄榄油

面　粉

椰子粉

草　药

芦　荟　　　　　　　　　　　欧　芹
莳　萝　　　　　　　　　　　薄　荷
茴　香　　　　　　　　　　　姜　黄
姜

甜味剂

原　蜜（每天最多 1 茶匙）　　糖　浆
甜叶菊

饮　料

苹果醋　　　　　　　　　　　矿泉水（如圣培露矿泉水）

种　子／坚　果（每份 1 茶匙）

鼠尾草籽　　　　　　　　　　亚麻籽
南瓜子

危险食品

酒　精　　　　　　　　　　　油炸食品
咖啡因　　　　　　　　　　　辣　椒

第 16 章

Chapter Sixteen

───────

毒素型肠漏症

Healing Toxic Gut

毒素型肠漏症处方	
起因	过量摄入来自环境、个人护理用品和加工食品的毒素和有害脂肪损害了肝脏和胆囊
合适的饮食	有机肉类和鱼类、有机蔬菜和水果
合适的增补剂	益生菌、含有脂肪酶的消化酶、牛胆粉、水飞蓟等护肝草药
合适的生活习惯	酸味食物，越多生鲜蔬菜越好

体内任何一种器官功能不正常，身体其他部分就要更加努力工作来弥补它的功能。高脂／低纤维的饮食习惯对肝脏和胆囊的伤害尤其大，因为这两种器官是负责消化高脂食物的。据估计，有 2000 万美国人患有胆囊疾病。[1]

肝脏是人体第二大器官，能够从血液中过滤出有害的油脂和毒素，分泌重要的消化液，也就是消化脂肪和分解激素的胆汁。肝脏还会储存必需的维生素和铁等矿物质。但是，如果肝脏负担过重、功能减退，便无法以其最优水平运转，进而会影响与其"成对"的器官——胆囊。胆囊是一个小小的梨形囊状器官，附着在肝叶后方，储存肝脏分泌的富含胆固醇的胆汁。

有70%的胆结石病例都是由于胆汁中胆固醇过饱和。蠕动缓慢的肠道和便秘也可能导致胆结石。肥胖、体重下降过快、口服避孕药、便秘、高脂饮食、高糖饮食、低纤维饮食、食物过敏和遗传因素都有可能导致胆囊和肝脏问题。

如果你从食物中摄取过量的氢化脂肪和毒素，给肝脏造成的负担过重，胆汁分泌水平就会受到影响，进而给小肠分解脂肪和毒素施加更大的压力。如果发生这种情况，小肠就会过度疲劳，肠壁上一些区域的紧密连接就会打开，使得有害脂肪和毒素进入血液。这种情况会引发消化道炎症和有毒的肠道，最终导致肠漏症。如果这些症状长期维持下去，最终会产生脂肪酸吸收障碍、胆囊疾病，也经常产生神经系统疾病或红斑痤疮等皮肤炎症。

传统中医认为，肝脏和胆囊受愤怒、挫败和缺乏谅解这些情绪影响较大。如果你不够耐心或经常受挫，这些情绪就会直接影响肝脏和胆囊。作为一名毒素型肠漏症患者，我知道原谅他人非常不容易，尤其是自己被误解时。但是，即使在生活中遇到极其痛苦的经历，你也必须走出宽恕的第一步。

如果有毒素型肠漏症，我建议你拿出一张纸，写下所有你需要原谅的人，这也是康复训练的一部分。然后给这个人写份字条或电子邮件，告诉他："嗨，我只是想告诉你，我原谅你以前所做的事，并送上我最美好的祝福。"比手写字条更好的方式是当面表达自己的想法。如果当面原谅不可行（或不适当），可以找一位亲密的朋友，告诉他或她所发生的事，以及为何你会原谅这个侵犯你的人。

在这个过程中，你有时可能需要找个心理咨询师。我向你保证这个费用是值得的。关于原谅这个话题，最优秀的一本书是《帮自己一个忙……原谅》（*Do Yourself a Favor ... Forgive*），作者乔伊斯·梅耶（Joyce Meyer）向读者展示了如何从负面思维模式中逃脱出来，控制自己的情感，妥善处理生活中的挫折。

减轻挫折感能减轻压力，但压力纾解的感觉有时也来自一些简单的事情，比如到户外走走、欣赏美好的风景。整理和清洁房间，也会让你感觉好像把一个沉重的麻袋从肩膀上卸下。请给自己时间，和好朋友一起共进午餐、逛逛商场或者参加网球或高尔夫球等休闲运动，这些都有助于放松。

毒素型肠漏症解决方案

治疗毒素型肠漏症的第一步就是改变饮食习惯，为肝脏和胆囊提供支持。中医理论告诉我们，毒素型肠漏症患者一般属木，意思是一年四季中与他们最相关的季节是春季，而春季是小草生长、花朵绽放和树木发芽的季节，整个世界都变成绿色了。因此，对毒素型肠漏症最好的食物就是绿色食物：

※ 洋蓟、西蓝花、豆芽、芥蓝、芽菜和豆瓣菜等绿色蔬菜

※ 绿色叶类蔬菜沙拉

※ 用胡萝卜、黄瓜、芹菜和少量小麦草制成的蔬菜汁

这些"鲜活"的食物中含有大量的酶，对肝脏和胆囊具有完美的支持作用。虽然德国酸菜、韩国泡菜等酸味食物和甜菜都不是绿色的，但它们也有帮助。饮料方面，可以尝试蒲公英茶或水飞蓟茶，这两种茶都有助于净化肝脏和胆囊。

治愈毒素型肠漏症的四步法

毒素型肠漏症的根源是肝脏和胆囊所受的压力，以及无法释怀的愤怒和挫折感。你需要努力通过饮食来恢复肝脏和胆囊的健康，并且学会原谅、不再执着于个人生活中的挫折。过多食用高脂肪和添加化学物质的食品，也会加重肝脏和胆囊负担，有损它们的功能。

1. 排除诱因：对肝脏和胆囊有毒性的食物

※ 油炸食品和加工食品中的氢化或部分氢化油脂都会导致胆囊衰弱。而胆囊衰弱时，所有高脂食物（即使是健康脂肪）都有可能引起胆囊问题，所以应避免食用坚果、坚果酱、猪油和其他油。

※ 精制白糖和单一碳水化合物会增加胆结石风险。人造甜味剂也没有益处，因为它们会毒害肝脏。

※ 避免食用非有机食物。用传统方法种植的农产品和加工食品中含有杀虫剂，这些物质都对肝脏有害。以传统方式加工的

乳制品则含有激素、抗生素、Ω-6 脂肪酸和药物，这些物质都会给肝脏造成巨大压力。而猪肉和用传统方式养殖的牲畜所制成的肉品中富含会加重肝脏炎症的脂肪。

2. 食用有治疗作用的食物

※ 优质蛋白质来源有不含抗生素的鸡肉和火鸡肉、草饲牛肉、野牛肉和野生鱼类、有机蛋白粉和货真价实的骨头汤。

※ 根据中西医理论，酸味食品对肝脏和胆囊最有疗效。对毒素型肠漏症最有疗效的酸味食品有：

·芦笋	·白菜
·芹菜	·柑橘类水果
·青苹果	·开菲尔
·韩国泡菜	·绿豆
·橄榄	·李子
·黑麦酸面包	·德国酸菜
·芽菜	·唐莴苣
·酸奶	

上述很多食物都富含纤维素。每天都要摄入 30~40 克纤维素。

※ 含有大量生水果和蔬菜的食谱能够降低胆结石风险。要多食用沙拉和蔬菜汁。

※ 甜菜、洋蓟和蒲公英嫩叶这三种蔬菜能够促进胆汁流动、分解脂肪。

※ 椰子油比其他脂肪和油更容易消化，但是食用也要适量。

※ 牛肝和鸡肝都富含维生素 B_{12}、叶酸、生物素、胆碱和维生素

A 等营养素，对肝脏功能有支持作用。

※ 亚麻籽、鼠尾草籽和南瓜子发芽后更容易消化，能够减少炎症的产生。每天食用一两茶匙这类发芽种子即可。

※ 最好的饮料是苹果醋加水和洋甘菊茶。

3. 服用增补剂

※ 富含脂肪酶的消化酶增补剂能够改善脂肪的消化和胆汁的利用。若餐内含脂肪，请每天服用一两粒这类增补剂。

※ 牛胆粉／胆盐能够促进脂肪分解。如果无法消化脂肪或胆囊已经被切除，可以在含有脂肪的餐中服用 500~1000 毫克这类增补剂。

※ 含有土壤源微生物的活性益生菌能够协助器官的排毒、改善营养素的消化吸收、促进肠漏症的康复。每天服用 2~4 粒。

※ 含有水飞蓟的肝脏排毒增补剂能够协助肝脏排毒。每天服用 2 次，每次 150 毫克。

※ 绿色超级食物粉（Green superfood powder）含有小麦草汁、小球藻、香菜和其他具有净化功能的草药，能够改善肝脏功能。

※ 蒲公英、姜黄和洋蓟的提取物对肝脏也有类似的支持作用，常见于各种复合配方中。

4. 转变生活方式

※ 根据传统中医理论，有肝脏和胆囊问题的人之所以得病，往往是因为他们面对冲突时愤怒和挫败感这两种基本的情绪反应。为了完全治愈毒素型肠漏症，你必须解决有害的情绪和

心态，比如斤斤计较和自以为是。

※ 为了减少心智、身体和情绪中的毒素总量，首先要列出你尚未原谅的人，接着请宽恕他们。你可以大声念出他们的名字，也可以直接找到这些人并让他们知道，虽然你曾经被他们冒犯过，但是你已经原谅他们了。你还可以考虑找个心理咨询师来解决此类问题。

※ 进行放松专注的思考或冥想。每天早晨、午餐前后或睡前花 10~30 分钟想想自己感恩的事物和想要的未来。

※ 每天在风景优美的地方散步 15~30 分钟，同时有意识地吸入清新、令人放松的新鲜空气。

※ 安排放松的时间。一般有进取心的人都会休息不足，这会给肝脏增加毒性。每周完全放下工作、休息一天，工作日也要安排一些娱乐时间。

※ 对于毒素型肠漏症患者，获得更多睡眠非常重要。根据中医理论，凌晨 1 点到 3 点之间是身体，尤其是肝脏的自我净化和解毒时间。

毒素型肠漏症患者日常作息时间

早上 7:00　起床

醒来后，克制住冲动，不要拿起智能手机或查看电子邮件。相反地，花几分钟时间来回顾一下自己感恩的事物。然后花 5~10 分钟时间读一本励志书籍。请把焦点放在自己今天与人交往时要友善、宽容和亲切。然后，奖励自己 1 杯温暖的洋甘菊茶或蒲公英茶。

上午 8:00   早餐和增补剂

美好一天的开始，来 1 杯富含益生菌、撒上一些水果的有机酸奶，或者来 1 杯绿色奶昔。服用第一轮增补剂：1 粒益生菌胶囊、1 粒细胞解毒胶囊、一两粒消化酶（如果早餐含有脂肪的话）、500 毫克牛胆粉 / 胆盐（如果早餐含有脂肪的话）和 1 勺绿色超级食物粉。

中午 12:00   午餐和增补剂，还有饭后散步

有进取心的人通常午餐后马上去工作，但是请不要这样做！吃一顿健康的午餐，如一碗温暖的骨头汤和加牛油果的生菜沙拉。服用第二轮增补剂：1 粒益生菌胶囊、1 粒细胞解毒胶囊、一两粒消化酶胶囊（如果午餐含有脂肪的话）和 500 毫克牛胆粉 / 胆盐（如果午餐含有脂肪的话）。

下午 14:30 或 15:00   下午茶时光

下午用有益于肠道的点心为自己补充能量和血糖。你也可以往一大杯水里加一勺绿色超级食物粉来补充能量。

下午 17:00   运动

参加愉快的团队锻炼，如普拉提、爆发力训练或举重训练，也可以参加其他令人愉快、与人互动又能让心脏提速的活动。

晚上 18:00   晚餐和增补剂

差不多就该停下工作了，回家享用晚餐。用推荐的食材做一份少量但

有营养的晚餐，晚餐后加一份健康的零食或甜点。服用增补剂：1 粒
益生菌胶囊、1 粒细胞解毒胶囊、一两粒消化酶胶囊（如果晚餐含有
脂肪的话）和 500 毫克牛胆粉 / 胆盐（如果晚餐含有脂肪的话）。提
醒自己慢慢咀嚼，每口食物咀嚼 30 次左右，尽情享受食物的美味。

晚上 20:00　睡前

喝 1 杯具有镇静作用的茶（如洋甘菊茶），让自己放松下来。用愉快
的沐浴犒劳自己，在热水中加 1 勺泻盐和 20 滴薰衣草精油，沐浴 20
分钟。然后观看电视节目或电影，让自己放松下来。

晚上 22:00 或 22:30　睡觉

睡前 1 小时关闭电视。忍住上社交网络的诱惑。读一本积极向上的书，
使自己放松下来。把睡眠摆在最优先的位置，因为它能帮你保持生理、
心智、情绪甚至灵性的健康。深度睡眠能促进褪黑素和催乳素的释放，
这两种激素能帮助肠道中的有益菌生长。

毒素型肠漏症患者适用的滋补食物清单

肉 / 蛋　白（3~5 盎司，约 85~141 克）

野牛肉	瘦牛肉
骨头汤	蛋白粉（有机的）
鸡 肉	火 鸡
开菲尔（有机的、未加工的）	野生鱼类
肝 脏（鸡肝或牛肝）	酸 奶（发酵 24 小时以上的山羊奶）

蔬　菜

洋　蓟	韩国泡菜
芝麻菜	酸黄瓜
芦　笋	萝　卜
甜　菜	西生菜
灯笼椒	德国酸菜
白　菜	菠　菜
胡萝卜	螺旋藻
芹　菜	芽　菜
黄　瓜	蔬菜汁（鲜榨）
羽衣甘蓝	

水　果

黑　莓	柠　檬
蓝　莓	青　柠
葡　萄（深色）	李　子
葡萄柚	树　莓
青苹果	

谷　类（发芽的）

燕　麦	黑　麦

豆　类

绿扁豆	绿　豆
青　豆	

脂　肪 / 油脂类

牛油果	亚麻籽油
椰子油	

面　粉

椰子粉

草　药

香　菜	大　蒜
柑橘叶	水飞蓟
小茴香	姜　黄
蒲公英	

甜味剂

原　蜜	甜叶菊

饮　料

苹果醋	柠檬水
蒲公英茶	

种　子 / 坚　果（1 汤匙量）

黑芝麻	亚麻籽
鼠尾草籽	南瓜子

危险食品类

酒　精	传统乳制品
油炸食品	坚果酱油

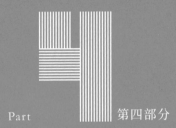

Part 第四部分

吃土配方：吃的、用的都可以自己做！
The Eat Dirt Recipes

———

第 17 章

家庭清洁剂与个人护理产品的配方

Recipes for Home and Body

想要把自己弄脏，还有什么地方比厨房更合适？当我们开始远离工业化的食品、清洁剂和个人护理产品时，我们便打开了一个新世界，有各种新的味觉、嗅觉和感觉。

本章中，我将介绍很多精油混合配方，用于制作家庭清洁剂与个人护理产品，这些都曾和我的患者分享过，帮助他们远离那些市售的化学产品。

家庭清洁剂的配方

让我们从清洁家居环境的产品开始吧！所有的材料均可在网上

和当地健康食品店买到，有时在一般超市都可以买到。用茶树精油和柠檬精油自制的家用清洁剂，可以用来清洁地板、水槽、厨房操作台和马桶。因为许多市售洗碗剂都含有大量有毒化学成分，而且手洗碗盘对家人更有好处，所以我建议使用天然品牌的洗碗剂或自制。

　　毕竟大家一直将"杀掉接触到的细菌"和清洁等同起来，所以你可能需要一些时间，才能接受天然产品也能把物品清洁干净。但是要不断提醒自己，那些剧烈的化学品并不能保证家人的健康，反而会增加健康风险。请知晓并相信这件事：不发动抗菌战争，你的家里反而会安全得多。

自制家庭清洁剂

材　料

8 盎司（约 234 克）水　　　　　15 滴茶树精油
4 盎司（约 117 克）蒸馏白醋　　玻璃喷雾瓶
15 滴柠檬精油

制作方法

❶ 将所有原料倒入喷雾瓶中。
❷ 盖上瓶盖，摇一摇，使原料相混。
❸ 用前摇一摇。

自制洗碗剂

材　料

½ 杯液体橄榄香皂　　　　　　　　1 汤匙白醋

2 滴精油（种类依个人喜好）　　　½ 杯水

制作方法

将所有成分混合，倒入不含双酚 A 的塑料瓶中。

自制洗衣皂

材　料

1 块橄榄香皂（磨碎）　　　　　　1 杯小苏打

2 杯硼砂　　　　　　　　　　　　15 滴薰衣草精油

2 杯洗涤碱　　　　　　　　　　　15 滴薄荷精油

制作方法

将所有成分混合，储存在密封容器中。

个人护理产品的配方

你是否已经开始用精油了呢？我发现，当人们放弃工业化的个人护理产品、改用自制产品时，他们会惊奇地发现，除了感觉特别清新和干净以外，这些精油也可以帮助他们集中精神，感觉更加镇静、更加愉快，使整体都变得更加强壮和健康。他们告诉我，在最初的转变期过去之后，因为想到这些精油不会损害他们的肠道，他们感觉更安全了。你能从化学洗手液中获得这些好处吗？我可不这么认为！

自制洗手液

材　料

3 汤匙芦荟胶　　　　　　　1 茶匙维生素 E
1 汤匙过滤水　　　　　　　挤压瓶
5 滴茶树精油

制作方法

① 将所有成分混合在一起。
② 把混合物放入挤压瓶中。

自制益生菌牙膏

材　料

¼ 杯椰子油　　　　　　　10 滴薄荷精油
3 汤匙膨润土　　　　　　　硅胶管
2 个益生菌胶囊

制作方法

① 将所有成分混合。
② 放到硅胶管或密闭玻璃瓶中。
③ 每次刷牙 2 分钟，一日 2~3 次。

自制薰衣草皂块

材　料

20~30 滴薰衣草精油　　　　　　　3 滴维生素 E

皂基　　　　　　　　　　　　　　自选的肥皂模具

制作方法

❶ 将皂基放到玻璃碗中，再把碗放到盛水炖锅中。

❷ 中火加热，让皂基熔化。

❸ 停止加热，稍事冷却，加入薰衣草精油和维生素 E。

❹ 充分混合后，放入模具中。

❺ 待完全冷却后，从模具中取出。

自制迷迭香薄荷洗发露

材　料

6 盎司（约 175 克）芦荟胶　　　　10 滴薄荷精油

3 汤匙橄榄油　　　　　　　　　　20 滴迷迭香精油

10 汤匙小苏打　　　　　　　　　　不含双酚 A 的塑料分液瓶或玻璃瓶

制作方法

❶ 在碗中将所有成分充分混合。

❷ 放入容器中。

❸ 用前摇匀。

自制沐浴露

材 料

1 杯水

¼ 杯蜂蜜

⅔ 杯液体橄榄香皂

30 滴薰衣草、洋甘菊或天竺葵精油

1 茶匙维生素 E

2 茶匙荷荷巴油

不含双酚 A 的塑料分液瓶或具分
   液功能的玻璃瓶

制作方法

所有成分混合搅拌至顺滑为止，储存在 8 盎司（约 234 克）的瓶中。

自制乳香没药润肤霜

材 料

¼ 杯橄榄油

¼ 杯椰子油

¼ 杯蜂蜡

¼ 杯乳木果油

2 茶匙维生素 E

20 滴乳香精

20 滴没药精油

不含双酚 A 的塑料分液瓶

制作方法

❶ 将橄榄油、椰子油、蜂蜡和乳木果油装在玻璃碗中，然后放在盛
   水的锅中。

❷ 中火加热，将材料混匀。

❸ 放在冰箱内 1 小时，直至凝固。

❹ 用普通搅拌机或手动搅拌机搅拌，直至混合物呈蓬松状，然后加
   入维生素 E 和精油搅拌。

❺ 装入瓶中，放在阴凉处储存。

自制肌肉按摩膏

材　料

½ 杯椰子油　　　　　　　　　15 滴薄荷精油

¼ 杯磨碎的蜂蜡　　　　　　　15 滴薰衣草精油

2 茶匙辣椒粉　　　　　　　　玻璃罐

2 茶匙姜粉或姜黄粉　　　　　金属罐或其他储存容器

制作方法

❶ 将椰子油和蜂蜡放到罐中。准备一个盛水的锅，水深 2 英寸（约 5 厘米），中小火加热。

❷ 将罐放入锅中，加热至内容物熔化，搅拌均匀，加入辣椒粉和姜粉 / 姜黄粉。

❸ 待混匀后，稍事冷却，加入精油，然后再混匀。

❹ 将混合物倒入金属罐或其他储存容器中，任其自行凝固。

自制蒸汽按摩膏（Vapor Rub）

材　料

¼ 杯橄榄油　　　　　　　　　20 滴薄荷精油

½ 杯椰子油　　　　　　　　　玻璃罐

¼ 杯磨碎的蜂蜡　　　　　　　金属罐或其他储存容器

20 滴桉树精油

制作方法

❶ 将橄榄油、椰子油和蜂蜡倒入罐中，锅中加入 2 英寸（约 5 厘米）深的水，中小火加热。

❷ 将罐放入锅中，加热使内容物熔化，搅拌均匀。

❸ 待混匀后，稍事冷却，加入精油，然后再混匀。

❹ 将混合物倒入金属罐或其他储存容器中，任其自行凝固。

自制石榴唇膏

材　料

2 汤匙蜂蜡   1 茶匙蜂蜜

1 茶匙椰子油   7 滴石榴油

1 汤匙橄榄油   唇膏罐或管

制作方法

❶ 把小锅放在中小火上加热，熔化蜂蜡、椰子油和橄榄油。用筷子或者其他细长的工具搅拌。

❷ 停止加热，加入蜂蜜和石榴油，用筷子搅拌均匀，试着将油均匀打散。

❸ 装入唇膏罐或管中，静置冷却，直至凝固。

自制防晒喷雾

材　料

½ 杯水   10 滴乳香精油

⅓ 杯芦荟膏   5 滴薄荷精油

10 滴薰衣草精油   蓝色玻璃喷雾瓶

制作方法

❶ 将所有成分放在碗中，搅拌均匀。

❷ 将混合物放入喷雾瓶中。

❸ 用前摇匀。

自制除臭剂

材　料

½ 杯椰子油　　　　　　　　　　40~60 滴精油（香型依个人喜好）

½ 杯小苏打　　　　　　　　　　空的除臭瓶

（推荐给女性的香型有：薰衣草、依兰和鼠尾草；推荐给男性的香型有：雪松、丝柏、丁香、迷迭香和佛手柑）

制作方法

❶ 把椰子油放到碗中，混入小苏打，加入精油。

❷ 装入除臭瓶或玻璃罐中。

❸ 需要时涂在腋下。

自制激素平衡液

材　料

3 盎司（约 87 克）月见草油　　　30 滴百里香精油

30 滴依兰精油　　　　　　　　　玻璃滴管瓶

30 滴鼠尾草精油

制作方法

❶ 将所有成分混合在一起。

❷ 倒入玻璃滴管瓶中。

❸ 每天在脖颈上涂 2 次，每次 5 滴。

自制注意力和记忆力提升液

材　料

5 毫升雪松精油　　　　　　5 毫升岩兰草精油

5 毫升薄荷精油　　　　　　玻璃滴管瓶

制作方法

❶ 将所有成分混在一起。

❷ 倒入玻璃滴管瓶中。

❸ 每天在脖颈上涂 2 次，每次 5 滴。

　　如果你喜欢这些配方，可以上我的网站 DrAxe.com，寻找更多的家庭护理秘方，例如牛油果面膜、浴盐、消脂霜、护发素和止咳糖浆。让这些天然的、来自大地的替代产品帮助你达到最佳健康水平吧！

——————

第 18 章

食　谱

Recipes

　　想要"吃土"，有什么方法比用叉子吃更好？本章中，我将介绍100多个食谱，包括早餐、奶昔、主菜、小菜和点心，滋补体内有益菌和修复肠壁所需的一切，应有尽有。所有这些食谱着重的食材往往都富含关键的营养素，如土壤源益生菌、大有效力的消化酶、各种纤维益生元和优质脂肪，这些都是有益菌和康复中的肠道最喜爱的。它们可以帮助肠道菌群恢复平衡，安抚和修复肠道黏膜，确保健康、有规律的消化，从而保持整个人体系统平稳运行。

　　以下食谱根据不同肠漏症类型来分组，着重选择那些对某种肠漏症的特定需要最关键的食材和营养素。如果你要治疗某种肠漏症类型，那么选择相应食谱即可。不过，如果你仅仅开展第10章介绍的核心"吃土方案"，那么你可以在本章中选择任何一个食谱。这些食谱都遵循吃土的核心原则，所以这一部分中任何一个食谱都能够帮助你和你肠道的微生物群获得充足养分。请按照个人喜好自由选择。

　　开始使用这些食谱时，请给自己留出充足的时间，在厨房里充分享受这个过程。提前计划使用哪几个食谱，这样当你开始做菜时，所需的材料已经在手边了。然后，当你打着每一个鸡蛋、切着每一个洋葱时，你就可以陶醉地想着"变脏"如何正在帮助身体恢复健康。尽情享受吧！

念珠菌型肠漏症食谱

　　这些食谱是专为消除酵母菌和抑制细菌过度繁殖设计的。

饮料与早餐

清晨醒神奶昔   5 分钟｜1~2 人份

材　料

½ 把菠菜   ½ 杯冰
½ 个香蕉   1 勺蛋白粉
½ 个黄瓜（削皮）   1 茶匙肉桂
½ 杯山羊奶开菲尔   水

做　法

将所有食材加入大功率搅拌机中，如有必要可以加水，高速搅拌至顺滑糊状。

椰子油法式薄饼

30 分钟 | 4~5 人份

材　料

6 个鸡蛋

1 杯椰奶

3 汤匙椰子粉

3 茶匙熔化的椰子油，另需少量用来润滑平底锅

½ 茶匙海盐

做　法

❶ 在一个中号碗中加入上述所有食材。用电动搅拌机搅拌 3 分钟。放置 15 分钟。

❷ 先用椰子油润滑平底锅，再用中高火加热。把 1 份面糊舀到锅里，手握锅柄转一下锅，使面糊摊成薄薄一层。煎一两分钟到冒泡为止。翻过来加热至金黄色。

姜黄鸡蛋

25 分钟 | 2 人份

材　料

3 汤匙酥油

½ 杯洋葱（切碎）

8 根葱（切碎）

6 瓣大蒜（切碎）

2 汤匙姜黄根粉

1 汤匙罗勒叶（切碎）

1 汤匙新鲜百里香（切碎）

1 汤匙新鲜牛至（切碎）

4 个鸡蛋

做　法

❶ 用中小火在中号煎锅中熔化酥油，加入洋葱、葱、大蒜和姜黄根粉，加热约 10 分钟至蔬菜变软。

❷ 在中号碗中混合鸡蛋和各种香草。倒入锅中加热，不断搅拌，直至所需熟度。

汤与沙拉

咖喱花椰菜汤   **40 分钟 | 4 人份**

材　料

1 个洋葱（切碎）   ½ 茶匙香菜
1 个花椰菜（切成小块）   1½ 茶匙小茴香
2 汤匙欧芹（切碎）   1 磅（约 0.45 千克）鸡肉（熟的、
1 茶匙海盐（再加一小撮）   切碎的）
1 茶匙胡椒粉   1 杯椰奶
3 杯鸡骨汤   2 汤匙椰子油
½ 茶匙姜黄根粉

做　法

❶ 将烤箱预热到 375 °F（约 190℃）。把洋葱和花椰菜在烤盘上铺开。
   淋上椰子油，加入海盐和胡椒各 1 茶匙调味。烤约 10 分钟。取出
   搅拌，再放回烤箱烤 5~10 分钟，直至金黄色。

❷ 把洋葱和花椰菜放入锅中，加入骨头汤。拌入香菜、姜黄根粉、茴
   香和一小撮海盐。加热至沸腾。调到中火，再炖 5~10 分钟。

❸ 将加热后的混合物放入大功率搅拌机中，搅拌成顺滑的糊状，再
   放回锅中，加入鸡肉、椰奶和欧芹，搅拌后趁热食用。

慢炖柠檬甘蓝鸡汤   **6** 小时 **30** 分钟｜**6~8** 人份

材　料

2 磅（约 0.9 千克）鸡胸肉（无骨、　　　3 把甘蓝（切碎）
　　无皮、切碎）　　　　　　　　　　　½ 杯新鲜柠檬汁
6 杯鸡骨汤　　　　　　　　　　　　　海盐
1 个洋葱（切碎）　　　　　　　　　　胡椒粉
2 汤匙新鲜欧芹（切碎）

制作方法

❶ 将鸡肉、洋葱、甘蓝、鸡骨汤和柠檬汁放入慢炖锅中。用盐和胡
　椒粉调味。

❷ 小火炖 6~8 小时。拌入欧芹。尝一尝，如有必要再行调味。

鸡骨汤   **24** 小时｜不定

材　料

2~3 个鸡脖子和鸡爪子（或烤鸡　　　2 片香叶
　的骨架）　　　　　　　　　　　　大蒜粉
菠菜　　　　　　　　　　　　　　　海盐
胡萝卜（切成大块）　　　　　　　　胡椒粉
洋葱（切成大块）　　　　　　　　　水
3 茶匙苹果醋

制作方法

❶ 在慢炖锅中加入上述食材和足量水，使之没过鸡块。

❷ 大火加热至水沸腾，然后调成小火炖 24 小时。

❸ 将食材都过滤掉，冷却后转移至密封的容器中，冷藏或冷冻保存。

主　菜

慢炖牛肉加根茎类蔬菜汤   **4 小时 30 分钟｜4~6 人份**

材　料

2 磅（约 0.9 千克）有机牛肉（切　　海盐
　块）　　　　　　　　　　　　　2 汤匙伍斯特沙司
2 个红薯（削皮、切块）　　　　　1 茶匙苹果醋
2 个洋葱（切碎）　　　　　　　　2 杯牛骨汤
1 个芜菁甘蓝（去皮、切块）　　　2 瓣大蒜（切碎）
4 个胡萝卜（切碎）　　　　　　　胡椒粉

制作方法

❶ 在慢炖锅中混合所有食材，搅拌均匀。

❷ 大火煮 4~6 小时，调味。

牛油果馅肉丸   **30 分钟｜4 人份**

材　料

椰子油（润锅用）　　　　　　　　1 汤匙芥末酱
1 磅(约 0.45 千克)有机牛肉（绞碎）　1 茶匙海盐
1 个鸡蛋　　　　　　　　　　　　1 茶匙胡椒粉
3 汤匙新鲜欧芹（切碎）　　　　　½ 个牛油果（切成小块）
4 瓣蒜（切碎）

制作方法

❶ 烤箱预热至 400 ℉（约 204℃），烤盘上涂一层椰子油。

❷ 将除牛油果外的其他食材放到一个大碗中搅匀。润湿手，揉成 8~12 个肉丸。

❸ 肉丸成型后，在中间开一个小孔。将牛油果块放进去。封上孔，确保牛油果已完全被肉包裹。

❹ 把肉丸放到预热好的烤盘中，烤大约 12 分钟，直至烤熟。

德国酸菜佐香肠　　　　　　　　　　　30 分钟 | 4 人份

材　料

2 汤匙椰子油（熔化）　　　　　　　1 个洋葱（切片）

4 个芜菁甘蓝（去皮、切块）　　　　1 磅（约 0.45 千克）德国酸菜（沥干）

1 磅（约 0.45 千克）有机鸡肉　　　¼ 茶匙胡椒粉
肠（切成约 0.6 厘米的片）　　　　½ 茶匙海盐

制作方法

❶ 在一个大平底锅中，用少量椰子油快炒甘蓝约 5~8 分钟，或至甘蓝变软和变成浅金色。搅拌着加入洋葱，再快炒 5 分钟，或至洋葱软化。

❷ 加入鸡肉肠、德国酸菜、胡椒粉和盐。敞盖中火加热至熟透，需要不断搅拌。

培根卷心菜卷　　　　　　　　　　　45 分钟 | 2~3 人份

材　料

5 块火鸡培根（切碎）　　　　　　　1 个洋葱（切碎）

4 汤匙酥油　　　　　　　　　　　　½ 个卷心菜（切碎）

1 茶匙苹果醋   胡椒粉

海盐

制作方法

① 把火鸡培根放到大平底锅中，中火加热至酥脆。

② 加入 2 汤匙酥油。酥油熔化后，加入洋葱，加热搅拌至洋葱变得
   透明。

③ 再加入卷心菜，继续加热约 20~30 分钟，间或搅拌，直至卷心菜
   变软。

④ 将火调小，加入苹果醋和剩下的 2 汤匙酥油。搅拌均匀，用海盐
   和胡椒粉调味。

辅　菜

甘蓝脆片   **25 分钟 ｜ 2 人份**

材　料

1 把甘蓝（粗茎取掉、叶剁碎）   2 茶匙椰子油（熔化）

1 汤匙柠檬汁   ¼ 茶匙海盐

制作方法

① 烤箱预热到 350 °F（约 176℃），烤盘铺上羊皮纸。

② 在一个大碗中混合所有食材。用手把油和调料均匀涂到甘蓝上。

③ 将甘蓝放到烤盘上，烤 12 分钟，直至甘蓝酥脆。

甜　点

热巧克力奶昔   5 分钟 | 1~2 人份

材　料

¼ 杯椰子奶   2 汤匙胶原蛋白粉

¼ 杯水   2 汤匙鼠尾草籽

1 勺巧克力蛋白粉或可可粉   甜叶菊

制作方法

❶ 在锅中加热水和椰奶。

❷ 将所有食材都放入大功率搅拌机中。

❸ 高速搅拌至顺滑糊状。

压力型肠漏症食谱

　　这些食谱专门设计用于保护肾上腺，降低皮质醇水平，帮助修复由压力造成的肠道损伤。

饮料与早餐

生日蛋糕奶昔   5 分钟 | 1~2 人份

材　料

¾ 杯椰奶   1 汤匙椰子粉

1 汤匙发芽亚麻籽　　　　　　　1 茶匙香草提取物

1 根香蕉　　　　　　　　　　　1 汤匙椰子酱（熔化）

1 勺蛋白粉

制作方法

把上述食材放入大功率搅拌机中，加入甜叶菊调味。高速搅拌至顺滑糊状。

樱桃派奶昔　　　　　　　　　　　　　　5 分钟 | 1~2 人份

材　料

½ 杯冻樱桃　　　　　　　　　　1 捏海盐

¼ 杯椰奶　　　　　　　　　　　1 捏小豆蔻

½ 茶匙香草提取物　　　　　　　甜叶菊

¼ 茶匙肉桂粉

制作方法

把冻樱桃放到锅中加热。将所有食材放到大功率搅拌机中。高速搅拌至顺滑糊状。

清晨奶昔　　　　　　　　　　　　　　5 分钟 | 1~2 人份

材　料

½ 杯山羊奶开菲尔或椰奶　　　　1 勺蛋白粉

¼ 杯蓝莓　　　　　　　　　　　1 汤匙发芽鼠尾草籽

¼ 杯黑莓　　　　　　　　　　　甜叶菊

1 把甘蓝　　　　　　　　　　　水

制作方法

把所有食材放入大功率搅拌机中，用甜叶菊调味，加水适量。高速搅拌至顺滑的糊状。

胃肠道修复果汁　　　　　　　　　　　　5 分钟｜1~2 人份

材　料

1 根黄瓜　　　　　　　　　　　1 杯芦荟汁
½ 个卷心菜　　　　　　　　　　1 茶匙新鲜姜粉
½ 杯薄荷叶粉

制作方法

将所有食材加入榨汁机中。轻轻搅拌榨好的果汁，立即饮用。

梨　糊　　　　　　　　　　　　　　　10 分钟｜1 人份

材　料

1 个梨（削皮、切碎）　　　　　1 勺蛋白粉
¼ 茶匙姜粉　　　　　　　　　　甜叶菊
4 汤匙椰奶

制作方法

❶ 用搅拌机把梨、椰奶和姜粉高速打成顺滑的糊状。

❷ 放到小锅中，中火加热，直至热透。

❸ 停止加热，拌入蛋白粉，用甜叶菊调味。盛到碗里，趁热食用。

汤与沙拉

苹果茴香汤   **55 分钟 | 4~6 人份**

材　料

1 汤匙椰子油   2 杯冬南瓜（切块）

1 块鲜姜（削皮、切碎）   1 茶匙海盐

1 把茴香（去茎、去核、切丝）   1 茶匙胡椒粉

2 个青苹果（去核、削皮、切碎）   4 杯鸡骨汤

1 个中等大小的洋葱（切丝）

制作方法

❶ 中火加热汤锅，熔化椰子油。加入洋葱，间或搅拌，直至洋葱变软。
   加入茴香和苹果，继续加热，直至轻微变软。

❷ 加入南瓜、姜、盐和胡椒粉，搅拌使其混合。加入鸡汤，煮沸，
   将火调小。加热至蔬菜变软（小火炖的时间越长，汤味道越好）。

❸ 将汤转移到搅拌机中，或在汤里放入浸入式搅拌器，如需要可分
   批搅拌，搅拌成顺滑糊状（搅拌热汤时要当心）。把汤放回锅中，
   调味并热透。

柔滑黄瓜牛油果汤   **10 分钟 | 2~4 人份**

材　料

5 根芹菜（斜向切成两截）   ½ 茶匙胡椒粉

½ 个黄瓜（削皮）   3 汤匙新鲜柠檬汁

1 个牛油果（去核）   ½ 杯水（分 2 份）

1 茶匙海盐

制作方法

① 在大功率搅拌机中加入芹菜和黄瓜。把牛油果肉挖出来，放入搅拌机。加入柠檬汁、盐、胡椒粉和 ¼ 杯水。

② 搅拌成顺滑的糊状。如果未达到所需的稠度，可以加入剩余的 ¼ 杯水。

蓝莓罗勒甘蓝沙拉　　　　　　　　**20** 分钟｜**2~3** 人份

材　料

沙拉酱材料：

½ 杯蓝莓	1 茶匙蜂蜜
¼ 杯新鲜罗勒叶	2 汤匙橄榄油
5 茶匙苹果醋	海盐

沙拉材料：

3 杯熟鸡肉	½ 杯新鲜蓝莓
2 杯羽衣甘蓝（切碎）	½ 个黄瓜（削皮、切片）
¼ 杯发芽核桃（切碎）	¼ 个紫洋葱（切碎）
1~1½ 杯罗勒（切碎）	1 把豆芽

制作方法

① 制酱：在搅拌机中，混合蓝莓、罗勒、橄榄油、苹果醋和蜂蜜。搅拌成顺滑的糊状。尝尝酱的味道，用海盐调整咸淡，再次搅拌成糊状。

② 制沙拉：在大碗中混合上述食材，搅匀。

③ 食用时，把酱撒在沙拉上。

主　菜

意面南瓜"意大利面"　**90分钟（不算浸泡腰果的时间）| 4~6人份**

材　料

1磅（约0.45千克）野牛肉（用　　　⅛茶匙肉豆蔻
　搅拌机做成肉馅，或用草饲牛肉）　6瓣大蒜（切碎）
1杯生腰果　　　　　　　　　　　　1茶匙新鲜柠檬汁
2杯水　　　　　　　　　　　　　　1茶匙海盐
1个意面南瓜　　　　　　　　　　　椰子油

制作方法

① 腰果用水浸泡4小时，沥干待用。

② 烤箱预热到425 ℉（约218℃）。

③ 用小尖刀在意面南瓜上扎满小孔。放在烤盘上烘烤45~90分钟，时间依瓜大小而定，直至用刀扎感觉柔软为止。然后冷却。

④ 放2杯水和腰果到搅拌机中，搅拌成糊状。放到小锅中，再加上大蒜、盐和肉豆蔻，中火加热至熟透。拌入柠檬汁。继续加热来保温。

⑤ 用中高火加热平底锅，用椰子油煎野牛肉，直至肉不再粉红。继续加热来保温。

⑥ 当意面南瓜冷至不烫手时，将其纵向切成两半，用勺取掉籽。用叉取出像意大利面一样的瓜肉，放到碗里。把做好的牛肉馅和腰果酱放在瓜肉上面。

鸡肉牛油果肉饼 25 分钟 | 4 人份

材 料

1 磅（约 0.45 千克）鸡肉（做
　成肉馅）

1 瓣大蒜（切碎）

½ 个洋葱（切碎）

1 汤匙欧芹（切碎）

1 个牛油果（除核、切成两半）

1 个鸡蛋

海盐

胡椒粉

椰子油

制作方法

❶ 在碗中将鸡肉、洋葱、鸡蛋、欧芹和大蒜混在一起。把牛油果肉
　挖到碗里。用盐和胡椒粉调味。把所有材料搅拌均匀，做成 4 个
　小馅饼。

❷ 在平底锅里放入椰子油，用中高火煎小馅饼 8~10 分钟，中间翻一
　次面，直至肉不再粉红。

墨西哥卷饼碗 5 分钟 | 1 人份

材 料

1 杯熟鸡肉（切碎）

½ 杯四季豆（做熟）

½ 杯黑豆（做熟）

西生菜（切碎）

莎莎酱（不加糖）

牛油果酱

制作方法

在碗中混合并拌匀所有食材。

火鸡肉糕

1 小时 ｜ 4~6 人份

材　料

1 磅（约 0.45 千克）碎火鸡肉
2 个鸡蛋
½ 杯"玛丽走了牌"脆饼干（压
　碎成渣）
2½ 番茄干
½ 杯山羊奶酪（吉夫干酪）

⅓ 杯新鲜芹菜（切碎）
2 瓣大蒜（切碎）
2 茶匙海盐
1 茶匙胡椒粉
2 汤匙椰奶
椰子油

制作方法

❶ 烤箱预热至 375 ℉（约 190℃）。在 23 厘米 ×13 厘米的长条烤盘
　上涂上椰子油。

❷ 在一个大碗中，将饼干、番茄干、奶酪、芹菜、鸡蛋、椰奶、大蒜、
　盐、胡椒粉混合在一起。再加入火鸡肉，搅拌均匀。

❸ 把上述混合食材放到预热好的烤盘上，烤约 45 分钟，直至熟透。

辅　菜

烤蔬菜条

55 分钟 ｜ 2~4 人份

材　料

1 个芜菁甘蓝（去皮）
2 个褐蘑菇菌盖
2~3 个胡萝卜
1 个洋葱
1~2 汤匙椰子油（熔化）

1 个红色灯笼椒（取籽、去梗）
2 茶匙洋葱粉
2 茶匙大蒜粉
海盐
胡椒粉

制作方法

① 烤箱预热至 425 °F（约 218℃）。

② 将蔬菜切至细长条状（每种蔬菜约 1 杯）。

③ 放到一个大烤盘中（如有必要,可分批烤）,让椰子油裹满蔬菜表面,
在上面再撒些洋葱粉和大蒜粉,用海盐和胡椒粉调味。

④ 把蔬菜烤至柔软呈金黄色,约需 40 分钟。

甜　点

薄荷小馅饼　　　　　　　　　**30** 分钟（不算放冷时间）│**12** 人份

材　料

3 条黑巧克力（每条 85 克左右,　　½ 杯椰子油（熔化）
　含可可 72% 以上）　　　　　　　½ 杯原蜜
2 杯椰子油（室温）　　　　　　　1 茶匙薄荷提取物

制作方法

① 在碗中,加入 2 杯椰子油、½ 杯原蜜、1 茶匙薄荷提取物。捏成小
馅饼的形状,排列在羊皮纸上,放到冰箱中冷却变硬。

② 与此同时,用中小火把锅加热,熔化巧克力和 ½ 杯椰子油。停止
加热,放着冷却 5~10 分钟。

③ 将硬的小馅饼完全浸在巧克力混合物中,再放回羊皮纸上。放到
冰箱里冷却,直到巧克力变硬。做好之后可冷藏或冷冻保存。

免疫型肠漏症食谱

　　这些食谱专门设计用于帮助缓解炎症、控制食物敏感症状、阻断自身免疫的恶性循环。（注意：虽然这些食谱不含有大部分常见的过敏原，但还是请仔细检查食谱中是否含有可能引起过敏的食物。）

饮料与早餐

肉桂卷奶昔　　　　　　　　　　　　　　5 分钟 | 1~2 人份

材　料

1 杯椰奶　　　　　　　　　1 茶匙香草提取物
1 汤匙胶原蛋白粉　　　　　¾ 茶匙肉桂
1 个香蕉　　　　　　　　　1 茶匙纯枫糖浆
1 汤匙发芽亚麻籽

制作方法

将上述食材全部放到大功率搅拌机中，搅拌成顺滑的糊状。

烤苹果奶昔　　　　　　　　　　　　　　5 分钟 | 1~2 人份

材　料

1 个苹果（去皮、去核）　　1 汤匙亚麻籽粉
½ 茶匙肉桂　　　　　　　　2 汤匙香草蛋白粉或胶原蛋白粉
¼ 杯椰奶　　　　　　　　　1 捏姜粉
½ 茶匙香草提取物　　　　　甜叶菊

制作方法

❶ 将苹果放在烤盘上，以 349 ℉（约 176℃）左右的温度烤 30 分钟。

❷ 将烤苹果和其他食材放到大功率搅拌机中，加入甜叶菊调味。高
速搅拌至顺滑的糊状。

芒果草莓奶昔　　　　　　　　　　　　5 分钟｜1~2 人份

材　料

½ 杯芒果块　　　　　　　　　½ 杯椰奶
½ 杯草莓　　　　　　　　　　½ 杯椰汁
½ 个黄瓜（削皮）　　　　　　甜叶菊

制作方法

将所有食材放到大功率搅拌机中，用甜叶菊调味。高速搅拌至顺滑的糊状。

椰子粉蓝莓小松饼　　　　　　　　　30 分钟｜12 人份

材　料

12 个鸡蛋黄　　　　　　　　1 杯新鲜蓝莓
6 汤匙椰子油（熔化）　　　　1 汤匙香草
3 汤匙椰糖　　　　　　　　　½ 茶匙海盐
1 茶匙发酵粉　　　　　　　　甜叶菊
½ 杯椰子粉

制作方法

❶ 烤箱预热到 400 ℉（约 204℃）。烤盘上放一排松饼模具。

② 将所有食材加到碗中搅匀。

③ 将糊状物倒入模具，烤 14~20 分钟，直至烤熟。

汤与沙拉

蓝莓汤   **10** 分钟｜**1** 人份

材　料

½ 杯蓝莓   ¼ 杯新鲜酸橙汁
½ 杯草莓   1 勺蛋白粉
1 根黄瓜（削皮）

制作方法

① 把蓝莓放到锅中，中火加热。

② 把温热的蓝莓和其他食材放到大功率搅拌机中打成泥状。

慢炖柠檬香草鸡汤   **6** 小时 **30** 分钟｜**4** 人份

材　料

1 磅（约 0.45 千克）鸡胸脯肉（无   2 杯卷心菜（切碎）
　骨、无皮）   4 瓣大蒜（切碎）
3 杯鸡骨汤   1 杯蘑菇（切片）
¼ 杯新鲜柠檬汁   1 小块姜（削皮、切碎）
2 根柠檬香草（粉碎）或柠檬皮   ⅓ 杯洋葱（切片）
　（切成条）   海盐

制作方法

❶ 在慢炖锅中混合所有食材，炖 6~8 小时。

❷ 除去柠檬香草或柠檬皮。把鸡胸脯肉捞出后切碎，再放回锅内。
食用前搅匀，用海盐调整咸淡。

主　菜

慢炖牛肉西蓝花   **6** 小时 **15** 分钟｜**2~3** 人份

材　料

1 磅（约 0.45 千克）草饲牛排（切成   4 瓣蒜（切碎）
　条状）   ¼ 茶匙红辣椒片（压碎）
1 个西蓝花（切成小块）   2 茶匙椰子油（熔化）
¼ 杯椰子氨基酸（或用酱油代替）   海盐
2 汤匙苹果醋   胡椒粉
¼ 杯牛骨汤

制作方法

❶ 在慢炖锅中混合椰子氨基酸、牛骨汤、苹果醋和椰子油。拌入大
蒜和红辣椒末，用盐和胡椒粉调味。加入牛肉并搅拌，使牛肉上
附满调味料。加入西蓝花，再搅拌。

❷ 小火炖 6 小时。

烤蜂蜜鲑鱼   **20** 分钟 |**4** 人份

材　料

2 磅（约 0.9 千克）野生阿拉斯加   1 汤匙新鲜百里香叶
　鲑鱼   1 汤匙酥油
¼ 杯蜂蜜   椰子油
¼ 杯椰子氨基酸（或用酱油代替）   海盐
1 茶匙鲜姜（磨碎）   胡椒粉
4 瓣大蒜（切碎）

制作方法

① 将蜂蜜、椰子氨基酸、大蒜、酥油、百里香和姜倒在浅烤盘上，
　急速搅拌，用海盐和胡椒粉调味。

② 把鲑鱼放到烤碟上，涂抹上述混合物。静置 15 分钟后，翻过来涂
　抹另一面，再放置 15 分钟。

③ 淋上椰子油中火烤。

④ 抖掉鱼上的多余调料，每面烤 5~8 分钟，直到可以很轻松扎透鱼片。

野牛肉饼   **20** 分钟 |**4** 人份

材　料

1 磅（约 0.45 千克）北美野牛   2 茶匙海盐
　肉或草饲牛肉（做成肉馅）   2 汤匙大蒜粉
3~4 杯新鲜或者熟菠菜   ½ 茶匙小茴香
2 茶匙胡椒粉   1 汤匙伍斯特沙司
2 茶匙洋葱粉   椰子油

制作方法

❶ 除椰子油和菠菜外，其他食材放到大碗中搅匀，做成 4 个小馅饼。

❷ 馅饼放在锅中用椰子油煎，中高火加热，中间翻一次面，煎 8~12 分钟或者加热到所需熟度为止。

❸ 放到菠菜上食用。

牛油果金枪鱼沙拉生菜卷   15 分钟 | 1~2 人份

材　料

1 罐重 5~6 盎司（约 140~170 克）　　1 汤匙新鲜欧芹（切碎）
　 的野生金枪鱼　　　　　　　　　　　2 茶匙新鲜柠檬汁
西生菜叶　　　　　　　　　　　　　　1 茶匙海盐
½ 个牛油果（切半）　　　　　　　　　胡椒粉
¼ 个洋葱（切碎）　　　　　　　　　　1 茶匙橄榄油

制作方法

❶ 将金枪鱼肉放到碗中,把牛油果肉挖下来也放到碗中。再放入洋葱、欧芹、柠檬汁、海盐、胡椒粉和橄榄油混匀。

❷ 把金枪鱼用西生菜叶包起来食用。

辅　菜

甜菜汤   1 小时 30 分钟 | 4~6 人份

材　料

1 汤匙椰子油　　　　　　　　　　　　5 把甜菜（切碎）

2 汤匙大蒜（切碎）　　　　　　海盐

5 杯鸡骨汤　　　　　　　　　　胡椒粉

制作方法

❶ 在一口大锅中，中火加热使椰子油熔化。放入大蒜，搅拌 2~3 分钟。
倒入鸡骨汤，继续加热至煮沸。调至小火，炖 30 分钟。

❷ 加入甜菜，调成中高火。约加热 45 分钟，并不时搅拌。

❸ 调到中火，加热至甜菜变软。用盐和胡椒粉调整味道。

甜　点

水果零食　　　　　　　　　　**15** 分钟（不算放冷时间）｜不定

材　料

⅔ 杯青柠汁　　　　　　　　　5 汤匙原味明胶（素食者可用琼

⅔ 杯蓝莓　　　　　　　　　　　脂或角叉菜胶代替）

甜叶菊

制作方法

❶ 将蓝莓和青柠汁放到小锅里中火加热，不时搅拌，直至蓝莓变软。

❷ 用甜叶菊调味，搅拌均匀。

❸ 放到搅拌机中搅拌成顺滑糊状。边搅拌边分批加入明胶，每次 1
汤匙。全部加完后，再继续搅拌 5 分钟。

❹ 倒在长度约 20 厘米或更小的烤碟中（也可以用制冰模具来代替）。
冷藏至少 1 小时，直至定型，然后切成所需形状。

胃病型肠漏症食谱

这些食谱专门设计用于防止胃酸反流、改善消化功能。（注意：虽然这些食物很美味，享用时切记每口咀嚼 30 次左右，让消化酶充分发挥作用。）

饮料与早餐

晨光奶昔　　　　　　　　　　　　　　**5 分钟｜1~2 人份**

材　料

1 杯芒果块　　　　　　　　　　1 杯山羊奶开菲尔
½ 根黄瓜（削皮）　　　　　　　甜叶菊
½ 杯草莓

制作方法

把所有食材放到大功率搅拌机中，用甜叶菊调味。高速搅拌至顺滑糊状。

椰林飘香奶昔　　　　　　　　　　　　**5 分钟｜1~2 人份**

材　料

1 杯椰奶　　　　　　　　　　　3 汤匙发芽鼠尾草籽
½ 杯冰冻凤梨　　　　　　　　　1 汤匙蜂蜜
½ 个香蕉　　　　　　　　　　　1 茶匙椰子油（熔化）
¼ 杯蛋白粉　　　　　　　　　　½ 茶匙香草提取物

制作方法

在大功率搅拌机中混合上述所有食材。高速搅拌成顺滑的糊状。

缓胃奶昔　　　　　　　　　　　**5 分钟｜1~2 人份**

材　料

1 杯椰汁　　　　　　　　　　　½ 个青苹果（削皮）

½ 杯芦荟汁　　　　　　　　　　1 勺蛋白粉

1 根黄瓜（削皮）

制作方法

在大功率搅拌机中混合上述所有食材。高速搅拌成顺滑的糊状。

姜黄茶　　　　　　　　　　　　**5 分钟｜1~2 人份**

材　料

1 杯椰奶　　　　　　　　　　　1 茶匙姜黄粉

1 杯水　　　　　　　　　　　　甜叶菊

1 汤匙酥油

制作方法

❶ 在小锅中将椰奶和水混合，中火加热。约需 2 分钟热透。

❷ 拌入酥油、姜黄粉，用甜叶菊调味。加热并搅拌，约需 2 分钟热透。

自制格兰诺拉燕麦片   **45** 分钟 | **16~20** 人份

材　料

½ 杯椰子油，另加一些供润锅使用   ½ 杯蜂蜜

3 杯无麸质燕麦   1 杯蔓越莓干

2 杯不加糖椰肉（切碎）   1 杯杏干（切碎）

2 杯杏仁（切片）

制作方法

① 锅预热到 350 °F（约 176℃），用椰子油润锅。

② 在大碗中放入燕麦、椰肉、杏仁片和蜂蜜混匀。

③ 把上述混合物铺在烤盘上。烘烤并不时搅拌，直至金黄色，需 30~45 分钟，注意不要让其燃烧起来。把燕麦片从锅中取出来放置冷却。拌入蔓越莓干和杏干。转移到密闭的容器中。

汤与沙拉

洋葱汤   **50** 分钟 | **4~6** 人份

材　料

2 汤匙酥油   2 杯牛骨汤

4 个大洋葱（切成薄片）   海盐

2 杯鸡骨汤   胡椒粉

5 瓣蒜（切碎）

制作方法

❶ 中火加热炖锅，熔化酥油，加入洋葱，加热并不时搅拌，直至洋
　 葱轻微焦黄。

❷ 加入鸡骨汤、牛骨汤和大蒜，用盐和胡椒粉调味。

❸ 煮沸后，调成小火炖 30~50 分钟（炖的时间越长，味道越好）。

蘑菇汤　　　　　　　　　　　　　　　**45 分钟｜2~4 人份**

材　料

2~3 汤匙酥油　　　　　　　　　　½ 杯椰奶

1 杯洋葱（切碎）　　　　　　　　 1½ 汤匙竹芋粉

3 杯蘑菇（切片）　　　　　　　　 2 茶匙新鲜欧芹（切碎）

1½ 茶匙辣椒粉　　　　　　　　　 1 茶匙苹果醋

1½ 茶匙椰子氨基酸（或酱油）　　 ½ 茶匙海盐

1 茶匙莳萝叶　　　　　　　　　　 ½ 茶匙胡椒粉

1 杯鸡骨汤

制作方法

❶ 中火加热炖锅，熔化酥油。加入洋葱，不时搅拌，约 5 分钟。加
　 入蘑菇，继续加热，不时搅拌，约 5 分钟。拌入辣椒粉、椰子氨
　 基酸和莳萝叶。加入鸡骨汤。

❷ 在一小碗中加入椰奶和竹芋粉搅拌。加到锅中搅匀。盖上锅盖炖
　 15 分钟，并不时搅拌。

❸ 拌入欧芹、苹果醋、海盐和胡椒粉。小火加热 3~5 分钟，直至热透。

蔬菜鸡骨汤　　　　　6 小时 30 分钟 | 4~6 人份

材　料

3~4 块鸡胸脯肉（无骨、无皮）　　　4 瓣大蒜（切碎）

4 杯鸡骨汤　　　　　　　　　　　1 汤匙新鲜欧芹（切碎）

5 根芹菜（切碎）　　　　　　　　4 根百里香

5 个胡萝卜（切碎）　　　　　　　海盐

1 个洋葱（切碎）　　　　　　　　胡椒粉

制作方法

❶ 除欧芹外，将其他所有食材放到慢炖锅中，小火炖 6 小时。

❷ 用篦式漏勺捞出鸡肉，切碎，再加到锅中。尝一尝，如有必要可
以再行调味。上桌前撒上欧芹。

主　菜

羊肉饼　　　　　　　　30 分钟 | 4 人份

材　料

1 磅（约 0.45 千克）羊肉（做
成肉馅）　　　　　　　　　　　1 汤匙新鲜莳萝（切碎）

3~4 杯新鲜或者熟菠菜　　　　　2 汤匙新鲜牛至（切碎）

½ 个洋葱（切碎）　　　　　　　1 汤匙新鲜薄荷叶

2 汤匙新鲜柠檬汁　　　　　　　海盐

　　　　　　　　　　　　　　　椰子油

制作方法

❶ 在碗中，混合羊肉、洋葱、柠檬汁和各种香草。用盐调味，搅拌均匀，
做成 4 个小馅饼。

❷ 把小馅饼放到锅中，用椰子油中高火煎，翻一次面，直至馅饼颜色不再粉红，需 8~12 分钟。

❸ 放在菠菜上食用。

洋蓟烤鸡肉　　　　　　　　　　　　　　　**1** 小时 | **4** 人份

材　料

1~2 汤匙酥油，另加一些润锅用　　　1 罐重 14 盎司（约 396 克）的洋
4 块鸡胸脯肉（无骨、无皮）　　　　　蓟心（沥干）
1 个洋葱（切碎）　　　　　　　　　1 杯新鲜菠菜
8 盎司（约 226 克）山羊奶酪（吉　　意大利调味料
　夫干酪）　　　　　　　　　　　　大蒜粉
1 杯蘑菇（切条状）　　　　　　　　海盐
½ 杯鸡骨汤　　　　　　　　　　　　胡椒粉

制作方法

❶ 烤箱预热到 350 ℉（约 176℃）。用酥油润滑 33 厘米 ×23 厘米大的烤盘。

❷ 用中火加热锅，用酥油煎洋葱，不时搅拌，直至软化。加入蘑菇，加热至金黄色。用大蒜粉、意大利调料、盐和胡椒粉调味。

❸ 将山羊奶酪捏碎放入锅中，加入鸡骨汤，搅拌均匀。拌入洋蓟心和菠菜。

❹ 将鸡肉放到预备好的烤盘中，把洋蓟混合物倒在上面，烤至鸡肉熟透，约需 30 分钟。

椰子油香菜酱烤石斑鱼   **30 分钟｜4 人份**

材 料

4 块野生石斑鱼片，每片 6 盎司
（约 170 克）

2 汤匙椰子油

½ 杯香菜叶

2 瓣大蒜（切碎）

1 茶匙鲜姜（切碎）

¼ 茶匙海盐

½ 茶匙咖喱粉

½ 杯椰奶

制作方法

① 将烤箱预热到 425 °F（约 218℃）。用椰子油润滑 33 厘米 ×23 厘米大小的烤盘。

② 将鱼放到预备好的烤盘上，撒上盐。

③ 在搅拌机中将椰奶、香菜、大蒜、姜和咖喱粉搅拌成顺滑糊状。倒一半到鱼片上，烤 15~20 分钟。

④ 将另外一半调料混合物倒在烤好的鱼上。

辅 菜

仿炒饭   **20 分钟｜3~4 人份**

材 料

1 个西蓝花（切成小块）

1 个胡萝卜（切碎）

海盐和胡椒粉

3½ 汤匙酥油

2 个鸡蛋（打散）

1 个洋葱（切碎）

2 汤匙椰子氨基酸（或用酱油代替）

制作方法

① 将西蓝花放到大功率搅拌机中，做成大米状。小心不要加工过了。

② 放 3 汤匙酥油到锅中，中火加热。放入大米状西蓝花和洋葱，不时搅拌，直至软化。拌以盐和胡椒粉调味。用文火保温。

③ 在另一锅中，用中火将剩下的 ½ 汤匙酥油熔化。把鸡蛋炒散并用铲子剁碎。迅速加入到西蓝花混合物中搅拌混合。

④ 拌入椰子氨基酸，热透后立即食用。

天然香草冰激凌　　　　10 分钟（不算浸泡和冷冻时间）｜2 人份

材　料

2 杯生腰果　　　　　　　　2 汤匙香草提取物

2 杯椰肉　　　　　　　　　½ 茶匙海盐

1 杯蜂蜜　　　　　　　　　¾ 杯水（以实际使用为准）

⅓ 杯椰子酱

制作方法

① 用水浸泡腰果约 4 小时。沥干放置待用。

② 在搅拌机中混合椰肉、蜂蜜、椰子酱、香草提取物和盐，高速搅拌至顺滑的糊状，如有必要可以加入适量水，使混合食材在搅拌机中流畅地转动。

③ 搅匀后再加入沥干的腰果，继续搅拌至顺滑和起泡。

④ 放入碗中冷冻起来，直至达到你想要的稠度。

毒素型肠漏症食谱

这些食谱专门设计用于缓解肝脏和胆囊的压力，帮助提高身体消化脂肪的效率，还能舒缓情绪、减少压力。

饮料与早餐

巧克力草莓奶昔　　　5 分钟 | 1~2 人份

材　料

1 杯冰冻草莓　　　　　　　　1 汤匙生可可豆
½ 杯山羊奶开菲尔或酸奶　　　1 勺巧克力蛋白粉
½ 杯椰汁　　　　　　　　　　甜叶菊

制作方法

将所有食材放到大功率搅拌机中，高速搅拌至顺滑的糊状。

欧米伽（Omega）蓝莓奶昔　　　5 分钟 | 1~2 人份

材　料

1 杯蓝莓　　　　　　　　　　1 汤匙发芽亚麻籽
¼ 杯山羊奶开菲尔　　　　　　1 勺香草蛋白粉
½ 杯椰汁

制作方法

将所有食材放到大功率搅拌机中，高速搅拌至顺滑的糊状。

醒神奶昔 　　　　　　　　　　　　　5 分钟｜1~2 人份

材　料

½ 个黄瓜（削皮）　　　　　　　1 勺蛋白粉
½ 个青苹果（削皮、去核）　　　1 茶匙蜂蜜
½ 杯新鲜菠萝块　　　　　　　　½ 杯山羊奶开菲尔
1 汤匙发芽鼠尾草籽　　　　　　水（适量）

制作方法

将所有食材放到大功率搅拌机中，加适量水，高速搅拌至顺滑的糊状。

早餐玉米卷饼 　　　　　　　　　　　10 分钟｜1 人份

材　料

椰子油　　　　　　　　　　　　1 把豆芽
2~3 个鸡蛋　　　　　　　　　　"以西结 4:9 牌"发芽全谷物
½ 杯韩国泡菜　　　　　　　　　　玉米饼
¼ 杯熟鸡胸脯肉（切碎）　　　　海盐
1 片火鸡培根（熟的）　　　　　胡椒粉

制作方法

❶ 将椰子油放到锅中，中火加热煎熟鸡蛋，加盐和胡椒粉调味。

❷ 将煎好的鸡蛋、韩国泡菜、熟鸡肉、火鸡培根和豆芽放在玉米饼上，
　 包裹起来食用。

汤与沙拉

冬南瓜培根汤 　　　　　　　　　**45** 分钟 | **8** 人份

材 料

16 条火鸡培根（剁碎）　　　　2 个洋葱（细细切碎）
4 杯冬南瓜（煮熟的或罐装的）　3 瓣蒜（切碎）
2~3 汤匙椰子油　　　　　　　　海盐
5~7 杯鸡骨汤　　　　　　　　　胡椒粉
1 杯椰奶

制作方法

❶ 在汤锅中，洋葱用椰子油以中火煎至透明。加入大蒜和火鸡培根，拌炒至有香气溢出。

❷ 混入冬南瓜，并且加入鸡骨汤和椰奶，不断搅拌至适宜稠度。煮沸后转至小火慢炖 30 分钟。加入海盐和胡椒粉调味。

甜菜和石榴沙拉 　　　　　　**1** 小时 **15** 分钟 | **2~3** 人份

材 料

3 棵甜菜（冠部修剪至 2.5 厘米）　1 汤匙纯枫糖浆
1 杯红洋葱（切块）　　　　　　　2 杯菠菜和芝麻菜叶
¼ 杯椰子醋　　　　　　　　　　　1 杯石榴籽
¼ 杯鸡骨汤　　　　　　　　　　　¼ 杯生山羊奶酪
3 汤匙橙皮末　　　　　　　　　　海盐

制作方法

① 待烤箱预热到 400 ℉（约 204℃）后，用耐热锡箔紧紧包住甜菜。

② 烤 50~60 分钟至甜菜变软，然后冷却、去皮、切丁。

③ 将甜菜、洋葱、椰子醋、鸡骨汤、橙皮末和枫糖浆放在汤锅中，中火加热至沸腾，并不时搅拌。5 分钟后，从炉火上移开，冷却至室温，加海盐调味。

④ 将石榴籽拌入甜菜混合物中，用菠菜和芝麻菜做底，上面撒上奶酪。

超级食品沙拉   10 分钟 | 1 人份

材　料

1 杯新鲜菠菜　　　　　　　　　1 把豆芽
½ 杯鸡胸脯肉（做熟、切碎）　　1 汤匙橄榄油
½ 杯甜菜（做熟、切碎）　　　　1 汤匙意大利香醋
½ 个青苹果（去核、切碎）　　　½ 茶匙新鲜柠檬汁
¼ 杯发芽鼠尾草籽

制作方法

① 在碗里，将菠菜、鸡肉、甜菜、苹果、鼠尾草籽和豆芽拌在一起。

② 淋上橄榄油、香醋和柠檬汁，搅拌均匀。

主 菜

大蒜烤鸡肉   **30** 分钟｜**2** 人份

材 料

1 汤匙椰子油（熔化，再加一些
　润锅用）

2 块鸡胸脯肉（无骨、无皮）

½ 个洋葱（切碎）

¼ 杯无籽葡萄干

3~6 瓣大蒜（切碎）

2 茶匙干迷迭香

1½ 茶匙的新鲜芹菜（切碎）

½ 茶匙肉桂

½ 茶匙海盐

½ 茶匙胡椒粉

制作方法

① 烤箱预热到 450 °F（约 232℃）。

② 在烤盘上放好羊皮纸，将鸡肉放在羊皮纸上。

③ 将剩余食材放在碗里搅匀，铺在鸡肉上。

④ 烤至鸡肉熟透，需 20~25 分钟。

牛肉酱火鸡生菜卷   **20** 分钟｜**4** 人份

材 料

椰子油

1 磅（约 0.45 千克）火鸡肉（做
　成肉馅）

½ 个洋葱（切碎）

½ 个灯笼椒（剁碎）

1 份阿克斯博士酸甜烧烤酱（制
　作方法见下）

16 片比布生菜叶

1 杯德国酸菜

制作方法

❶ 把火鸡肉放入中型平底锅中，用椰子油拌炒，直至肉色不再粉红。

❷ 加入洋葱和灯笼椒炒软，再加入烧烤酱拌炒。

❸ 将做好的火鸡混合物用生菜卷起来，上面再加些德国酸菜。

阿克斯博士酸甜烧烤酱   **55 分钟｜10~15 人份**

材　料

2 杯有机番茄酱   1 汤匙磨细的芥末

½ 杯水   1½ 茶匙洋葱粉

½ 杯意大利香醋   1½ 茶匙大蒜粉

⅓ 杯蜂蜜   ½ 茶匙海盐

¼ 杯椰子氨基酸（或用酱油替代）

制作方法

❶ 将所有食材加入大功率搅拌机搅拌至顺滑状态。

❷ 放入中号汤锅，中高火煮至沸腾。再改成小火炖 45 分钟。

❸ 把多出来的酱放入冰箱储存。

鲑鱼馅饼   **20 分钟｜1~2 人份**

材　料

1 罐重 6~7 盎司（约 170~198 克）   ¼ 个洋葱（切碎）
　的野生阿拉斯加鲑鱼（沥干）   ½ 茶匙莳萝叶

2 个鸡蛋   ½ 茶匙海盐

¼ 盒"玛丽走了牌"脆饼干(压碎)   1 汤匙椰子油

制作方法

❶ 将鲑鱼、鸡蛋、碎饼干、洋葱、莳萝叶和海盐置于碗中，用手拌匀，做成小馅饼。

❷ 在平底煎锅中加入椰子油，把馅饼用中高火煎，中间翻一次面，直至肉变成金黄色并熟透，需 8~10 分钟。

肠漏症素食食谱

这些食谱囊括了其他食谱的精华，不添加任何动物食材（注意：你可以尽情尝试将本书中的食谱做成素食版，其中许多和肉食版一样好吃）。

饮料与早餐

| 绿色蛋白奶昔 | 5 分钟｜1~2 人份 |

材　料

½ 把菠菜	½ 杯冰
½ 根香蕉	1 茶匙肉桂
½ 根黄瓜（去皮）	½ 杯椰奶
½ 个牛油果	水（适量）

制作方法

将所有食材放到搅拌机中，高速搅拌至顺滑的糊状。

树莓 – 香蕉 – 鼠尾草奶昔   **5** 分钟｜**1~2** 人份

材　料

1 杯树莓   1 茶匙枫糖浆
1 个香蕉   1 汤匙发芽鼠尾草籽
1 杯椰奶   1 汤匙发芽亚麻籽

制作方法

将所有食材放到搅拌机中，高速搅拌至混合均匀。

红薯甜菜杂烩   **45** 分钟｜**2~4** 人份

材　料

1 个大红薯（削皮、切成小块）   1 汤匙椰子油（熔化）
1 个大甜菜根（削皮、切成小块）   1 茶匙盐，另加少量调味
1 个洋葱（切丁）   ½ 茶匙胡椒粉

制作方法

❶ 烤箱预热至 400 ℉（约 204℃）。将红薯和甜菜加椰子油拌匀，
  以盐和胡椒粉调味。

❷ 放在烤盘上烤 25~30 分钟，直至烤透。

❸ 将洋葱放在平底锅中用中火加热，放入盐调味。煎至洋葱变成焦
  糖状。

❹ 加入红薯和甜菜搅拌，再加热 5 分钟。

苹果拌烤藜麦   **25 分钟 | 1 人份**

材　料

½ 杯藜麦（淘洗过的）   ¼ 茶匙肉桂
2 汤匙发芽亚麻籽混合 6 汤匙水   2 汤匙山核桃（切碎）
5 汤匙苹果酱   ¾ 杯苹果（切碎）
½ 茶匙海盐   1 茶匙枫糖浆

制作方法

❶ 按包装说明将藜麦做熟。

❷ 将藜麦放入烤箱可用的碗中，加入苹果酱、海盐、肉桂、亚麻籽
　 与水的混合物。低温烤 7 分钟。

❸ 上面摆山核桃和苹果，并淋上枫糖浆。

汤与沙拉

素食苹果茴香汤   **55 分钟 | 4~6 人份**

材　料

1 茶匙椰子油   1 块鲜姜（去皮、切碎）
1 个中等大小的洋葱（切片）   1 茶匙海盐
1 个球茴香（去蒂、去核、切丝）   1 茶匙胡椒粉
2 个青苹果（去核、削皮、切碎）   4 杯蔬菜汤
2 杯冬南瓜（切块）

制作方法

❶ 用中火加热汤锅，熔化椰子油。加入洋葱，不时搅拌，直至洋葱
　 开始软化。加入茴香和苹果，烧至两者稍微变软。

❷ 加入冬南瓜、姜、海盐和胡椒粉搅匀。加入蔬菜汤，加热至沸腾，
  转为小火慢炖，直至蔬菜柔软（炖的时间越长，汤的味道越好）。

❸ 把汤放到搅拌机中（或用浸入式搅拌器），如需要可分批搅拌，
  搅拌成顺滑的糊状（汤很烫，搅拌时要小心）。放回汤锅中，调
  味并煮透。

卷心菜沙拉   **40** 分钟 **| 1~2** 人份

材　料

2 汤匙椰子油   1 茶匙苹果醋
1 个洋葱（切碎）   1 茶匙海盐
½ 个卷心菜冠部（撕碎）   ½ 茶匙胡椒粉
½ 杯松仁

制作方法

❶ 将椰子油和洋葱放入平底锅，中高火将洋葱炒至透明。

❷ 加入卷心菜炒软，需要 20~30 分钟。

❸ 将火调小，加入其余食材混合均匀。

洋蓟汤   **15** 分钟 **| 1** 人份

材　料

2 汤匙椰子油   1 茶匙海盐
1 个洋葱（切碎）   ½ 茶匙胡椒粉
1 杯蘑菇   1 茶匙意大利调味品
1 杯蔬菜汤   1 罐洋蓟心
½ 茶匙大蒜粉   1 杯菠菜

制作方法

① 在平底锅中放入椰子油、洋葱和蘑菇，用中高温炒至软化。

② 另取一锅用中温加热蔬菜汤。加入意大利调料、洋蓟、菠菜和洋
葱蘑菇混合物。继续加热直至熟透。

主 菜

慢炖蔬菜汤   6~8 小时 │ 4~6 人份

材 料

4 个红薯（去皮）	1 茶匙海盐
3 个胡萝卜（去皮）	½ 茶匙胡椒粉
3 个洋葱	¾ 茶匙禽类调味料
3 杯蘑菇（切碎）	1½ 茶匙伍斯特沙司
1 杯生藜麦	5 杯蔬菜汤

制作方法

① 将红薯、胡萝卜和洋葱切成中等大小的块。

② 将蔬菜和剩余食材放入慢炖锅里，混合均匀。

③ 小火慢炖 6~8 小时，直至熟透。根据个人喜好加入调料。

香蒜意面南瓜   1 小时 45 分钟 │ 2 人份

材 料

1 个意面南瓜	½ 杯橄榄油
2 杯新鲜罗勒、鼠尾草、香菜、 香芹混合物	¼ 杯松子
2 瓣大蒜（切碎）	2 汤匙椰子油
	2 杯新鲜蘑菇（切碎）

制作方法

❶ 烤箱预热至 425 °F（约 218℃）。用叉子多戳几次意面南瓜，再放入烤盘中。烤 45 分钟~1 小时 30 分钟，时间根据南瓜大小而定。（用叉子戳，如果是软的就熟透了。）

❷ 待南瓜熟透后，从烤箱中拿出来。冷却后纵向切开。

❸ 用勺将肉取出，再用叉子刮瓜皮内部，把贴皮的意大利面状瓜肉也取出。

❹ 将各种香草、大蒜、橄榄油和松子放入食品加工机中，打成奶油状，这就是香蒜酱。

❺ 取椰子油置于平底锅中，用中高温把蘑菇煎软。然后把蘑菇和香蒜酱加到南瓜上，即可食用。

以西结卷饼   **5 分钟 | 1 人份**

材　料

"以西结 4:9 牌"发芽全谷物玉米饼（如有麸质不耐受，可用椰子粉或米粉制作）

2 汤匙鹰嘴豆泥

4 盎司（约 113 克）蘑菇

½ 杯豆芽

½ 个牛油果（切碎）

½ 杯德国酸菜

制作方法

❶ 用勺子将鹰嘴豆泥均匀地涂抹在饼上。

❷ 一层一层铺上蘑菇、豆芽、牛油果和德国酸菜。

❸ 把全部食材都卷在饼里面。

甜　点

蓝莓布丁　　　　　　　　　　　　　　　　**5 分钟｜4~6 人份**

材　料

1 杯椰奶	½ 茶匙海盐
1 杯开菲尔	1 汤匙香草
3 个牛油果	1 滴薄荷精油
1 杯蓝莓	1 汤匙蜂蜜
4 汤匙发芽鼠尾草籽（磨碎）	

制作方法

将所有食材放到大功率搅拌机中，高速搅拌至完全混匀。

肠漏症类型线上测试文字版
Eat Dirt Gut Type Quiz

1. 生活不顺利或处于逆境时，你感受到的最大的情绪是什么？

　　挫败感 / 愤怒（隐藏答案：毒素型肠漏症）

　　焦虑 / 担忧（隐藏答案：念珠菌型肠漏症）

　　紧张 / 情绪激昂（隐藏答案：胃病型肠漏症）

　　心烦 / 沮丧（隐藏答案：免疫型肠漏症）

　　疲倦 / 压力大 / 筋疲力尽（隐藏答案：压力型肠漏症）

2. 是否有腹泻、便秘或炎症性肠病等消化问题？

　　是的（隐藏答案：免疫型肠漏症）　　　　没有

3. 是否有食物过敏或食物敏感？

　　是的（隐藏答案：免疫型肠漏症）　　　　没有

4. 是否已经被确诊或怀疑自己患有自身免疫疾病？

　　是的（隐藏答案：免疫型肠漏症）　　　　没有

5. 消化障碍或胃酸反流等问题的发生频率是否超过每周 1 次？

　　是的（隐藏答案：胃病型肠漏症）　　　　没有

6. 是否经常有饭后腹胀或胀气现象？

　　是的（隐藏答案：胃病型肠漏症）　　　没有

7. 是否有高胆固醇或高血压等心脏相关问题？

　　是的（隐藏答案：胃病型肠漏症）　　　没有

8. 是否有胆结石或其他胆囊问题？

　　是的（隐藏答案：毒素型肠漏症）　　　没有

9. 是否接触过导致健康问题的毒素或牙齿内有银汞合金填充物？

　　是的（隐藏答案：压力型肠漏症）　　　没有

10. 是否有甲状腺问题等激素失调现象？

　　是的（隐藏答案：压力型肠漏症）　　　没有

11. 是否有中高水平的精神压力？

　　是的（隐藏答案：压力型肠漏症）　　　没有

12. 是否在睡眠充足的情况下也感到疲倦或筋疲力尽？

　　是的（隐藏答案：压力型肠漏症）　　　没有

13. 是否酷喜甜食或烘焙食物？

　　是的（隐藏答案：念珠菌型肠漏症）　　　没有

14. 食用碳水化合物后是否舌头上经常有白苔？

　　是的（隐藏答案：念珠菌型肠漏症）　　　没有

15. 是否有过念珠菌或酵母菌、原虫或真菌过度繁殖？

　　是的（隐藏答案：念珠菌型肠漏症）　　　没有

16. 是否有皮肤发红、干燥、痤疮、湿疹或牛皮癣等皮肤不适？

　　是的（隐藏答案：胃病型肠漏症）　　　没有

17. 是否饮食中含有大量的糖?

　　是的（隐藏答案：免疫型肠漏症）　　　没有

18. 是否曾经服用过（如每年都会服用）处方抗生素、避孕药或糖皮质激素?

　　是的（隐藏答案：免疫型肠漏症）　　　没有

19. 是否缺乏自信或安全感?

　　是的（隐藏答案：免疫型肠漏症）　　　没有

20. 是否有高胆固醇或高血压等心脏相关问题?

　　是的（隐藏答案：胃病型肠漏症）　　　没有

21. 是否经常狼吞虎咽而且进食过多?

　　是的（隐藏答案：胃病型肠漏症）　　　没有

22. 是否经常感到焦虑和担忧?

　　是的（隐藏答案：胃病型肠漏症）　　　没有

23. 是否让工作占据了大部分时间，少有时间放松?

　　是的（隐藏答案：胃病型肠漏症）　　　没有

24. 是否难以消化麸质?

　　是的（隐藏答案：压力型肠漏症）　　　没有

25. 是否频繁便秘?

　　是的（隐藏答案：毒素型肠漏症）　　　没有

26. 是否摄入大量的氢化脂肪（来自油炸食品、市售饼干等）和单一碳水化合物（面包、意大利面、糖果等）?

　　是的（隐藏答案：毒素型肠漏症）　　　没有

27. 面对冲突是否经常有愤怒和挫败感？

　　　是的（隐藏答案：毒素型肠漏症）　　　没有

28. 是否感到自己代谢缓慢，似乎怎样都无法减肥？

　　　是的（隐藏答案：压力型肠漏症）　　　没有

29. 是否曾经有过酵母菌或真菌过度繁殖？

　　　是的（隐藏答案：念珠菌型肠漏症）　　　没有

30. 是否频繁发生胀气和腹泻等消化问题？

　　　是的（隐藏答案：念珠菌型肠漏症）　　　没有

31. 是否经常摄取沙拉、奶昔和冰水等生冷食物或饮品？

　　　是的（没有与这个问题相关的后果）　　　没有

32. 你是否容易自寻烦恼而且难以拒绝他人？

　　　是的（念珠菌型肠漏症）　　　没有

资源指南
Resource Guide

在线社区

阿克斯博士的网站：www.draxe.com

Facebook: www.facebook.com/drjoshaxe

Pinterest: www.pinterest.com/draxe

YouTube: www.youtube.com/user/doctorjoshaxe

增补剂

阿克斯有机：store.draxe.com

Get Real: GetRealNutrition.com

有机食品

骨头汤：www.wisechoicemarket.com

发芽谷物：healthyflour.com

野生海鲜：www.vitalchoice.com

有机零食：thrivemarket.com

实验室检测

23andme: www.23andme.com

大平原实验室：www.greatplainslaboratory.com

Genova Diagnostics: www.gdx.net

uBiome: ubiome.com

注 释

Notes

前 言

1. Dabelea, D., et al. SEARCH for Diabetes in Youth Study. "Prevalence of type 1 and type 2 diabetes among children and adolescents from 2001 to2009." JAMA. 2014, May 7; 311(17):1778–86.
2. www.aarda.org/autoimmune-information/autoimmune-statistics.
3. www.niddk.nih.gov/health-information/health-statistics/P.s/overweight-obesity-statistics. aspx.
4. www.foodallergy.org/facts-and-stats.
5. www.ccfa.org/assets/pdfs/updatedibdfactbook.pdf.
6. www.aarda.org/autoimmune-information/autoimmune-statistics.
7. www.liverfoundation.org/chapters/lam2010.

第 1 章

1. Hadhazy, A. "Think Twice: How the Gut's Second Brain Influences Moodand Well-being." 2010, Feb 12. Scientific American. www.scientificamerican.com /article/gut-second-brain.
2. https://www.nih.gov/news-events/news-releases/nih-human-microbiome-project
3. Martín, R., et al. "Role of commensal and probiotic bacteria in human health: a focus on inflammatory bowel disease." Microb Cell Fact. 2013, July 23; 12:71.
4. http://draxe.com/probiotics-benefits-foods-supplements.
5. Arrieta, M. C., et al. "Alterations in Intestinal Permeability." Gut. 2006, Oct; 55(10):1512–20; www.ncbi.nlm.nih.gov/pmc/articles/PMC1856434.
6. Wu, S., Yi, J., Zhang, Y. G., Zhou, J., Sun, J. "Leaky intestine and impairedmicrobiome in an amyotrophic lateral sclerosis mouse model." Physiol Rep.2015, Apr 3; (4).
7. Bekkering, P., Jafri, I., van Overveld, F. J., Rijkers, G. T. "The intricate associationbetween gut microbiota and development of type 1, type 2 and type 3 diabetes." Expert Rev Clin Immunol. 2013, Nov 9; (11):1031–41.P. 292
8. Kelly, J. R., et al. "Breaking down the barriers: the gut microbiome, intestinalpermeability and stress-related psychiatric disorders." Front Cell Neurosci.2015, Oct 14; 9:392.
9. Vojdani, A., Vojdani, C. "Immune reactivity to food coloring." Altern TherHealth Med.2015; 21 Suppl 1:52–62.

10. Julio-Pieper, M., Bravo, J. A., Aliaga, E., Gotteland, M. "Review article: intestinal barrier dysfunction and central nervous system disorders—a controversialassociation." Aliment Pharmacol Ther. 2014, Nov; 40(10):1187–201.

11. Mosci, P., et al. "Involvement of IL-17A in preventing the development ofdeep-seated candidiasis from oropharyngeal infection." Microbes Infect.2014, Aug 16; (8):678–89.

12. Camilleri, M., et al. "Intestinal barrier function in health and gastrointestinal disease." Neurogastroenterol Motil. 2012, Jun 24; (6):503–12.

13. Maes, M., Mihaylova, I., Leunis, J. C. "Increased serum IgA and IgM against LPS of enterobacteria in chronic fatigue syndrome (CFS): indication for the involvement of gram-negative enterobacteria in the etiology of CFS and for the presence of an increased gut-intestinal permeability." J Affect Disord.2007, Apr; 99(1–3):237–40. Epub. 2006, Sep 27.

14. Merga, Y., Campbell, B. J., Rhodes, J. M. "Mucosal barrier, bacteria and inflammatory bowel disease: possibilities for therapy." Dig Dis. 2014;32(4):475–83.

15. Goebel, A., et al. "Altered intestinal permeability in patients with primary fibromyalgia and in patients with complex regional pain syndrome." Rheumatology(Oxford).2008, Aug; 47(8):1223–27.

16. Lacy, B. E., Chey, W. D., Lembo, A. J. "New and Emerging Treatment Optionsfor IrritableBowel Syndrome." Gastroenterol Hepatol (NY). 2015,Apr 11; (4 Suppl 2):1–19.

17. Bardella, M. T., et al. "Autoimmune disorders in patients affected by celiacsprue and inflammatory bowel disease." Ann Med. 2009; 41(2):139–43.

18. Camilleri, M., et al. "Intestinal barrier function in health and gastrointestinal disease." Neurogastroenterol Motil. 2012, Jun 24; (6):503–12.

19. Fresko, I., et al. "Intestinal permeability in Behçet's syndrome." Ann RheumDis.2001, Jan; 60(1):65–66.

20. Gérard, P. "Gut microbiota and obesity." Cell Mol Life Sci. 2015, Oct 12.

21. De Roos, N. M., et al. "The effects of the multispecies probiotic mixture Ecologic Barrieron migraine: results of an open-label pilot study." BenefMicrobes. 2015, Oct 15; 6(5):641–6.

22. Nouri, M., et al. "Intestinal barrier dysfunction develops at the onset of experimentalautoimmune encephalomyelitis, and can be induced by adoptive transfer of auto-reactive Tcells." PLoS One. 2014, Sep 3; 9(9):e106335.

23. Brenner, D. A., Paik, Y. H., Schnabl, B. "Role of Gut Microbiota in LiverDisease." J Clin Gastroenterol. 2015, Nov–Dec; 49 Suppl 1:S25–27.

24. Forsyth, C. B., et al. "Increased intestinal permeability correlates with sigmoidmucosa alpha-synuclein staining and endotoxin exposure markers inearly Parkinson's disease." PLoS One. Dec 2011; 6(12):e28032.

25. Zhang, D., et al. "Serum zonulin is elevated in women with polycysticovary syndromeand correlates with insulin resistance and severity of anovulation." Eur J Endocrinol. 2015,Jan; 172(1):29–36.

26. Galland, L. "The gut microbiome and the brain." J Med Food. 2014,Dec 17; (12):1261–72.

doi: 10.1089/jmf.2014.7000. Review. PubMed PMID:25402818; PubMed Central PMCID: PMC4259177.

27. Lerner, A., Matthias, T. "Rheumatoid arthritis-celiac disease relationship:Joints getthat gut feeling." Autoimmun Rev. 2015, Nov 14; (11):1038–47.

28. Pike, M. G., et al. "Increased intestinal permeability in atopic eczema." J InvestDermatol. 1986, Feb; 86(2):101–4. PubMed PMID: 3745938; Humbert,P., Bidet, A., Treffel,P., Drobacheff, C., Agache, P. "Intestinal permeability in patients with psoriasis." J DermatolSci. 1991, Jul 2; (4):324–6. PubMedPMID: 1911568.

29. Li, X., Atkinson, M. A. "The role for gut permeability in the pathogenesis oftype 1 diabetes—a solid or leaky concept?" Pediatr Diabetes. 2015, Nov 16;(7):485–92.

30. Vaarala, O., Atkinson, M. A., Neu, J. "The 'Perfect Storm' for Type 1 Diabetes:The Complex Interplay Between Intestinal Microbiota, Gut Permeability, and MucosalImmunity." Diabetes. 2008; 57(10):2555–62. doi: 10.2337/db08–0331.

31. Gomes, J. M., Costa, J. A., Alfenas, R. C. "Could the beneficial effects of dietarycalcium on obesity and diabetes control be mediated by changes inintestinal microbiota andintegrity?" Br J Nutr. 2015, Dec; 114(11):1756–65.

32. Prager, M., Buettner, J., Buening, C. "Genes involved in regulation of intestinal permeability and their role in ulcerative colitis." J Dig Dis. 2015 Oct 29.

33. Bouchaud, G., et al. "Consecutive Food and Respiratory Allergies Amplify Systemic andGut but Not Lung Outcomes in Mice." J Agric Food Chem.2015, Jul 22; 63(28):6475–83.

34. Fasano, A. "Zonulin and its regulation of intestinal barrier function: the biological door to inflammation, autoimmunity, and cancer." Physiol Rev. 2011,Jan; 91(1):151–75.

35. www.mountsinai.org/patient-care/service-areas/children/areas-of-care/childrens-envionmental-health-center/childrens-disease-and-the-environment/children-and-toxic-chemicals.

36. www.cdc.gov/drugresistance/threat-report-2013.

37. Dethlefsen, L., Relman, D. A. "Incomplete recovery and individualized responses of thehuman distal gut microbiota to repeated antibiotic perturbation." Proc Natl Acad Sci USA.2011, Mar 15; 108 Suppl 1:4554–61. doi:10.1073/pnas.1000087107. Epub. 2010, Sep 16.

第 2 章

1. Mind-altering microbes: How the microbiome affects brain and behavior: Elaine Hsiao at TEDxCaltech. www.youtube.com/watch?v=FWT_BLVOASI.

2. Aagaard, K., Ma, J., Antony, K. M., Ganu, R., Petrosino, J., Versalovic, J. "The placenta harbors a unique microbiome." Sci Transl Med. 2014, May 21; 6(237): 237ra65.

3. http://learn.genetics.utah.edu/content/microbiome/changing/.

4. Centers for Disease Control and Prevention. Threat Report 2013. Antibiotic/Antimicrogial Resistance. www.cdc.gov/drugresistance/threat-report-2013.

5. Schnirring, L. "CDC: Antibiotic-resistant bugs sicken 2 million a year." CIDRAP News. 2013, Sept 16. www.cidrap.umn.edu/news-perspective/2013 / 09 /cdc-antibiotic-resistant-

bugs-sicken-2-million-year.

6. www.cdc.gov/HAI/organisms/cdiff/Cdiff_infect.html.

7. www.iihs.org/iihs/topics/t/general-statistics/fatalityfacts/overview-of-fatal ity-facts.

8. www.cdc.gov/nchs/fastats/injury.htm.

9. Le Chatelier, E., et al. "Richness of human gut microbiome correlates with metabolic markers." Nature. 2013, Aug 29; 500(7464):541–6.

10. Sheridan, K. "Remote Amazonian Tribe Resistant to Modern Antibiotics." Sydney Morning Herald. 2015, April 21. www.smh.com.au/world/remote -amazonian-tribe-resistant-to-modern-antibiotics-20150420-1mpeo2.htm=z.

11. Doucleff, M. "How Modern Life Depletes Our Gut Microbes." www.npr.org /blogs/goat sandsoda/2015/04/21/400393756/how-modern-life-depletes-our -gut-microbes.

12. Gibbons, A. "Resistance to Antibiotics Found in Isolated Amazonian Tribe." Science. 2015, April 17.

13. Hehemann, J. H., Correc, G., Barbeyron, T., Helbert, W., Czjzek, M., Michel, G. "Transfer of carbohydrate-active enzymes from marine bacteria to Japanese gut microbiota." Nature. 2010, Apr 8; 464(7290):908–12.

14. www.niddk.nih.gov/health-information/health-topics/Anatomy/your-digestive-system/ Pages/anatomy.aspx.

15. Wang, W. L., Lu, R. L., DiPierro, M., Fasano, A. "Zonula occludin toxin, a microtubule binding protein." World J Gastroenterol. 2000, Jun; 6(3):330–34.

16. Fasano, A. "Zonulin and its regulation of intestinal barrier function: The biological door to inflammation, autoimmunity, and cancer." Physiol Rev.2011, Jan; 91(1):151–75.

17. Fasano, A. "Intestinal permeability and its regulation by zonulin: diagnostic and therapeutic implications." Clin Gastroenterol Hepatol. 2012, Oct 10(10):1096–100.

第 3 章

1. Van Cleave, J., Gortmaker, S. L., Perrin, J. M. "Dynamics of obesity and chronic health conditions among children and youth." JAMA. 2010, Feb 17; 303(7):623–30.

2. O'Brien, K. "Should we all go gluten free?" New York Times. 2011, Nov 25. www.nytimes. com/2011/11/27/magazine/Should-We-All-Go-Gluten-Free.html.

3. Tuomilehto, J. "The emerging global epidemic of type 1 diabetes." Curr Diab Rep. 2013, Dec 13; (6):795–804.

4. http://www.foodallergy.org/document.doc?id=194.

5. Jackson, K., et al. "Trends in Allergic Conditions among Children: United States, 1997–2011." National Center for Health Statistics Data Brief. 2013. Retrieved from www.cdc. gov/nchs/data/databriefs/db10.htm.

6. Ackerman, J. "The ultimate social network." Scientific American. 2012; 306,36–43. Published online: 2012, May 15 doi:10.1038/scientific American 0612 -36

7. Visser, J., et al. "Tight Junctions, Intestinal Permeability, and Autoimmunity Celiac Disease and Type 1 Diabetes Paradigms." Annals of the New York Academy of Sciences. 2009;

1165:195–205. doi:10.1111/j.1749-6632.2009.04037.x.

8. Cox, L. M., et al. "Altering the intestinal microbiota during a critical developmental window has lasting metabolic consequences." Cell. 2014, Aug 14; 158(4):705–21.

9. Radano, M. C., et al. "Cesarean section and antibiotic use found to be associated with eosinophilic esophagitis." J Allergy Clin Immunol Pract. 2014, Jul–Aug; 2(4):475–477.e1.

10. www.mayoclinic.org/diseases-conditions/eosinophilic-esophagitis/basics/definition/con-20035681.

11. Fasano, A. "Intestinal permeability and its regulation by zonulin: diagnostic and therapeutic implications." Clin Gastroenterol Hepatol. 2012, Oct 10;(10):1096–100.

12. Barbaro, M. R., et al. "The role of zonulin in non-celiac gluten sensitivity and irritable bowel syndrome." Abstract presented at the 23rd United European Gastroenterology Week (UEG Week 2015), 2015, Oct 24–27, Barcelona,Spain; Fasano, A. Ann. NY Acad Sci. 2012; 1258:25–33.

13. Vaarala, O., Atkinson, M. A., Neu, J. "The 'Perfect Storm' for Type 1 Diabetes: The Complex Interplay Between Intestinal Microbiota, Gut Permeability, and Mucosal Immunity." Diabetes. 2008; 57(10):2555–62. doi: 10.2337/db 08-0331.

14. Fasano, A. "Intestinal permeability and its regulation by zonulin: diagnostic and therapeutic implications." Clin Gastroenterol Hepatol. 2012, Oct 10;(10):1096–100.

15. Fasano, A. "Leaky gut and autoimmune diseases." Clin Rev Allergy Immunol.2012, Feb; 42(1):71–78.

16. http://www.arthritis.org/about-arthritis/types/rheumatoid-arthritis/causes.php.

17. Scher, J. U., Abramson, S. B. "The microbiome and rheumatoid arthritis." Nat Rev Rheumatol. 2011, Aug 23; 7(10):569–78.

18. Toivanen, P. "Normal intestinal microbiota in the aetiopathogenesis of rheumatoid arthritis." Ann Rheum Dis. 2003, Sep; 62(9):807–11. Review.

19. Ebringer, A., Rashid, T., Wilson, C. "Rheumatoid arthritis, Proteus, anti-CCPantibodies and Karl Popper." Autoimmun Rev. 2010 Feb; 9(4):216–23.

20. Laws, P., Barton, A., Warren, R. B. "Psoriatic arthritis—what the dermatologist needs to know." J. Eur. Acad. Dermatol. Venereol. 2010; 24(11),1270–77.

21. Wu, J. J., Nguyen, T. U., Poon, K. Y., Herrinton, L. J. "The association ofpsoriasis with autoimmune diseases." J Am Acad Dermatol. 2012, Nov;67(5):924–30.

22. Menter, A., Gottlieb, A., Feldman, S. R., Van Voorhees, A. S., Leonardi, C. L.,Gordon, K. B., Lebwohl, M., Koo, J. Y., Elmets, C. A., Korman, N. J.,Beutner, K. R., Bhushan, R. "Guidelines of care for the management of psoriasisand psoriatic arthritis: Section 1. Overview of psoriasis and guidelines of care for the treatment of psoriasis with biologics." J Am Acad Dermatol.2008, May; 58(5):826–50.

23. Hébert, H. L., Ali, F. R., Bowes, J., Griffiths, C. E., Barton, A., Warren, R. B. "Genetic susceptibility to psoriasis and psoriatic arthritis: implications for therapy." Br. J. Dermatol. 2012; 166(3),474–82.

24. Tsoi, L. C., Spain, S. L., Knight, J., et al. "Identification of 15 new psoriasis susceptibility

loci highlights the role of innate immunity." Nat. Genet. 2012;44(12),1341–48.

25. Capone, K. A., Dowd, S. E., Stamatas, G. N., Nikolovski, J. "Diversity ofthe human skin microbiome early in life." J Invest Dermatol. 2011, Oct;131(10):2026–32. doi: 10.1038/jid.2011.168. Epub. 2011, Jun 23.

26. Marzano, A. V., et al. "Association of pyoderma gangrenosum, acne, andsuppurative hidradenitis (PASH) shares genetic and cytokine profileswith other autoinflammatory diseases." Medicine (Baltimore). 2014, Dec;93(27):e187.

27. Gao, Z., Tseng, C. H., Strober, B. E., Pei, Z., Blaser, M. J. "Substantial alterations of the cutaneous bacterial biota in psoriatic lesions." PLoS One. 2008,Jul 23; 3(7):e2719.

28. Capone, K. A., Dowd, S. E., Stamatas, G. N., Nikolovski, J. "Diversity of thehuman skin microbiome early in life." J Invest Dermatol. 2011, Oct;131(10):2026–32. doi: 10.1038/jid.2011.168. Epub. 2011, Jun 23.

29. Fasano, A. "Leaky gut and autoimmune diseases." Clin Rev Allergy Immunol.2012, Feb; 42 (1):71–78.

30. Fasano, A. "Intestinal permeability and its regulation by zonulin: diagnosticand therapeutic implications." Clin Gastroenterol Hepatol. 2012, Oct 10;(10):1096–100.

31. Aguilar, M., Bhuket, T., Torres, S., Liu, B., Wong, R. J. "Prevalence of the Metabolic Syndrome in the United States, 2003–2012." JAMA, 2015;313(19):1973.

32. Fasano, A. "Leaky gut and autoimmune diseases." Clin Rev Allergy Immunol.2012, Feb; 42(1):71–78.

33. De Magistris, L., et al. "Alterations of the intestinal barrier in patients withautism spectrum disorders and in their first-degree relatives." J Pediatr GastroenterolNutr. 2010, Oct; 51(4):418–24.

34. Fasano, A. "Zonulin and its regulation of intestinal barrier function: the biologicaldoor to inflammation, autoimmunity, and cancer." Physiol Rev. 2011,Jan; 91(1):151–75.

第 4 章

1. Afshinnekoo, E., et al. "Geospatial Resolution of Human and BacterialDiversity with City-Scale Metagenomics." Cell Systems. 2015, July 29; 1(1):72–87

2. Brodwin, E. "A Geneticist Says Any New Parent Should 'Roll Their Childon the Floor of the New York Subway' —Here's Why." Business Insider.2015, August 15. www.businessinsider.com/what-is-the-hygiene-hypothesis-2015-8.

3. Ackerman, J. "The ultimate social network." Scientific American. 2012;306,36–43. Published online: 2012, May 15. doi:10.1038/scientificamerican0612-36.

4. Callahan, G. N. "Eating Dirt." Emerging Infectious Diseases. Centers for Disease Control and Prevention;" 9:8; 2003, Aug. wwwnc.cdc.gov/eid/article/9/8/03-0033.

5. Nielsen, F. H. "Ultratrace Minerals." (Williams & Wilkins, 1999). Permanent URL: http://naldc.nal.usda.gov/catalog/46493.

6. Amaranthus, M. and Allyn, B. "Healthy Soil Microbes Healthy People." The Atlantic. 2013, Jun11.www.theatlantic.com/health/archive/2013/06/healthy-soil-microbes-healthy-

people/276710/?single_page=true.

7. Hesselmar, B., Hicke-Roberts, A., Wennergren, G. "Allergy in children inhand versus machine dishwashing." Pediatrics. 2015 Mar; 135(3):e590–7.

8. Callahan, G. N. "Eating Dirt." Emerging Infectious Diseases. Centers forDisease Control and Prevention. 2003; 9(8). Aug wwwnc.cdc.gov/eid/article/9/8/03-0033.

9. Wexler, H. M. "Bacteroides: the Good, the Bad, and the Nitty-Gritty." ClinicalMicrobiology Reviews. 2007; 20(4):593–621. doi:10.1128/CMR.00008-07.

10. Hertzler, S. R., Clancy, S. M. "Kefir improves lactose digestion and tolerance in adults with lactose maldigestion." J Am Diet Assoc. 2003 May; 103(5):582–7.

11. Küpeli, A. E., Orhan, D. D., Gürbüz, I., Yesilada, E. "In vivo activity assessment of a 'honey-bee pollen mix' formulation." Pharm Biol. 2010 Mar;48(3):253–9.

12. Wegienka, G., et al. "Lifetime dog and cat exposure and dog- and cat-specificsensitization at age 18 years." Clin Exp Allergy. 2011, Jul; 41(7):979–86.

13. Katz, U., Shoenfeld, Y., Zakin, V., Sherer, Y., Sukenik, S. "Scientific evidence of the therapeutic effects of dead sea treatments: a systematic review." Semin Arthritis Rheum. 2012, Oct; 42(2):186–200. doi: 10.1016/j.semarthrit.2012.02.006.

第 5 章

1. Winzell, M. S., Ahrén, B. "The high-fat diet-fed mouse: a model for studying mechanisms and treatment of impaired glucose tolerance and type 2 diabetes." Diabetes. 2004, Dec; 53 Suppl 3:S215-9.

2. O'Keefe, S. J., et al. "Fat, fibre and cancer risk in African Americans and rural Africans." Nat Commun. 2015, Apr 28; 6:6342.

3. Spector, T. "Your Gut Bacteria Don't Like Junk Food—Even If You Do." The Conversation, 2015, May 10. https://theconversation.com/your-gut-bacteria-dont-like-junk-food-even-if-you-do-41564.

4. Lerner, A., Matthias, T. "Changes in intestinal tight junction permeability associated with industrial food additives explain the rising incidence of autoimmune disease." Autoimmun Rev. 2015, Jun 14; (6):479–89.

5. Esmaillzadeh, A., Azadbakht, L. "Home use of vegetable oils, markers of systemic inflammation, and endothelial dysfunction among women." Am JClin Nutr. 2008, Oct; 88(4):913–21.

6. Santarelli, R. L., Pierre, F., Corpet, D. E. "Processed meat and colorectal cancer:a review of epidemiologic and experimental evidence." Nutr Cancer.2008; 60(2):131–44.

7. Esmaillzadeh, A., Azadbakht, L. "Home use of vegetable oils, markers of systemic inflammation, and endothelial dysfunction among women." Am JClin Nutr. 2008, Oct; 88(4):913–21.

8. Azzouz, A., Jurado-Sánchez, B., Souhail, B., Ballesteros, E. "Simultaneous determination of 20 pharmacologically active substances in cow's milk, goat's milk, and human breast milk by gas chromatography–mass spectrometry." J Agric Food Chem. 2011, May 11;

59(9):5125–32. doi: 10.1021/jf200364w. Epub 2011 Apr 15.

9. Harkinson, J. "You' re drinking the wrong kind of milk." Mother Jones.2014, Mar 12. www.motherjones.com/environment/2014/03/a1-milk-a2-milk-america.

10. Punzi, J. S., Lamont, M., Haynes, D., Epstein, R. L., "USDA Pesticide DataProgram: Pesticide Residues on Fresh and Processed Fruit and Vegetables,Grains, Meats, Milk, and Drinking Water." Outlooks on Pesticide Management.2005, June.

11. van der Hulst, R. R., van Kreel, B. K., von Meyenfeldt, M. F., Brummer, R. J.,Arends, J. W., Deutz, N. E., Soeters, P. B. "Glutamine and the preservation of gut integrity." Lancet. 1993, May 29; 341(8857):1363–5.

12. Behall, K. M., Scholfield, D. J., Yuhaniak, I., Canary, J. "Diets containinghigh amylose vs amylopectin starch: effects on metabolic variables inhuman subjects." Am J Clin Nutr. 1989, Feb; 49(2):337–44.

13. Ciacci, C., et al. "Effect of beta-glucan, inositol and digestive enzymes in GI symptoms of patients with IBS." Eur Rev Med Pharmacol Sci. 2011, Jun;15(6):637–43.

14. Korponay-Szabo, I. R., et al. "Food-grade gluten degrading enzymes totreat dietary transgressions in coeliac adolescents." Journal of Pediatric Gastroenterology and Nutrition; 43rd Annual Meeting of ESPGHAN; Istanbul.2010. p. E68. 2010.

15. Trinidad. T. P., Loyola, A. S., Mallillin, A. C., Valdez, D. H., Askali, F. C.,Castillo, J. C., Resaba, R. L., Masa, D. B. "The cholesterol-lowering effect ofcoconut flakes in humans with moderately raised serum cholesterol." J MedFood. 2004, Summer; 7(2):136–40.

16. Sategna-Guidetti, C., Bruno, M., Mazza, E., Carlino, A., Predebon, S., Tagliabue,M., Brossa, C. "Autoimmune thyroid diseases and coeliac disease." Eur J Gastroenterol Hepatol. 1998, Nov 10; (11):927–31.

17. Dontas, A. S., Zerefos, N. S., Panagiotakos, D. B., Vlachou, C., Valis, D. A. "Mediterranean diet and prevention of coronary heart disease in the elderly." Clin Interv Aging. 2007; 2(1):109–15. Review. Erratum in: Clin IntervAging. 2008; 3(2):397.

18. http://umm.edu/health/medical/altmed/supplement/flaxseed-oil.

19. de Kort, S., Keszthelyi, D., Masclee, A. A. "Leaky gut and diabetes mellitus:What is the link?" Obes Rev. 2011, Jun; 12(6):449–58.

20. Yang, Q., et al. "Added sugar intake and cardiovascular diseases mortality among US adults." JAMA Intern Med. 2014 Apr; 174(4):516–24. doi: 10.1001/jamainternmed.2013.13563.

21. United States Department of Agriculture, Economic Research Service. (2012). USDA Sugar Supply: Tables 51–53: US Consumption of Caloric Sweeteners. Retrieved from http://www.ers.usda.gov/data-products/sugar-and-sweeteners-yearbook-tables.aspx.

22. http://www.agmrc.org/commodities__products/livestock/bees-profile/.

23. Schneider, A. "Tests Show More Store Honey Isn't Honey." Food Safety News. 2011, Nov 7. http://www.foodsafetynews.com/2011/11/tests-show-most -store-honey-isnt-honey/.

24. Allen, K. L., Molan, P. C., Reid, G. M. "A survey of the antibacterial activity of some New Zealand honeys." J Pharm Pharmacol. 1991, Dec; 43(12):817–22.

25. Ferdman, R. "Where people around the world eat the most sugar and fat." Washington

Post. 2015, Feb 5. https://www.washingtonpost.com/news/wonk/wp/2015/02/05/where-people-around-the-world-eat-the-most-sugar-and-fat/.

26. Proverbs 25:6 NIV.

27. Swithers, S. E. "Artificial sweeteners produce the counterintuitive effect of inducing metabolic derangements." Trends Endocrinol Metab. 2013 Sep;24(9):431–41.

28. Schiffman, S. S., Rother, K. I. "Sucralose, a synthetic organochlorine sweetener: overview of biological issues." J Toxicol Environ Health B Crit Rev.2013; 16(7):399–451.

29. Abou-Donia, M. B., El-Masry, E. M., Abdel-Rahman, A. A., McLendon, R. E., Schiffman, S. S. "Splenda alters gut microflora and increases intestinal p-glycoprotein and cytochrome p-450 in male rats." J Toxicol Environ Health A. 2008; 71(21):1415–29.

30. Nettleton, J. A., et al. "Diet soda intake and risk of incident metabolic syndrome and type 2 diabetes in the Multi-Ethnic Study of Atherosclerosis (MESA)." Diabetes Care. 2009, Apr; 32(4):688–94.

第 6 章

1. Olszak, T., An, D., Zeissig, S., Vera, M. P., Richter, J., Franke, A., Glickman, J. N., Siebert, R., Baron, R. M., Kasper, D. L., Blumberg, R. S. "Microbial exposure during early life has persistent effects on natural killer T cell function." Science. 2012, Apr 27; 336(6080):489–93.

2. Khazan, O. "How Often People in Various Countries Shower." Atlantic Monthly. 2015, Feb 17. www.theatlantic.com/health/archive/2015/02/how-often-people-in-various-countries-shower/385470.

3. Scott, J. "My No-Soap, No-Shampoo, Bacteria-Rich Hygiene Experiment." New York Times. 2014,May22.http://www.nytimes.com/2014/05/25/magazine/my-no-soap-no-shampoo-bacteria-rich-hygiene-experiment.html.

4. Spak, C. J., et al. "Tissue response of gastric mucosa after ingestion of fluoride." BMJ: British Medical Journal. 1989; 298(6689):1686–87.

5. Mandel, D. R., Eichas, K., Holmes, J. "Bacillus coagulans: a viable adjuncttherapy for relieving symptoms of rheumatoid arthritis according to a randomized,controlled trial." BMC Complement Altern Med. 2010, Jan 12; 10:1.

6. Kumar, R., et al. "Cordyceps sinensis promotes exercise endurance capacityof rats by activating skeletal muscle metabolic regulators." J Ethnopharmacol.2011, Jun 14; 136(1):260–6.

7. Suarez-Arroyo, I. J., et al. "Anti-tumor effects of Ganoderma lucidum (reishi) in inflammatory breast cancer in in vivo and in vitro models." PLoSOne. 2013; 8(2):e57431.

8. Liao, S. F., et al. "Immunization of fucose-containing polysaccharides fromReishi mushroom induces antibodies to tumor-associated Globo H-eriesepitopes." Proc Natl Acad Sci USA. 2013, Aug 20; 110(34):13809–14.

9. Patel, S., Goyal, A. "Recent developments in mushrooms as anti-cancertherapeutics: a review." 3 Biotech. 2012, Mar; 2(1):1–15.

10. Wong, J. Y., et al. "Gastroprotective Effects of Lion's Mane Mushroom Hericiumerinaceus (Bull.:Fr.) Pers. (Aphyllophoromycetideae) Extract againstEthanol-Induced Ulcer in Rats."

Evid Based Complement Alternat Med.2013; 2013:492976.

11. Torkelson, C. J., Sweet, E., Martzen, M. R., Sasagawa, M., Wenner, C. A.,Gay, J., Putiri, A., Standish, L. J. "Phase 1 Clinical Trial of Trametes versicolorin Women with Breast Cancer." ISRN Oncol. 2012; 2012:251632.

12. Lindequist, U., Niedermeyer, T. H., Jülich, W. D. "The pharmacological potential of mushrooms." Evid Based Complement Alternat Med. 2005, Sep;2(3):285–99.

13. http://umm.edu/health/medical/altmed/supplement/spirulina.

14. https://www.mskcc.org/cancer-care/integrative-medicine/herbs/blue-green-algae.

15. Morita, K., Ogata, M., Hasegawa, T. "Chlorophyll derived from Chlorellainhibits dioxin absorption from the gastrointestinal tract and accelerates dioxin excretion in rats." Environ Health Perspect. 2001, Mar 10;9(3):289–94.

16. Pfaller, M. A., Diekema, D. J. "Epidemiology of invasive candidiasis: a persistent public health problem." Clin Microbiol Rev. 2007, Jan; 20(1):133–63.Review.

17. Soltani, M., Khosravi, A. R., Asadi, F., Shokri, H. "Evaluation of protectiveefficacy of Spirulina platensis in Balb/C mice with candidiasis." J MycolMed. 2012, Dec; 22(4):329–34.

18. Reardon. "Phage Therapy Gets Revitalized." Nature. 2014, June 3. http://www.nature.com/news/phage-therapy-gets-revitalized-1.15348.

19. Abedon, S. T., Kuhl, S. J., Blasdel, B. G., Kutter, E. M. "Phage treatment of human infections." Bacteriophage. 2011 Mar; 1(2):66–85.

20. Guslandi, M., Giollo, P., Testoni, P. A. "A pilot trial of Saccharomyces boulardiiin ulcerative colitis." Eur J Gastroenterol Hepatol. 2003, Jun; 15(6):697–8.

21. Castagliuolo, I., Riegler, M. F., Valenick, L., LaMont, J. T., Pothoulakis, C. "Saccharomycesboulardii protease inhibits the effects of Clostridium difficile toxins A and B in human colonic mucosa." Infect Immun. 1999, Jan; 67(1):302–7.

22. Buts, J. P., De Keyser, N., De Raedemaeker, L. "Saccharomyces boulardiienhances rat intestinal enzyme expression by endoluminal release of polyamines." Pediatr Res. 1994, Oct; 36(4):522–27.

23. Weber, G., Adamczyk, A., Freytag, S. "Treatment of acne with a yeast preparation." Fortschr Med. 1989, Sep 10; 107(26):563–6.

24. Visser, S. A. "Effect of humic substances on mitochondrial respiration andoxidative phosphorylation." Sci Total Environ. 1987, Apr; 62:347–54.

25. Prudden, J. F. "The biological activity of bovine cartilage preparations." Seminarsin Arthritis and Rheumatology. Summer 1974, 3(4):287–321.

26. Samonina, G., et al. "Protection of gastric mucosal integrity by gelatin andsimple proline-containing peptides." Pathophysiology. 2000, Apr; 7(1):69–73.

27. Daniel, K. T. "WhyBroth is Beautiful: Essential Roles for Proline, Glycineand Gelatin." Weston A. Price Foundation. http://www.westonaprice.org/food-features/why-broth-is-beautiful (accessed 2013, June 18).

28. Rennard, B. O., et al. "Chicken soup inhibits neutrophil chemotaxis invitro." Chest. 2000, Oct; 118(4):1150–7.

第 7 章

1. Scheer, R. and Moss, D. "Dirt Poor: Have Fruits and Vegetables Become Less Nutritious?" Scientific American. 2011, April 27. www.scientificamerican.com/article/soil-depletion-and-nutrition-loss.

2. Jack, A. "Nutrition Under Siege." One Peaceful World (Kushi Institute newsletter),Becket, MA, Spring 1998; 1,7–8.

3. Scheer, R. and Moss, D. "Dirt Poor: Have Fruits and Vegetables Become Less Nutritious?" Scientific American. 2011, April 27. www.scientificamerican.com/article/soil-depletion-and-nutrition-loss.

4. Marler, J. B., Wallin, J. R. "Human Health, the Nutritional Quality of HarvestedFood and Sustainable Farming Systems." Nutrition Security Institute.www .nutritionsecurity.org.

5. Scheer, R. and Moss, D. "Dirt Poor: Have Fruits and Vegetables Become Less Nutritious?" Scientific American. 2011, April 27.
www.scientificamerican.com/article/soil-depletion-and-nutrition-loss.

6. Kötke, W. H. The Final Empire: The Collapse of Civilization and the Seed of the Future. (Bloomington, IN: AuthorHouse, 2007).

7. Powell, A. L., Giovannoni, J. "Uniform Ripening Encodes a Golden 2-likeTranscription Factor Regulating Tomato Fruit Chloroplast Development." Science. 2012, June 29. Vol. 336 no. 6089; 1711–1715; www.sciencemag.org/content /336/6089/1711.

8. Joly Condette, C., et al. "Increased Gut Permeability and Bacterial Translocationafter Chronic Chlorpyrifos Exposure in Rats." Blachier, F., ed. PLoSOne. 2014; 9(7):e102217.

9. www2.epa.gov/ingredients-used-pesticide-products/revised-human-health-risk-assessment-chlorpyrifos.

10. Smith, B. "Organic Foods vs Supermarket Foods: Element Levels." Journal of Applied Nutrition. 1993; 45:35–39.https://www.organicconsumers.org/old_articles/Organic/organicstudy.php.

11. Hertzler, S. R., Clancy, S. M. "Kefir Improves Lactose Digestion and Tolerancein Adultswith Lactose Maldigestion." Journal of the American Dietetic Association. 2003, May; 103(5):582–7.

12. Choi, I. H. "Kimchi, a Fermented Vegetable, Improves Serum Lipid Profiles in Healthy Young Adults." Journal of Medicinal Food. 2013, Mar; 16(3):223–9.

13. Sun, P., Wang, J. Q., Zhang, H. T. "Effects of Bacillus subtilis natto on performance and immune function of preweaning calves." J Dairy Sci. 2010,Dec; 93(12):5851–5.

14. Koehler, P., Hartmann, G., Wieser, H., Rychlik, M. "Changes of folates, dietary fiber,and proteins in wheat as affected by germination." J Agric Food Chem. 2007, Jun 13; 55(12):4678–83.

15. www.ewg.org/key-issues/consumer-products/cosmetics.

16. Barry, R. The Melaleuca Wellness Guide. Ed. Richard M. Barry. RM BarryPublications. 2011.

17. Braoudaki, M., Hilton, A. C. "Adaptive resistance to biocides in Salmonellaenterica and

Escherichia coli O157 and cross-resistance to antimicrobialagents." J Clin Microbiol. 2004, Jan; 42(1):73–78.

第 8 章

1. Kelly, J. R., Kennedy, P. J., Cryan, J. F., Dinan, T. G., Clarke, G., Hyland,N. P. "Breaking down the barriers: The gut microbiome, intestinal permeability and stress-related psychiatric disorders." Front Cell Neurosci. 2015,Oct 14; 9:392.

2. Alcock, J., Maley, C. C., Aktipis, C. A. "Is eating behavior manipulated by the gastrointestinal microbiota? Evolutionary pressures and potential mechanisms." Bioessays. 2014, Oct; 36(10):940–99.

3. Vanuystel, T., et al. "Psychological Stress and Corticotropin-ReleasingHormones Increase Intestinal Permeability in Humans by a Mast Cell-DependentMechanism." Gut. 2014; 63:1293–99. http://gut.bmj.com/content /63 /8/1293.short.

4. Vanuytsel, T., van Wanrooy, S., Vanheel, H., Vanormelingen, C., Verschueren, S.,Houben, E., Salim Rasoel, S., Tóth, J., Holvoet, L., Farré, R., Van Oudenhove,L., Boeckxstaens, G., Verbeke, K., Tack, J. "Psychological stress andcorticotropin-releasing hormone increase intestinal permeability in humans by a mast cell-dependent mechanism." Gut. 2014, Aug; 63(8):1293–9.

5. Puri, H. S. Rasayana: ayurvedic herbs for longevity and rejuvenation—Volume 2 of Traditional herbal medicines for modern times. s.l.: CRC Press,2002

6. Bested, A. C., Logan, A. C., Selhub, E. M. "Intestinal microbiota, probiotics and mental health: From Metchnik off to modern advances: Part II—contemporarycontextual research." Gut Pathog. 2013, Mar 14; 5(1):3.

7. Alcock, J., Maley, C. C., Aktipis, C. A. "Is eating behavior manipulated by the gastrointestinal microbiota? Evolutionary pressures and potential mechanisms." Bioessays. 2014, Oct; 36(10):940–49.

8. www.takingcharge.csh.umn.edu/explore-healing-practices/food-medicine/why -being-mindful-matters.

9. Sanchez, M., et al. "Effect of Lactobacillus rhamnosus CGMCC1.3724 supplementation on weight loss and maintenance in obese men and women." Br J Nutr. 2014, Apr 28; 111(8):1507–19.

10. Bercik, P., Park, A. J., Sinclair, D., Khoshdel, A., Lu, J., Huang, X., Deng, Y.,Blennerhassett, P. A., Fahnestock, M., Moine, D., Berger, B., Huizinga, J. D.,Kunze, W., McLean, P. G., Bergonzelli, G. E., Collins, S. M., Verdu, E. F. "The anxiolytic effect of Bifidobacterium longum NCC3001 involves vagalpathways for gut-brain communication." Neurogastroenterol Motil. 2011,Dec; 23(12):1132–39.

11. Bravo, J. A., Forsythe, P., Chew, M. V., Escaravage, E., Savignac, H. M.,Dinan, T. G., Bienenstock, J., Cryan, J. F. "Ingestion of Lactobacillus strainregulates emotional behavior and central GABA receptor expression ina mouse via the vagus nerve." Proc Natl Acad Sci USA. 2011, Sep 20;108(38):16050–55.

12. Anabrees J., Indrio F., Paes B., AlFaleh K. "Probiotics for infantile colic: asystematic review." BMC Pediatr. 2013 Nov 15; 13: 186.

13. Tillisch, K., et al. "Consumption of Fermented Milk Product With ProbioticModulates Brain Activity." Gastroenterology. Volume 144; Issue 7; 1394–1401.e4.

14. Schmidt, K., Cowen, P. J., Harmer, C. J., Tzortzis, G., Errington, S., Burnet, P. W. "Prebiotic intake reduces the waking cortisol response and alters emotionalbias in healthy volunteers." Psychopharmacology (Berl). 2015, May;232(10):1793–801.

15. Koopman, F. A., Stoof, S. P., Straub, R. H., Van Maanen, M. A., Vervoordeldonk, M. J., Tak, P. P. "Restoring the balance of the autonomic nervoussystem as an innovative approach to the treatment of rheumatoid arthritis." Mol Med. 2011, Sep–Oct; 17(9–10):937–48.

16. www.wisebrain.org/ParasympatheticNS.pdf.

第 9 章

1. Herbert, M. K., Weis, R., Holzer, P. "The enantiomers of tramadol and itsmajor metabolite inhibit peristalsis in the guinea pig small intestine via differential mechanisms." BMC Pharmacol. 2007, Mar 16; 7:5.

2. Panchal, S. J., Müller-Schwefe, P., Wurzelmann, J. I. "Opioid-induced boweldysfunction: prevalence, pathophysiology and burden." Int J Clin Pract.2007, Jul; 61(7): 1181–87.

3. www.nytimes.com/2015/11/08/opinion/sunday/how-doctors-helped-drive-the-addiction-crisis.html.

4. Starfield, B. "Is US health really the best in the world?" JAMA. 2000, Jul 26;284(4):483–5.

5. www.cancer.org/acs/groups/cid/documents/webcontent/002385-pdf.pdf.

6. Van Boeckel, T. P., et al. "Global antibiotic consumption 2000 to 2010: ananalysis of national pharmaceutical sales data." Lancet Infectious Diseases.14.8(2014):742–50.

7. www.cdc.gov/media/releases/2015/p0225-clostridium-difficile.html.

8. www.mayoclinic.org/diseases-conditions/c-difficile/basics/causes/con-20029664.

9. Shehab, N., Patel, P. R., Srinivasan, A., Budnitz, D. S. "Emergency departmentvisits for antibiotic-associated adverse events." Clin Infect Dis. 2008, Sep 15; 47(6):735–43.

10. www.cdc.gov/media/dpk/2013/docs/getsmart/dpk-antibiotics-week-lauri-hicks-audio-transcript.pdf.

11. Karadsheh, Z., Sule, S. "Fecal transplantation for the treatment of recurrentclostridium difficile infection." N Am J Med Sci. 2013, Jun; 5(6):339–43.

12. Hempel, S., et al. "Probiotics for the Prevention and Treatment of Antibiotic-Associated Diarrhea." Journal of American Medical Association, 2012;307(18):1959–1669.

13. Floch, M. H. "Recommendations for Probiotic Use in Humans—a 2014 Update. Pharmaceuticals. 2014; 7,999–1007.

14. Woodard, G. A., Encarnacion, B., Downey, J. R., Peraza, J., Chong, K.,Hernandez-Boussard, T., Morton, J. M. "Probiotics improve outcomes afterRoux-en-Y gastric bypass surgery: A prospective randomized trial." J GastrointestSurg. 2009, Jul; 13(7):1198–204.

15. Smith, T. J., Rigassio-Radler, D., Denmark, R., Haley, T., Touger-Decker, R. "Effect of

Lactobacillus rhamnosus LGG?and Bifidobacterium animalis ssp.lactis BB-12?on health-related quality of life in college students affectedby upper respiratory infections." Br J Nutr. 2013, Jun; 109(11):1999–2007.

16. Steenbergen, L., Sellaro, R., van Hemert, S., Bosch, J. A., Colzato, L. S. "A randomize-dcontrolled trial to test the effect of multispecies probiotics on cognitivere activity to sad mood." Brain Behav Immun. 2015, Aug; 48:258–64.

17. Oaklander, M. "Can Probiotics Improve Your Mood?" Time, 2015, April 10.http://time. com/3817375/probiotics-depression.

18. Sanchez, M., et al. "Effect of Lactobacillus rhamnosus CGMCC1.3724 supplementation on weight loss and maintenance in obese men and women." Br J Nutr. 2014, Apr 28; 111(8):1507–19.

19. Tillisch, K., et al. "Consumption of fermented milk product with probioticmodulates brain activity." Gastroenterology. 2013, Jun; 144(7):1394–401,1401.e1–4.

20. Cribby, S., Taylor, M., Reid, G. "Vaginal microbiota and the use of probiotics." Interdiscip Perspect Infect Dis. 2008; 2008:256490.

21. Lamprecht, M., et al. "Probiotic supplementation affects markers of intestinalbarrier, oxidation, and inflammation in trained men; a randomized, double blinded,placebo-controlled trial." J Int Soc Sports Nutr. 2012, Sep 20; 9(1):45.

22. Roudsari, M. R., et al. "Health effects of probiotics on the skin." Crit RevFood Sci Nutr. 2015; 55(9):1219–40.

23. Chenoll, E., Casinos, B., Bataller, E., Astals, P., Echevarría, J., Iglesias, J. R.,Balbarie, P., Ramón, D., Genovés, S. "Novel probiotic Bifidobacteriumbifidum CECT 7366 strain active against the pathogenic bacterium Helicobacterpylori." Appl Environ Microbiol. 2011, Feb; 77(4):1335–43.

24. Reddy, B. S., Rivenson, A. "Inhibitory effect of Bifidobacterium longumon colon, mammary, and liver carcinogenesis induced by 2-amino-3-methylimidazo[4,5-f]quinoline, a food mutagen." Cancer Res. 1993, Sep 1;53(17):3914–8.

25. Wada M., et al. "Effects of the enteral administration of Bifidobacterium breveon patients undergoing chemotherapy for pediatric malignancies." SupportCare Cancer. 2010, Jun; 18(6):751–9. doi: 10.1007/s00520-009-0711-6.

26. Whorwell, P. J., et al. "Efficacy of an Encapsulated Probiotic Bifidobacterium Infantis in Women with Irritable Bowel Syndrome." American Journalof Gastroenterology. 101(7)1581–90.

27. McFarland, L. V. "Evidence-based review of probiotics for antibiotic-associateddiarrhea and Clostridium difficile infections." Anaerobe. 2009,Dec; 15 (6): 274– 80.

28. Anderson, J. W., Gilliland, S. E. "Effect of fermented milk (yogurt) containingLactobacillus acidophilus L1 on serum cholesterol in hypercholesterolemichumans." J Am Coll Nutr. 1999, Feb; 18(1):43–50.

29. Raz, R., Stamm, W. E. "A controlled trial of intravaginal estriol in postmenopausalwomen with recurrent urinary tract infections." N Engl J Med. 1993,Sep 9; 329(11):753–6.

30. Bravo, J. A., et al. "Ingestion of Lactobacillus strain regulates emotionalbehavior and central GABA receptor expression in a mouse via the vagusnerve." Proc Natl Acad Sci USA. 2011, Sep 20; 108(38):16050–55.

31. Ciprandi, G., et al. "In vitro effects of Bacillus subtilis on the immune response." Chemioterapia. 1986, Dec; 5(6):404–7.

32. Shylakhovenko, V. A. "Anticancer and Immunostimulatory Effects of NucleoproteinFraction of Bacillus subtilis." Experimental Oncology. 2003,June 25; 119–123.

33. Mandel, D. R., Eichas, K., Holmes, J. "Bacillus coagulans: A viable adjuncttherapy for relieving symptoms of rheumatoid arthritis according to a randomized,controlled trial." BMC Complement Altern Med. 2010, Jan 12; 10:1.

34. Guslandi, M., Giollo, P., Testoni, P. A. "A pilot trial of Saccharomyces boulardiiin ulcerative colitis." Eur J Gastroenterol Hepatol. 2003, Jun; 15(6):697–98.

35. Castagliuolo, I., Riegler, M. F., Valenick, L., LaMont, J. T., Pothoulakis, C. "Saccharomycesboulardii protease inhibits the effects of Clostridium difficile toxins A and B in human colonic mucosa." Infect Immun. 1999, Jan; 67(1):302–7.

36. Buts, J. P., De Keyser, N., De Raedemaeker, L. "Saccharomyces boulardiienhances rat intestinal enzyme expression by endoluminal release of polyamines." Pediatr Res. 1994, Oct; 36(4):522–27.

37. Braden, R., et al. "The Use of the Essential Oil Lavandin to Reduce PreoperativeAnxiety in Surgical Patients." Perianesthesia Nursing. 24,348–55.

38. Burns, E. E., et al. "An Investigation into the Use of Aromatherapy inIntrapartum Midwifery Practice." Journal of Alternative and Complementary Medicine. 2000, April; 6(2):141–47.

第 10 章

1. Bergsson, G., Arnfinnsson, J., Steingrímsson, O., Thormar, H. "In vitro killingof Candida albicans by fatty acids and monoglycerides." AntimicrobAgents Chemother. 2001, Nov; 45(11):3209–12.

2. Simopoulos, A. P. "Omega-3 fatty acids in inflammation and autoimmune diseases." J Am Coll Nutr. 2002, Dec; 21(6):495–505. Review.

3. Farrukh, A., Mayberry, J. F. "Is there a role for fish oil in inflammatory bowel disease?" World J Clin Cases. 2014, Jul 16; 2(7):250–52. doi: 10.12998/wjcc.v2 .i7.250. Review.

4. Vanuytsel, T., et al. "Psychological stress and corticotropin-releasing hormone increase intestinal permeability in humans by a mast cell-dependent mechanism." Gut. 2014, Aug; 63(8):1293–99.

5. Field, T. "Massage therapy research review." Complement Ther Clin Pract.2014, Nov; 20(4):224–9. doi: 10.1016/j.ctcp.2014.07.002. Epub. 2014, Aug 1.Review.

6. Karadag, E., et al. "Effects of aromatherapy on sleep quality and anxiety ofpatients." Nurs Crit Care. 2015, Jul 27.

7. Hamilton, J. B., et al. "You need a song to bring you through: the use ofreligious songs to

manage stressful life events." Gerontologist. 2013, Feb;53(1):26–38.

8. Li, Q. "Effect of forest bathing trips on human immune function." EnvironHealth Prev Med. 2010, Jan; 15(1):9–17. doi: 10.1007/s12199-008-0068-3.

9. Cui, L., et al. "Contribution of a thickened cell wall and its glutaminenonamidated component to the vancomycin resistance expressed by Staphylococcus aureus Mu50." Antimicrob Agents Chemother. 2000, Sep;44(9):2276–85.

10. Catanzaro, D., Rancan, S., Orso, G., Dall' Acqua, S., Brun, P., Giron, M. C.,Carrara, M., Castagliuolo, I., Ragazzi, E., Caparrotta, L., Montopoli, M. "Boswelliaserrata Preserves Intestinal Epithelial Barrier from Oxidative andInflammatory Damage." PLoS One. 2015. May 8; 10(5):e0125375.

第 11 章

1. Margolin, C. "New Chinese Medicine Tools to Replenish and Repair OurGut." Pacific College of Oriental Medicine.www.pacificcollege.edu/news/blog/2015/05/06/new-chinese-medicine-tools-replenish-and-repair-our-gut.

第 12 章

1. Candida Yeast Infection, Leaky Gut, Irritable Bowel and Food Allergies. NationCandida Center. www.nationalcandidacenter.com/leaky-gut.

第 13 章

1. Cohen, M. M. "Tulsi (Ocimum Sanctum): A Herb for All Reasons." Journal of Ayurveda and Integrative Medicine. 2014, Oct–Dec; 5(4):251–259.

第 14 章

1. Candida Yeast Infection, Leaky Gut, Irritable Bowel and Food Allergies.National Candida Center. www.nationalcandidacenter.com/leaky-gut.

第 16 章

1. Everhart, J. E., Khare, M., Hill, M., Maurer, K. R. "Prevalence and ethnic differences in gallbladder disease in the United States." Gastroenterology.1999, Sep; 117(3):632–39.

致　谢

Acknowledgements

首先感谢上帝，感谢我的主和救世主基督耶稣，爱着我并赐予我机会、影响力和天赋去撰写这本书。

感谢我的妻子切尔西，你是我的生命之光，如果没有你，我根本不可能完成这部著作。你的才智和关爱使我成为一个更加完美的男人、领导者和老师。

感谢我的出版代理人邦妮·索洛，你是这个世界上最棒的出版代理人。非常荣幸能获得你的建议，你那追求卓越的精神让我感动。

感谢我的编辑朱莉·威尔，你那敏锐的洞察力、耐心和技能，让本书更加完美。特别感谢整个 HaperWave 团队：凯伦·里纳尔蒂、布莱恩·佩兰、维多利亚·考米拉和凯特·里昂。

感谢 DunnPellier 传媒的公关团队和妮可·邓恩。感谢你们帮我传播这个信息，并且一直信任我。

感谢马瑞斯卡·范·阿尔斯特，帮我创造出一部杰作。

感谢 DrAxe.com 网站的团队，包括埃文、迈克、伊桑、朱莉安娜、凯勒和玛丽。没有你们，我不可能独立完成这件事，想要改变世界，不仅仅需要一个团队，还需要一个由卓越成员组成的热情团队。

感谢我的朋友们，你们是健康的领袖：乔丹·鲁宾、JJ·维尔京、萨拉·戈特弗里德、瓦尼·哈里、琳恩·伊利、唐娜·盖茨、马克·海曼、大卫·珀尔马特、艾瑞克·杰林斯基、塞耶斯·治、伊莎贝拉·温茨、艾伦·克里斯蒂安森、布莱恩·莫如德、皮特·奥斯本、凯莉·布罗根、泰·博林杰、史蒂文·马斯里、艾米·迈尔斯、尤里·艾卡武、汤姆·欧布莱恩、辛西娅·帕斯奎拉、罗宾·奥彭肖、路易斯·豪斯和皮尔特·卡米欧。谢谢你们对本书的支持以及在改变国民健康方面的帮助。

感谢我的父母加里·阿克斯和薇诺娜·阿克斯，感谢你们在充满爱的家庭氛围下抚养我并一直鼓励我。爸爸，你教会我自律和谦逊，还有坚持引体向上运动的重要性；妈妈，你是我所认识的最慷慨的人，教会我祈祷和坚持的重要性。

感谢我的岳父岳母乔尔·弗利曼和雪莉·弗利曼。谢谢你们所有的爱和支持，向我们示范如何给世界带来光明。

感谢阿克斯联盟和阿克斯大使们，感谢你们满腔热情地帮我宣传健康信息和自然疗法。

最后，感谢我的小猎犬奥克利，谢谢你每天都在提醒我："土"是我们的朋友。

图书在版编目（CIP）数据

吃土：强健肠道、提升免疫的整体健康革命 /（美）乔希·阿克斯著；王凌波，魏宁译 . -- 北京：北京联合出版公司，2018.4（2025.3 重印）
ISBN 978-7-5596-1168-0

Ⅰ.①吃… Ⅱ.①乔… ②魏… ③王… Ⅲ.①营养卫生—通俗读物 Ⅳ.① R15-49

中国版本图书馆 CIP 数据核字（2017）第 263093 号

北京市出版局著作权合同登记 图字：01-2017-7490

EAT DIRT: Why Leaky Gut May Be the Root Cause of Your Health Problems and 5 Surprising Steps to Cure It, Copyright © 2016 by Dr. Josh Axe.
Published by arrangement with HarperWave, an imprint of HarperCollins Publishers.

Simplified Chinese edition copyright © 2018 by Beijing United Publishing Co., Ltd.
All rights reserved.
本作品中文简体字版权由北京联合出版有限责任公司所有

吃土：强健肠道、提升免疫的整体健康革命

作　者：[美]乔希·阿克斯
译　者：王凌波　魏　宁
出品人：赵红仕
出版监制：刘　凯　马春华
选题策划：联合低音
特约编辑：李无咎
责任编辑：云　逸
装帧设计：聯合書莊
封面设计：奇文云海

关注联合低音

北京联合出版公司出版
（北京市西城区德外大街 83 号楼 9 层　　100088）
北京联合天畅文化传播公司发行
北京美图印务有限公司印刷　新华书店经销
字数162千字　889毫米×1194毫米　1/16　24印张
2018年4月第1版　2025年3月第16次印刷
ISBN 978-7-5596-1168-0
定价：90.00元